第 2 版

医学影像学
读片诊断图谱

——骨肌分册

主　编　丁建平　龚向阳

副主编　张联合　张泽坤　刘　杰

审　阅　刘斯润　徐文坚　袁慧书

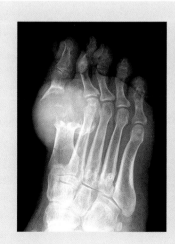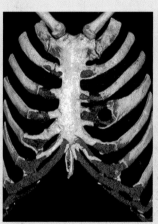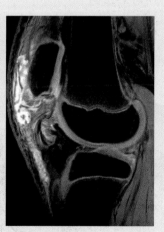

人民卫生出版社

·北 京·

图书在版编目（CIP）数据

医学影像学读片诊断图谱.骨肌分册 / 丁建平，龚向阳主编. -- 2 版. -- 北京 ： 人民卫生出版社，2025. 1. -- ISBN 978-7-117-37300-5

I. R445-64；R680.4-64

中国国家版本馆 CIP 数据核字第 2025ZY8339 号

人卫智网	www.ipmph.com	医学教育、学术、考试、健康，购书智慧智能综合服务平台
人卫官网	www.pmph.com	人卫官方资讯发布平台

医学影像学读片诊断图谱
——骨肌分册
Yixue Yingxiangxue Dupian Zhenduan Tupu
—— Guji Fence
第 2 版

主　　编：丁建平　龚向阳
出版发行：人民卫生出版社（中继线 010-59780011）
地　　址：北京市朝阳区潘家园南里 19 号
邮　　编：100021
E - mail：pmph @ pmph.com
购书热线：010-59787592　010-59787584　010-65264830
印　　刷：北京顶佳世纪印刷有限公司
经　　销：新华书店
开　　本：787×1092　1/16　印张：29
字　　数：633 千字
版　　次：2017 年 4 月第 1 版　2025 年 1 月第 2 版
印　　次：2025 年 2 月第 1 次印刷
标准书号：ISBN 978-7-117-37300-5
定　　价：115.00 元

打击盗版举报电话：010-59787491　E-mail：WQ @ pmph.com
质量问题联系电话：010-59787234　E-mail：zhiliang @ pmph.com
数字融合服务电话：4001118166　E-mail：zengzhi @ pmph.com

编 者（以姓氏笔画为序）

丁建平　杭州师范大学附属医院

王　勇　河北中医药大学第一附属医院

方军杰　宁波市第二医院

叶勇军　丽水市中心医院

吕　彪　中国人民解放军联勤保障部队
　　　　第九〇三医院

向可伟　浙江大学医学院附属第二医院

刘　杰　杭州师范大学附属医院

刘　莹　河北医科大学第三医院

刘　淼　中国人民解放军联勤保障部队
　　　　第九〇三医院

李　洁　杭州师范大学附属医院

李玉清　杭州师范大学附属医院

张　莉　浙江大学医学院附属儿童医院

张泽坤　河北省中医院

张晏境　杭州师范大学附属医院

张欲翔　河北中医药大学第一附属医院

张联合　武警浙江总队医院

陈　宇　温州市中心医院

陈　勇　杭州师范大学附属医院

陈永忠　重庆医科大学附属巴南医院

陈雀芦　温州市中心医院

周　敏　中国人民解放军联勤保障部队
　　　　第九〇三医院

周　静　杭州师范大学附属医院

郑屹峰　湖州市中心医院

赵　建　河北医科大学第三医院

赵静品　河北医科大学第三医院

姚婉贞　杭州师范大学附属医院

都继成　温州市中心医院/温州医科大学
　　　　附属眼视光医院

贾晓英　河北省人民医院

徐　晓　绍兴市人民医院

徐敬峰　浙江大学医学院附属第一医院

高　琪　杭州市富阳中医骨伤医院

黄朝晖　东阳市人民医院

曹佑军　杭州市中医院

龚向阳　浙江省人民医院

章建华　杭州市富阳中医骨伤医院

傅颖颖　浦江县中医院

虞晓菁　浙江大学医学院附属邵逸夫医院

潘国平　宁波市第六医院

序　言

进入二十一世纪后,科学技术的发展日新月异,医疗设备的更新换代令人目不暇接。在人工智能的加持下,诊断技术的进步超越了固有的想象,极大地推动了医疗的发展。在医疗机构中,影像设备的迭代尤其突出,影像诊断的作用越来越重要,甚至不可替代。

在疾病的诊疗过程中,无论是疾病的早期诊断还是疾病的疗效评估,影像检查带来的帮助都是不容置疑的,临床工作对影像也越来越依赖。随着影像技术的发展,涌现出爆炸性的信息,新的检查方式、各种各样的后处理手段、推陈出新的检查序列也层出不穷,一次检查所产生的数百上千的图像成为我们诊断的基础,如何选择检查方式、方法,如何正确阅读影像图片,如何诊断疾病,变成了必须熟练的基本功。

在信息化时代,面对影像诊断的海量数据,如何高效学习,提高单位时间内的学习效果,不论是学习者还是授业者,都应深入思考,不断进步,寻求简便、快捷的知晓方法。对于影像诊断的学习,以典型病例、典型图片配以提纲挈领的文字说明和诊断要点,成为本套丛书的特点和优势。

本套丛书第 1 版编写的时候,我也参与了头颈分册的审阅,了解到编者来自全国各地的知名医疗机构和大学,实力强大的编写团队保障了图书的质量,给广大读者奉献了一套非常实用的图书。这套图书能够再版说明其深受欢迎,可以通过不断修订,让图书的质量日臻完善。

再版在原来的基础上,增加了妇儿分册和技术分册,令内容更加丰富和齐全,特别是技术分册,用图谱的形式,简洁明了而全面地介绍影像技术的各种方式方法及临床应用将成为本套丛书的一个亮点。

遇见一本好书令人喜悦,得到一本好书是一件幸事。为此,本人欣然作序,并向医学生、影像技师、影像医师、临床医师推荐。

王振常　中国工程院院士

2024 年 12 月

前　言

医学影像学读片诊断图谱丛书最后一册出版也超过五年了,深受读者欢迎,已多次重印。

这套丛书的初心是弥补医学影像学教材的病例影像图片不足,或方便学习典型病例。在第1版的编写过程中,听从了人民卫生出版社相关编辑的意见,扩大了目标读者范围,并兼顾到住院医师的学习需求。丛书出版后,获得了认可,受到了读者的欢迎,良好的销量肯定了编写思路的正确性。为了便于学习并使内容更加全面,经出版社同意,再版又增加了妇儿分册和技术分册。

第1版的编写团队虽然来自全国各地,覆盖面广,力量强大,但由于编者比较分散,联系和沟通多有不便,给编写带来一定的困难,也影响了出版周期。再版时,为了保障编写质量和编写进度,在征得部分主要编写者的意见后,对编写团队做了比较大的调整。

在本次编写团队组建过程中,部分编委在编委会中的身份或位次发生了变更,部分编委因故退出,但他们都继续大力支持了再版工作,特别是原主编团队的王霄英、杨本涛、高莉、刘斯润、刘敏、陈文辉、沈钧康、郝大鹏、张明、黄飚、罗德红、刘再毅、李若坤、唐光才、胡春洪、王锡明、李佩玲、任静、杨春燕、应世红、杨利霞、李跃兴、戚乐、董玉龙、陈勇等教授,对这次的改版工作给予了很多帮助,在此一并表示衷心的感谢!

本次编写和出版还得到了杭州师范大学和浙江省普通本科高校"十四五"重点教材项目支持,特此致谢!

尽管编写团队务求完美、严谨认真,审阅专家严格把关,但缺点和错误仍难避免,恳请各位专家和读者不吝指教、批评指正,不胜感谢!

丁建平　张敏鸣

2024 年 12 月

目　录

第一章　骨关节正常影像表现与变异

第一节　骨关节正常 X 线表现

一、正常管状骨 X 线平片

胫腓骨正侧位见图 1-1-1。

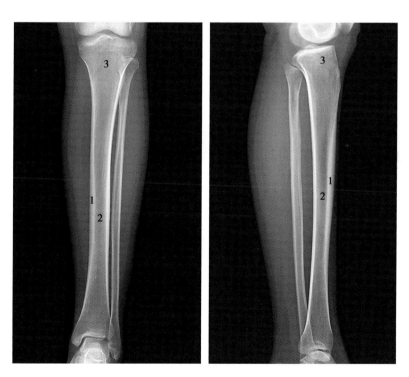

图 1-1-1　左侧胫腓骨正侧位
1. 骨皮质；2. 骨髓腔；3. 松质骨

二、滑膜关节 X 线平片

1. 肩关节正位（图 1-1-2）

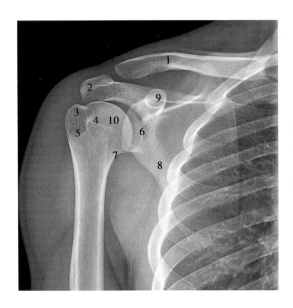

图 1-1-2 右肩关节正位

1. 锁骨；2. 肩峰；3. 肱骨大结节；4. 肱骨小结节；5. 结节间沟；6. 关节盂；7. 外科颈；8. 肩胛骨；9. 喙突；10. 肱骨头

2. 肘关节正侧位（图 1-1-3）

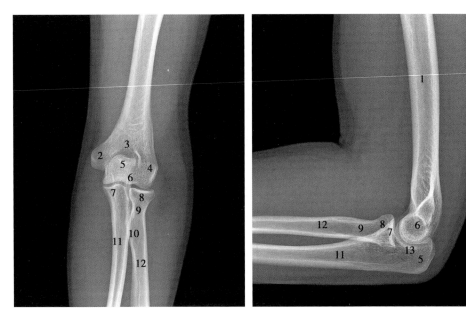

图 1-1-3 左肘关节正侧位

1. 肱骨；2. 肱骨内上髁；3. 肱骨鹰嘴窝；4. 肱骨外髁；5. 尺骨鹰嘴；6. 肱骨滑车；7. 尺骨冠突；8. 桡骨小头；9. 桡骨颈；10. 桡骨粗隆；11. 尺骨；12. 桡骨；13. 尺骨滑车切迹

3. 腕关节正侧位(图 1-1-4)

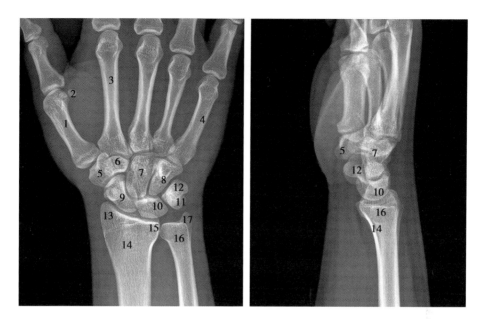

图 1-1-4　右腕关节正侧位

1. 第一掌骨；2. 籽骨；3. 第二掌骨；4. 第五掌骨；5. 大多角骨；6. 小多角骨；7. 头状骨；8. 钩骨；9. 手舟骨；10. 月骨；11. 三角骨；12. 豌豆骨；13. 桡骨茎突；14. 桡骨；15. 尺切迹；16. 尺骨；17. 尺骨茎突

4. 髋关节正位(图 1-1-5)

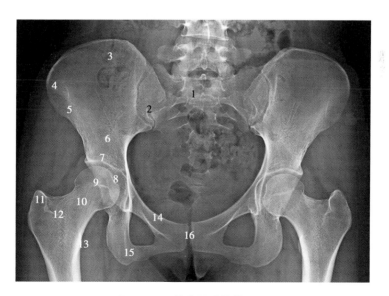

图 1-1-5　骨盆及髋关节正位

1. 骶骨；2. 骶髂关节；3. 髂窝；4. 髂前上棘；5. 髂前下棘；6. 髂骨；7. 髋臼；8. 股骨头凹；9. 股骨头；10. 股骨颈；11. 股骨大转子；12. 转子间线；13. 股骨小转子；14. 耻骨；15. 坐骨结节；16. 耻骨联合

5. 膝关节正侧位(图 1-1-6)

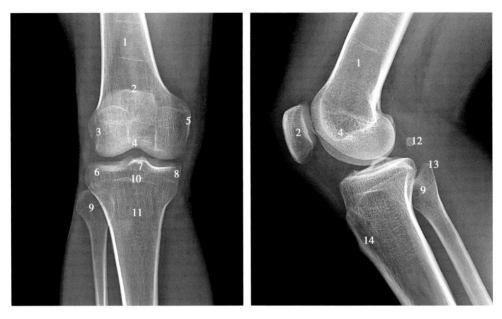

图 1-1-6　右膝关节正侧位

1. 股骨;2. 髌骨;3. 股骨外侧髁;4. 髁间窝;5. 股骨内侧髁;6. 胫骨外侧髁;7. 髁间隆起;8. 胫骨内侧髁;9. 腓骨头;10. 骺线;11. 胫骨;12. 腓肠豆(籽骨);13. 腓骨尖;14. 胫骨结节

6. 踝关节正侧位(图 1-1-7)

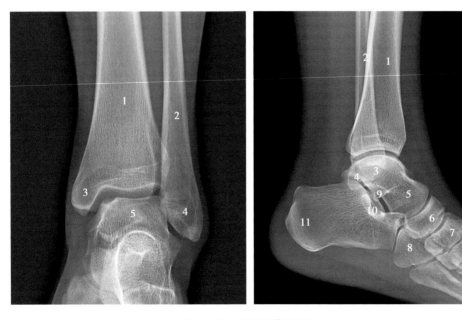

图 1-1-7　左踝关节正侧位

1. 胫骨;2. 腓骨;3. 内踝;4. 外踝;5. 距骨;6. 足舟骨;7. 外侧楔骨;8. 骰骨;9. 距骨外突;10. 跟骨载距突;11. 跟骨结节

7. 足正斜位(图 1-1-8)

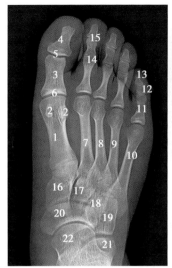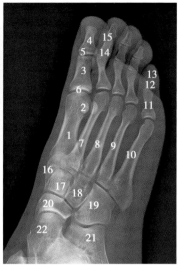

图 1-1-8　左足正斜位

1. 第一跖骨;2. 籽骨;3. 第一趾骨近节;4. 第一趾骨远节;5. 第一趾间关节;6. 第一跖趾关节;7. 第二跖骨;8. 第三跖骨;9. 第四跖骨;10. 第五跖骨;11. 第五趾骨近节;12. 第五趾骨中节;13. 第五趾骨远节;14. 近位趾间关节;15. 远位趾间关节;16. 内侧楔骨;17. 中间楔骨;18. 外侧楔骨;19. 骰骨;20. 足舟骨;21. 跟骨;22. 距骨

三、正常脊柱 X 线平片

1. 颈椎侧位及张口位(图 1-1-9)

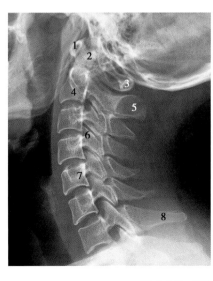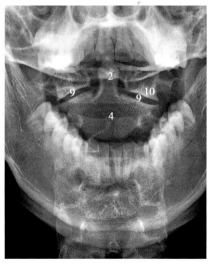

图 1-1-9　颈椎侧位及张口位

1. 寰椎前弓;2. 枢椎齿状突;3. 寰椎后弓;4. 枢椎椎体;5. 枢椎棘突;6. 第四颈椎上关节突;7. 第五颈椎横突后结节;8. 第七颈椎棘突;9. 寰枢关节;10. 寰椎侧块

2. 胸椎正侧位(图 1-1-10)

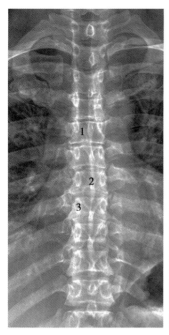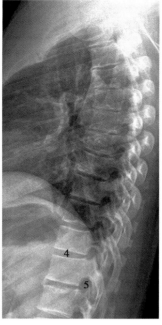

图 1-1-10　胸椎正侧位

1. 第五胸椎;2. 第七胸椎棘突;3. 第八胸椎椎弓根;4. 椎间隙;5. 椎间孔

3. 腰椎正侧斜位(图 1-1-11)

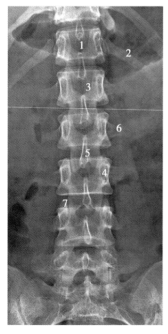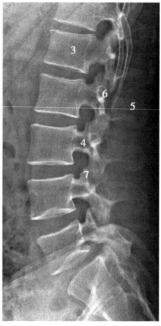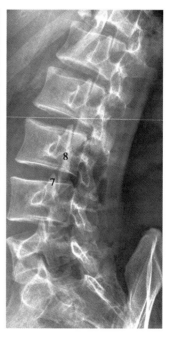

图 1-1-11　腰椎正侧斜位

1. 第十二胸椎;2. 第十二肋骨;3. 第一腰椎;4. 椎弓根;5. 棘突;6. 横突;7. 第四腰椎上关节突;8. 椎弓峡部

四、儿童时期关节的 X 线特点

儿童时期关节的 X 线特点见图 1-1-12。

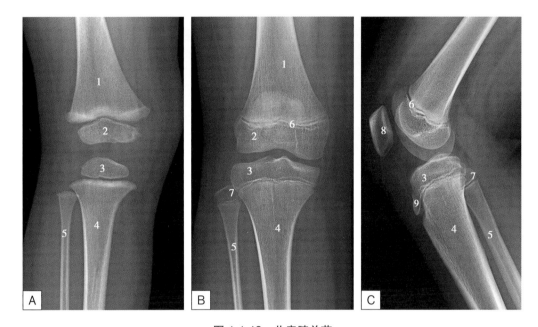

图 1-1-12 儿童膝关节

A. 1 岁男孩膝关节正位；B、C. 10 岁男孩膝关节正侧位

1. 股骨；2. 远端股骨骨骺；3. 近端胫骨骨骺；4. 胫骨；5. 腓骨；6. 骺线；7. 腓骨骨骺；8. 髌骨；9. 胫骨结节

第二节　骨关节正常 CT 表现

1. 骨（图 1-2-1）

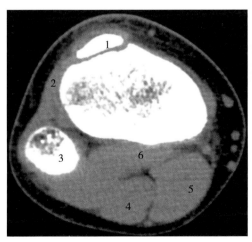
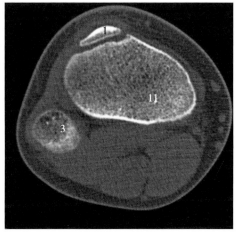

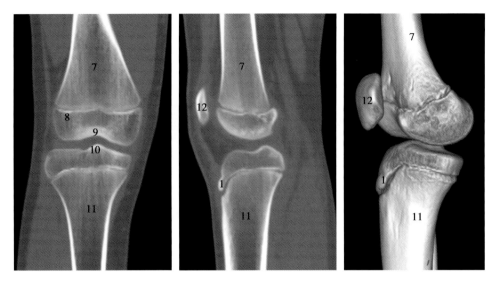

图 1-2-1　膝关节及胫腓骨中上段

1.胫骨结节;2.胫骨前肌群;3.腓骨;4.腓肠肌外侧头;5.腓肠肌内侧头;6.腘肌;7.股骨;8.股骨远端骨骺;9.髁间窝;10.髁间隆起;11.胫骨;12.髌骨

2. 关节(图 1-2-2)

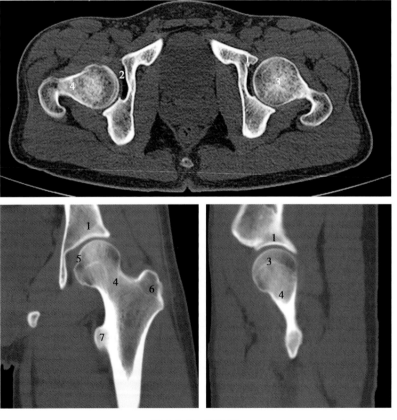

图 1-2-2　髋关节

1.髋臼;2.髋臼窝;3.股骨头;4.股骨颈;5.股骨头凹;6.股骨大转子;7.股骨小转子

3. 脊椎(图 1-2-3、图 1-2-4)

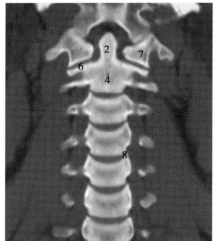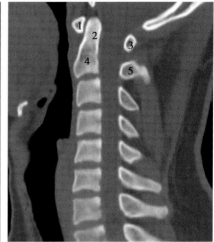

图 1-2-3　颈椎

1. 寰椎前弓；2. 枢椎齿状突；3. 寰椎后弓；4. 枢椎椎体；5. 枢椎棘突；6. 寰枢关节；7. 寰椎侧块；8. 钩椎关节

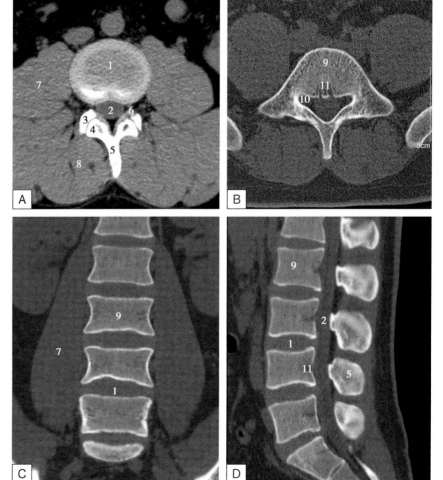

图 1-2-4　腰椎

A. 经椎间盘层面；B. 经椎体层面；C. 冠状面；D. 矢状面

1. 椎间盘；2. 椎管；3. 第四腰椎上关节突；4. 第三腰椎下关节突；5. 棘突；6. 神经根；7. 腰大肌；8. 竖脊肌；9. 椎体；10. 侧隐窝；11. 椎体静脉

第三节　骨关节正常 MRI 表现

1. 骨及关节（图 1-3-1~图 1-3-7）

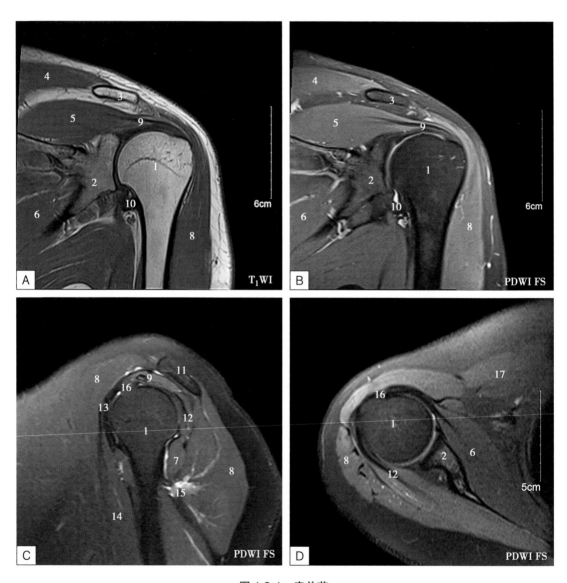

图 1-3-1　肩关节

A. T₁WI：T₁加权成像；B~D. PDWI FS：质子密度加权成像　脂肪抑制

1. 肱骨头；2. 关节盂；3. 锁骨；4. 斜方肌；5. 冈上肌；6. 肩胛下肌；7. 小圆肌；8. 三角肌；9. 冈上肌腱；10. 盂肱下韧带及腋囊；11. 肩峰；12. 冈下肌腱；13. 肩胛下肌腱；14. 喙肱肌；15. 旋肱后动脉及腋神经；16. 肱二头肌长头腱；17. 胸大肌

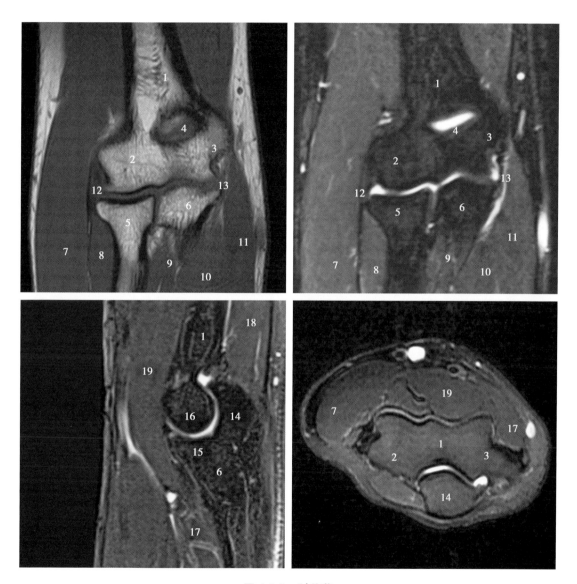

图 1-3-2 肘关节

1. 肱骨;2. 肱骨小头;3. 内上髁;4. 鹰嘴窝;5. 桡骨头;6. 尺骨;7. 桡侧腕长伸肌;8. 旋后肌;9. 指深屈肌;
10. 指浅屈肌;11. 尺侧腕屈肌;12. 伸肌总腱;13. 尺侧副韧带;14. 鹰嘴;15. 冠突;16. 肱骨滑车;17. 旋前圆肌;
18. 肱三头肌;19. 肱肌

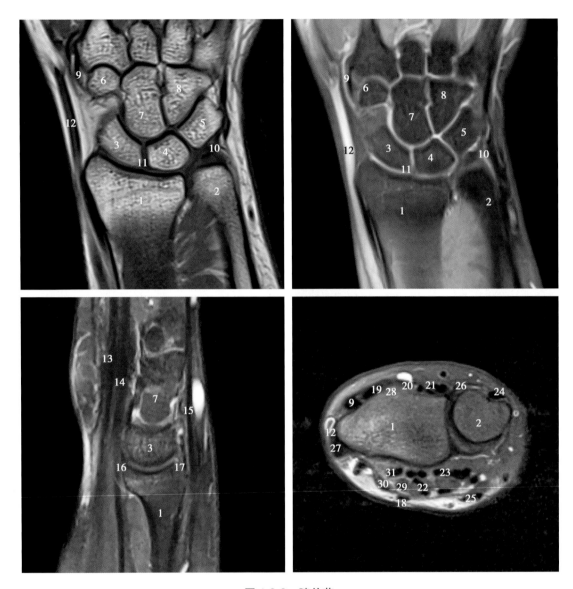

图 1-3-3 腕关节

1. 桡骨；2. 尺骨；3. 手舟骨；4. 月骨；5. 三角骨；6. 小多角骨；7. 头状骨；8. 钩骨；9. 桡侧腕长伸肌腱；10. 三角纤维软骨板；11. 舟月韧带；12. 头静脉；13. 指浅屈肌腱；14. 指深屈肌腱；15. 指伸肌腱；16. 桡月三角韧带；17. 背侧桡三角韧带；18. 掌长肌腱；19. 桡侧腕短伸肌腱；20. 拇长伸肌腱；21. 指伸肌腱；22. 指浅屈肌；23. 指深屈肌腱；24. 尺侧腕伸肌腱；25. 尺侧腕屈肌腱；26. 小指伸肌腱；27. 拇短伸肌腱及拇长展肌腱；28. Lister 结节；29. 正中神经；30. 桡侧腕屈肌腱；31. 拇长屈肌腱

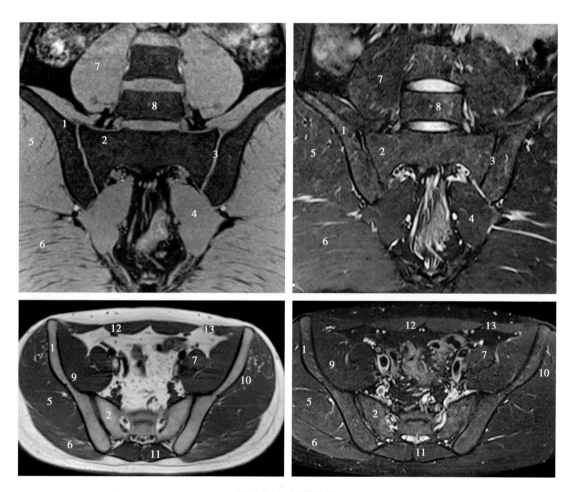

图 1-3-4 骶髂关节

1. 髂骨;2. 骶骨;3. 骶髂关节;4. 梨状肌;5. 臀中肌;6. 臀大肌;7. 腰大肌;8. 第五腰椎;9. 髂肌;10. 臀小肌;
11. 棘肌;12. 腹直肌;13. 腹内斜肌

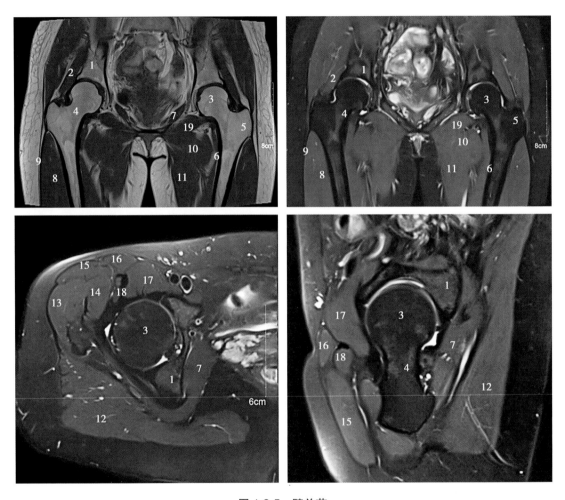

图 1-3-5　髋关节

1. 髋臼；2. 臀小肌；3. 股骨头；4. 股骨颈；5. 股骨大转子；6. 股骨骨皮质；7. 闭孔内肌；8. 股外侧肌；9. 髂胫束；10. 短收肌；11. 大收肌；12. 臀大肌；13. 臀中肌；14. 臀小肌；15. 阔筋膜张肌；16. 缝匠肌；17. 髂腰肌；18. 股直肌腱；19. 闭孔外肌

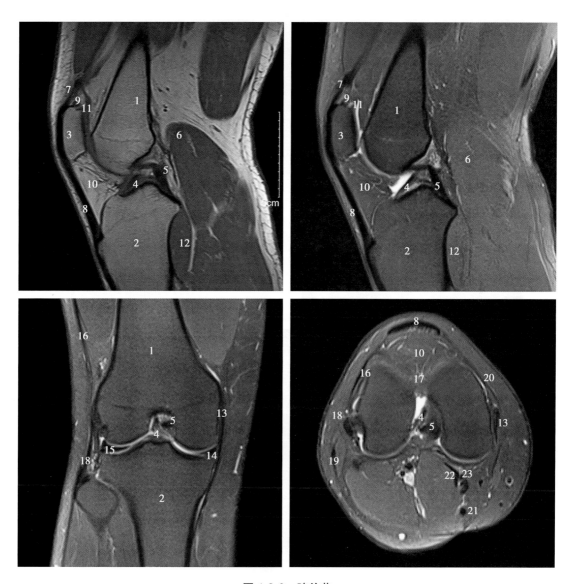

图 1-3-6 膝关节

1. 股骨;2. 胫骨;3. 髌骨;4. 前交叉韧带;5. 后交叉韧带;6. 腓肠肌内侧头;7. 股四头肌腱;8. 髌韧带;9. 髌上脂肪体;10. 髌下脂肪垫;11. 髌上囊;12. 腘肌;13. 内侧副韧带;14. 内侧半月板;15. 外侧半月板;16. 髂胫束;17. 股骨滑车;18. 外侧副韧带;19. 股二头肌腱;20. 髌内侧支持带;21. 半腱肌腱;22. 腓肠肌内侧头肌腱;23. 半膜肌腱

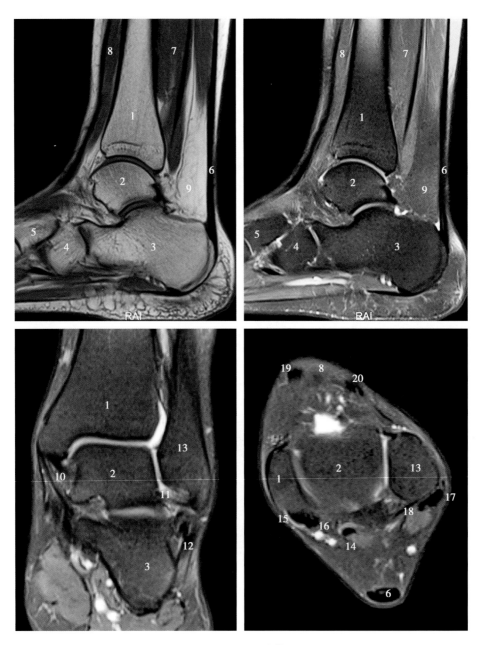

图 1-3-7　踝关节

1. 胫骨；2. 距骨；3. 跟骨；4. 骰骨；5. 外侧楔骨；6. 跟腱；7. 姆长屈肌；8. 姆长伸肌腱；9. 跟骨后脂肪垫；10. 胫距后韧带；11. 距腓后韧带；12. 腓骨长、短肌腱；13. 腓骨；14. 姆长屈肌腱；15. 胫骨后肌腱；16. 趾长屈肌腱；17. 腓骨长肌腱；18. 腓骨短肌腱；19. 胫骨前肌腱；20. 趾长伸肌腱

2. 脊柱(图 1-3-8~图 1-3-10)

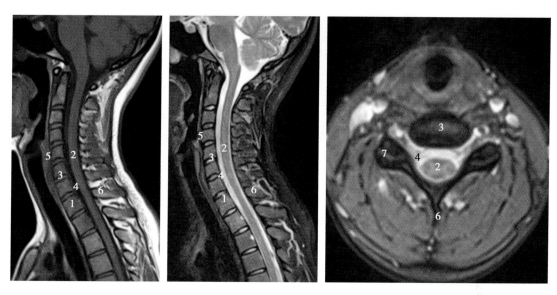

图 1-3-8 颈椎

1. 椎体；2. 脊髓；3. 椎间盘；4. 脑脊液；5. 前纵韧带；6. 棘突；7. 关节突关节

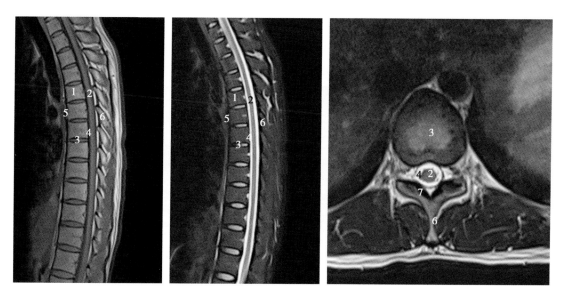

图 1-3-9 胸椎

1. 椎体；2. 脊髓；3. 椎间盘；4. 脑脊液；5. 前纵韧带；6. 棘突；7. 黄韧带

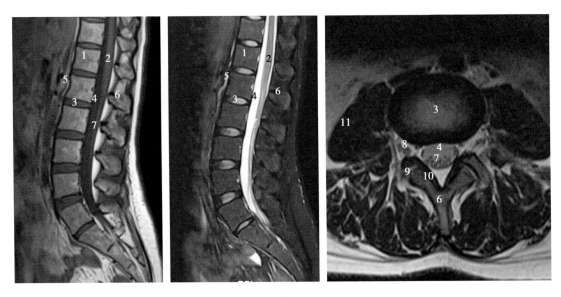

图 1-3-10　腰椎

1. 椎体；2. 脊髓；3. 椎间盘；4. 脑脊液；5. 前纵韧带；6. 棘突；7. 马尾神经；8. 神经根；9. 关节突关节；10. 黄韧带；11. 腰大肌

第四节　骨关节常见变异

常见的骨关节变异有骨岛（又称内生骨疣）、软骨岛、椎体永存骨骺、游离棘突、生长障碍线、移行椎、椎弓不愈合、籽骨、副骨等（图 1-4-1~图 1-4-7）。

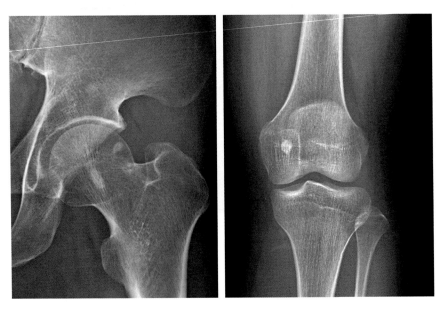

图 1-4-1　骨岛

左侧股骨颈及股骨内髁的卵圆形致密影，边界清楚，密度均匀，高于周围的松质骨

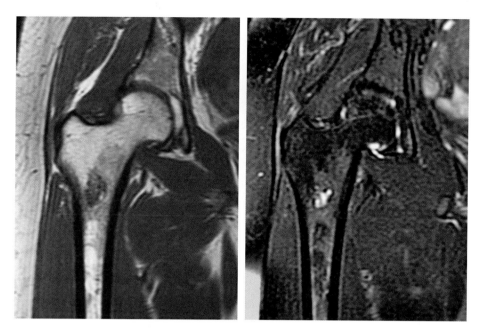

图 1-4-2　软骨岛

MRI 示右股骨粗隆下方类圆形混杂 T_1WI 低信号、T_2WI 高信号，周围可见低信号环

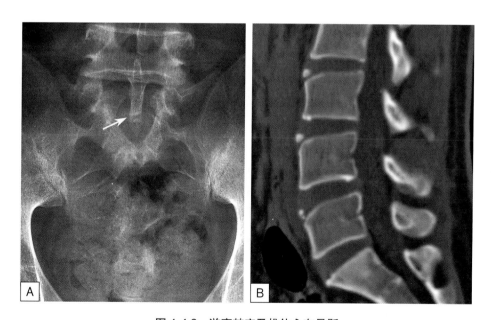

图 1-4-3　游离棘突及椎体永存骨骺

A. 第五腰椎棘突过长与第一骶椎椎弓不愈合，形成游离棘突(箭)；B. 第三至第五腰椎椎体前上缘游离的小骨块

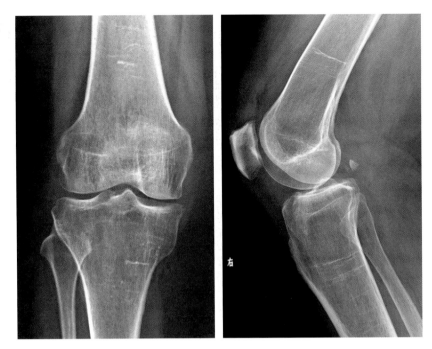

图 1-4-4　生长障碍线

膝关节正侧位示股骨远段、胫骨近段数条横行致密线

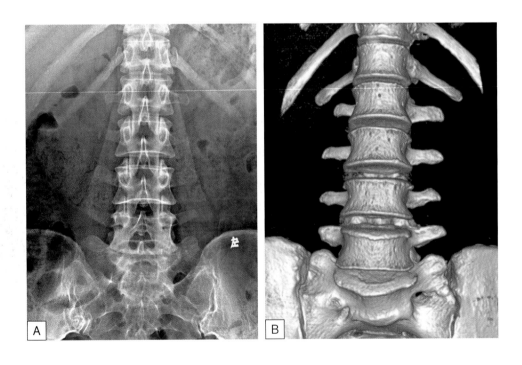

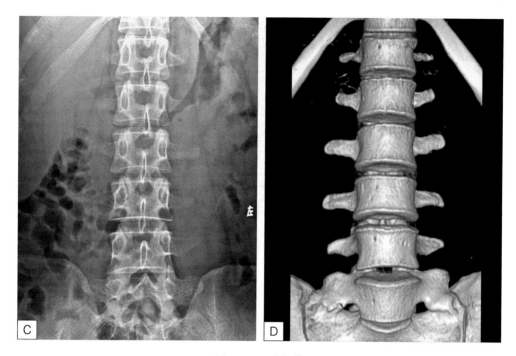

图 1-4-5　移行椎

移行椎的椎体总数目不变,但颈、胸、腰椎数目发生变化,常发生在交界处,出现相邻节段脊柱的特点。A、B.腰椎骶化,第五腰椎两侧横突宽而过长,与骶骨骨性融合形成假关节;C、D.骶椎腰化,骶椎出现骶翼分离,第一、第二骶椎椎体之间出现椎间隙

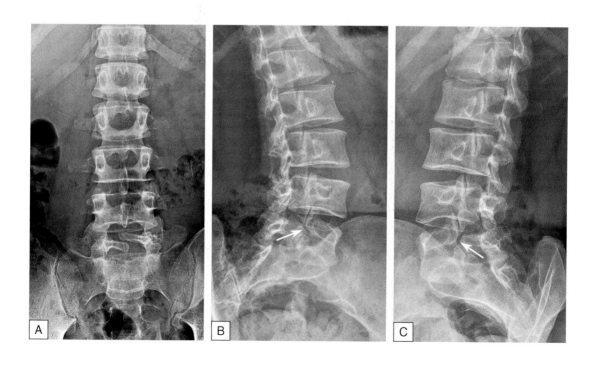

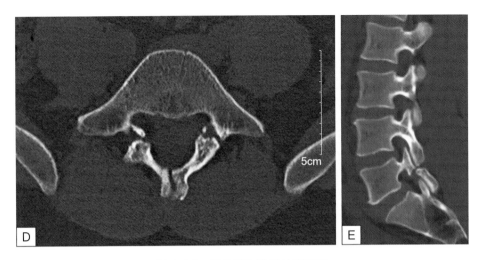

图 1-4-6　脊椎裂和椎弓峡部不连

A~C.腰椎正位 X 线(A)示第五腰椎椎体脊柱裂,左右斜位(B、C)示第五腰椎双侧峡部不连;在斜位片上,正常的附件投影形似"猎狗","狗嘴"为被检侧横突投影,"狗耳朵"为上关节突投影,"狗眼"为椎弓根的横断面投影,"狗颈部"为上下关节突的峡部,"狗身体"为椎弓。当出现椎弓峡部裂时,"猎狗"的颈部出现一纵行的带状透亮裂隙(箭)。D. CT 横断面示第五腰椎椎体脊柱裂及双侧椎弓峡部不连。E. CT 矢状面更清晰地显示第五腰椎右侧椎弓峡部不连

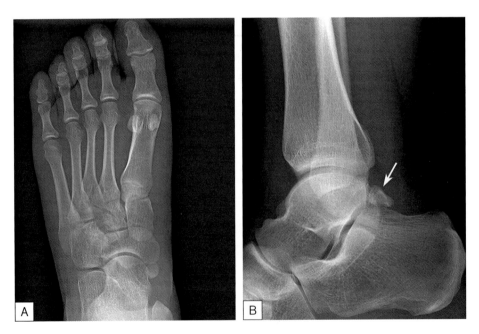

图 1-4-7　籽骨、副骨

A. 足正位示第一跖骨头附近的 2 个籽骨及足舟骨内侧的副舟骨;B.踝关节侧位示距骨后方的三角骨

(张晏境　刘杰　姚婉贞　周静)

第二章　骨关节发育畸形

第一节　四 肢 畸 形

一、马德隆畸形

马德隆畸形见图 2-1-1、图 2-1-2。

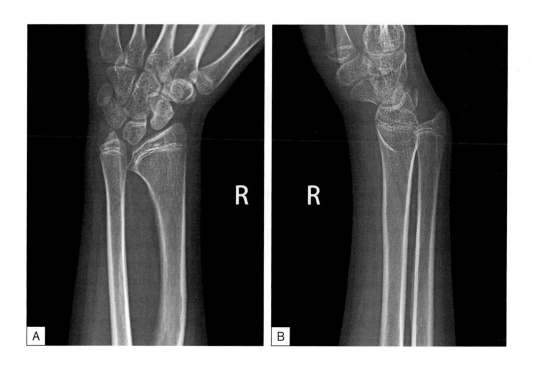

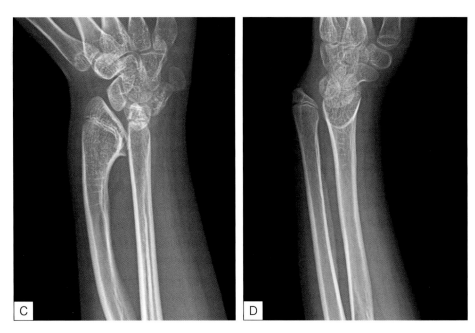

图 2-1-1　马德隆畸形

女性,13 岁,双腕部间歇性疼痛。A、C. 腕关节正位示双侧桡骨短而弯,尺骨相对增长,桡骨远端关节面的内倾角加大,与尺骨远端形成"V"形切迹,月骨位于尖端,陷入其内;B、D. 侧位示双侧尺骨稍向远端和背侧突出

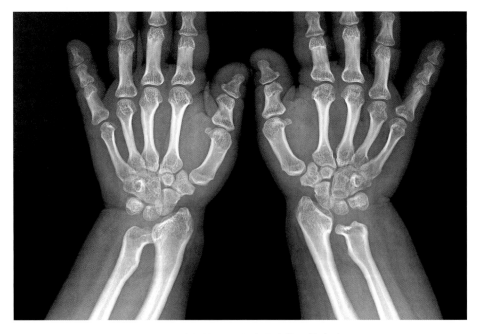

图 2-1-2　黏多糖贮积症致腕关节马德隆畸形

女性,37 岁,双侧腕关节畸形并活动障碍。腕关节正位示双侧桡骨弯曲,桡骨远端关节面的内倾角加大,与尺骨远端形成"V"形切迹

【诊断要点】

①病变多见于女性,有遗传倾向,双侧对称发病约 75%;②临床主要表现为前臂和腕部畸形,腕关节及肘关节活动受限;③X 线表现为桡骨短而弯,尺骨相应增长;桡骨远端骨骺呈三角形,尖端指向内侧;桡骨远端关节面的内倾角增大,与尺骨远端形成"V"形切迹;尺骨向远端和背侧突出;腕骨角变小,近侧列腕骨排列成楔形,月骨位于尖端,陷入"V"形切迹内。

【鉴别诊断】

单纯的下尺桡关节脱位:单侧,有明确外伤史,无腕掌关节脱位,桡骨远端骨骺发育正常,桡骨远端关节面的内倾角无明显改变。

二、并指、多指(趾)畸形

并指、多指(趾)畸形见图 2-1-3、图 2-1-4。

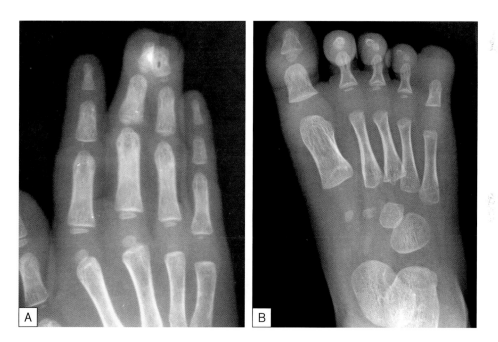

图 2-1-3　并指(趾)畸形

男性,4 岁,右手畸形。A. 右手正位示中指及环指软组织相连,远节指骨相连

男性,2 岁,右足畸形。B. 右足正位示第四、第五趾之间以皮肤软组织相连,骨质未见相连

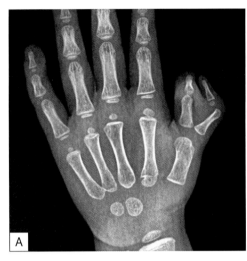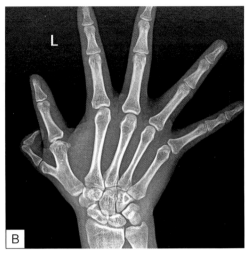

图 2-1-4   多指畸形

男性,3 岁,右手多指畸形Ⅶ型。A. 右手正位示拇指多指畸形

女性,20 岁,左手多指畸形Ⅴ型。B. 左手正位示第一掌骨部分及拇指多指畸形

【诊断要点】

①两个以上指(趾)部分或全部组织成分先天性病理相连,多为常染色体显性遗传;②常发生于第三、第四指(趾)之间,亦可多指合并,拇指较少累及;③可以只累及软组织,指(趾)间以皮肤相连,或者同时累及骨质,骨质相连。

【鉴别诊断】

该病较易诊断,鉴别诊断无特殊。注意并指畸形多合并多指(趾)、短指(趾)畸形。

三、先天性髋关节脱位

先天性髋关节脱位见图 2-1-5。

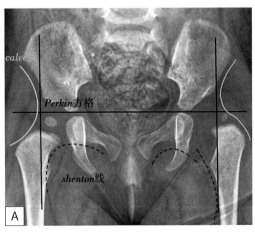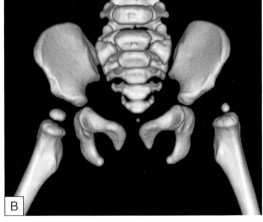

图 2-1-5   先天性髋关节脱位

女性,12 个月。A、B. 骨盆正位及 CT VR 成像示左侧髋臼浅,左侧股骨头骨骺小,向外上方移位,脱出髋臼外

【诊断要点】

①女性多见,单侧者约占75%;单侧者有跛行,双侧者走路如鸭子步态,体检可发现患肢短缩,患侧臀部皱襞加深、加多,会阴部增宽,股三角凹陷;②X线表现为髋臼变浅,髋臼角加大;股骨头骨骺出现晚于健侧且外形小而不规则;股骨头向外上方脱位,脱出髋臼以外;③测量:股骨头位于Perkin方格的外上象限,上弧线(calve线)和下弧线(shenton线)不连续;④常有股骨颈短缩、患侧股骨、坐耻骨支和髂骨翼发育细小等。

【鉴别诊断】

(1) 先天性髋内翻畸形:虽然与先天性髋关节脱位都有跛行,患肢缩短,外展受限。但先天性髋内翻畸形屈髋自如,X线平片显示髋关节内翻,颈干角变小,股骨头内下方可见三角形骨块。

(2) 外伤性髋关节脱位:常有外伤史,X线平片显示股骨头脱出关节囊,髋臼无明显异常。

(3) 病理性髋关节脱位:常有感染史,X线平片显示股骨头破坏,髋臼指数正常。

四、马蹄内翻足

马蹄内翻足见图 2-1-6。

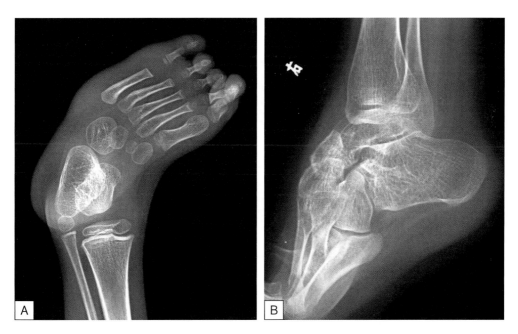

图 2-1-6　马蹄内翻足

男性,4岁。A.足正位示足内翻呈马蹄形,距骨扁而宽,跟骨短而宽,有内翻及向上移位,几乎与胫骨后缘相接触

男性,25岁。B.足侧位示足弓凹陷,跗骨相互靠拢

【诊断要点】

①单双侧均可发病,足下垂,后跟向上,足外侧缘着地及足底向后,呈足跟内翻、足前部内收,距骨头在背侧及外侧隆起;②X线平片表现为前足内翻呈马蹄形,距骨扁而宽,通过距骨中轴线的延长线远离第1跖骨(正位片),跟骨短而宽,有内翻及向上移位,几乎与胫骨后缘相接触,足弓增大凹陷,跗骨相互靠拢;③测量:侧位测量距跟角(距骨轴与跟骨轴的交角)<30°,负重背跖位测量距跖角(距骨纵轴与第一跖骨纵轴的交角)>15°,可诊断马蹄内翻足;④常有第五跖骨肥大,第一跖骨萎缩。

【鉴别诊断】

(1) 新生儿足内翻:新生儿足内翻与先天性马蹄足外观相似,多数为单侧,足呈马蹄内翻,但足内侧不紧,足可以背伸触及胫骨前面,经手法治疗1~2个月可完全正常。

(2) 脑瘫后马蹄足:有围产期或出生后缺氧史,大多于出生后即发现异常,马蹄足畸形随生长逐渐明显,但在睡眠时可消失或减轻,经刺激后畸形明显。以马蹄为主,内翻少,无内收,多为双侧性或同侧上下肢畸形,双下肢交叉步态,下肢肌痉挛明显,常伴有智力减退。

(3) 多关节挛缩症:马蹄足呈双侧性,足畸形为全身多个关节畸形的一部分,全身大多数肌肉萎缩、变硬,脂肪相对增加,马蹄足僵硬不易矫正,髋、膝关节常受累。

五、先天性高位肩胛症

先天性高位肩胛症见图 2-1-7,伴 Klippel-Feil 综合征见图 2-1-8。

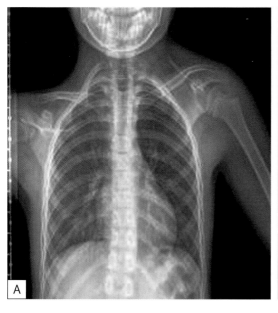
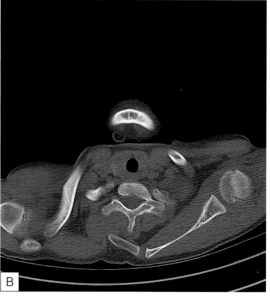

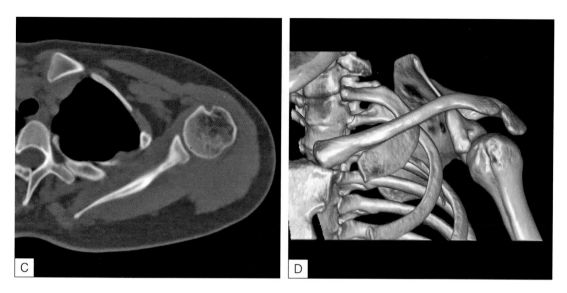

图 2-1-7 先天性高位肩胛症

男性,9 岁。左肩发育异常 4 年,随发育逐渐加重。A. 胸部正位示左侧肩胛骨位置升高,内上角平第七颈椎椎体水平,肩胛骨轻度旋转,同时锁骨肩峰端抬高;B. CT 横断面示肩胛骨与颈椎间可见肩椎骨,肩胛骨与脊椎间隙变窄;C. CT 横断面示左侧第三肋骨上缘多余肋骨;D. CT VR 成像示畸形更加直观清晰

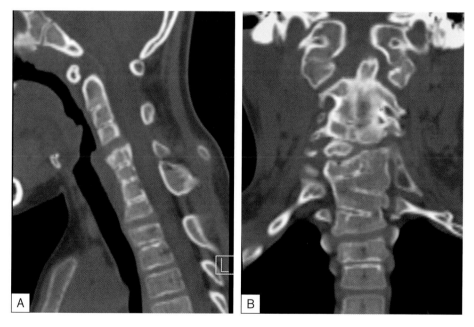

图 2-1-8 Klippel-Feil 综合征

与(图 2-1-7)为同一患者,伴 Klippel-Feil 综合征。A、B. CT 矢状面、冠状面示第二至第四颈椎椎体、第六颈椎至第二胸椎椎体、第三和第四胸椎椎体阻滞椎,第五颈椎半椎畸形,右侧环枕关节融合畸形

【诊断要点】

先天性高位肩胛症又称 Sprengel 畸形,为肩胛骨最常见的先天性畸形,为肩胛骨下降过程中出现障碍所致,多伴有发育不良。女性居多,多累及左侧。X 线表现为肩胛骨发育不良,位置高且向中线方向旋转,可伴有同侧锁骨肩峰端高位,部分患者肩胛骨内侧缘与颈椎椎体间可见骨性连接(即肩椎骨),其与肩胛骨或颈椎形成假关节。常伴脊柱侧弯、脊柱裂、Klippel-Feil 综合征(短颈、后发际线低、颈部活动受限三联征)、锁骨发育不良等畸形。CT 多平面重组及 VR 重建对畸形显示更加直观、清晰。

Rigault 等将其分为三级。I 级:肩胛骨内上角位于第二和第四胸椎横突之间;II 级:肩胛骨内上角位于第五颈椎和第二胸椎横突之间;III 级:肩胛骨内上角高于第五颈椎横突。

【鉴别诊断】

该病较易诊断,鉴别诊断无特殊。注意有无合并其他畸形,应同时行 CT 检查。

六、二分或多分髌骨

二分或多分髌骨见图 2-1-9、图 2-1-10。

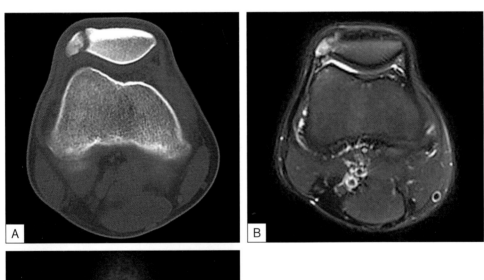

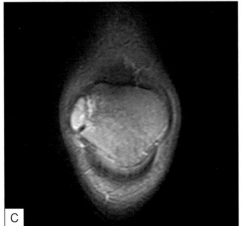

图 2-1-9　二分髌骨

男性,17 岁,右膝关节疼痛。A. CT 横断面示髌骨外上缘一块游离小骨,边缘光整,皮质完整,与主髌骨间有较宽的透亮带,透亮带边缘粗糙;B、C. MRI 横断面及冠状面 PDWI FS 示髌骨外上缘游离小骨骨髓水肿

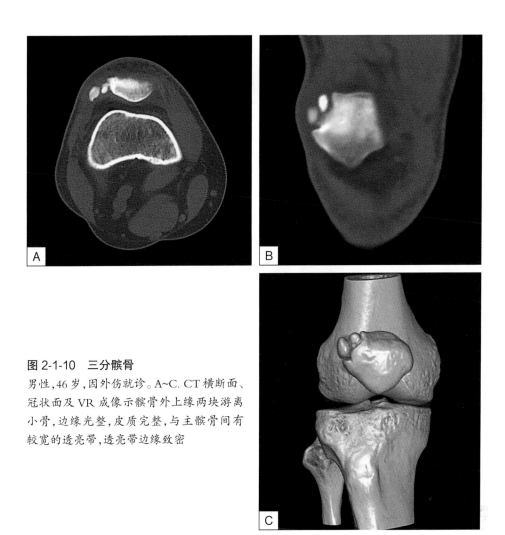

图 2-1-10　三分髌骨

男性,46岁,因外伤就诊。A~C. CT横断面、冠状面及 VR 成像示髌骨外上缘两块游离小骨,边缘光整,皮质完整,与主髌骨间有较宽的透亮带,透亮带边缘致密

【诊断要点】

髌骨畸形包括髌骨缺如、二分髌骨、多分髌骨。以二分髌骨最多见,青少年男性多见,常双侧。临床表现为髌骨旁游离骨块,以外上缘多见,一般无症状,偶有压痛。X线、CT 表现:主副髌骨间有较宽的透亮带,两者骨面光滑并有硬化边,且宽窄较一致。MRI 表现:二分髌骨发生撞击时,主副髌骨可见骨髓水肿,可能由过度运动所致。

【鉴别诊断】

二分或多分髌骨主要与髌骨骨折鉴别,前者多位于髌骨外上缘,透亮带贯通侧方,边缘硬化,随访中不会出现骨痂,也不会愈合。X线有时难以鉴别,可以建议行 CT 或 MRI 进一步明确诊断,软骨面显示连续可诊断。

七、髌骨背侧缺损

髌骨背侧缺损见图 2-1-11。

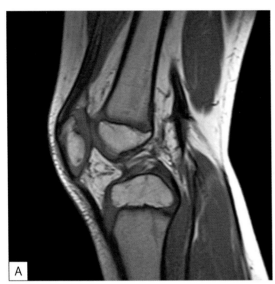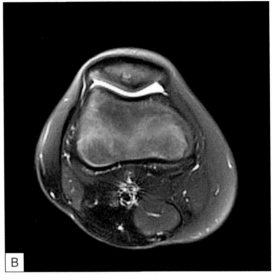

图 2-1-11　髌骨背侧缺损

男性,8 岁,右膝不适。A. MRI 矢状面 T_1WI 示髌骨背侧关节面下扁圆形骨质缺损,呈稍低信号;B. MRI 横断面 PDWI FS 示髌骨缺损区呈稍高信号,表面有完整软骨覆盖,周围无骨髓水肿信号

【诊断要点】

髌骨背侧缺损是一种少见的发育变异。1/3 双侧发生,通常无症状,多为影像检查偶然发现,但少数人可有膝关节疼痛。X 线及 CT 表现为髌骨外上方类圆形低密度影,伴有硬化边缘。MRI 表现为类圆形 T_1WI 稍低信号、T_2WI 稍高信号,绝大部分有完整的关节软骨覆盖。通常可自发、缓慢地修复。

【鉴别诊断】

主要鉴别诊断为剥脱性骨软骨炎,剥脱性骨软骨炎 MRI 表现软骨水肿、分离,相应区骨髓水肿,同时伴有疼痛症状。

八、肱骨髁上突

肱骨髁上突见图 2-1-12、图 2-1-13。

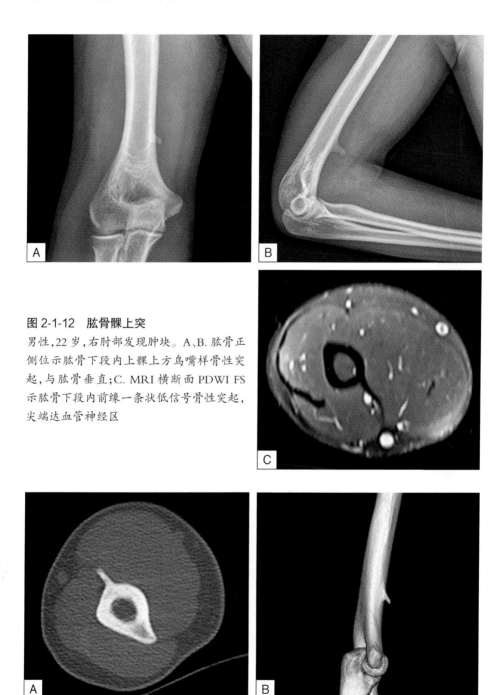

图 2-1-12　肱骨髁上突
男性,22 岁,右肘部发现肿块。A、B.肱骨正
侧位示肱骨下段内上髁上方鸟嘴样骨性突
起,与肱骨垂直;C. MRI 横断面 PDWI FS
示肱骨下段内前缘一条状低信号骨性突起,
尖端达血管神经区

图 2-1-13　肱骨髁上突
男性,58 岁,左肱骨下段发现肿块。A、B. CT 横断面及 VR 重建示肱骨下段内侧缘棘状骨
性突起,尖端朝向肘关节,基底部未与母体骨髓腔相通

【诊断要点】

肱骨髁上突是一种少见的先天性解剖变异,多见于肱骨下段骨干与干骺端交界处的前内侧,借助 Struthers 韧带连于内上髁,韧带骨化后可形成髁上孔。少数患者可出现手指麻木、疼痛症状,可能与髁上突或 Struthers 韧带压迫正中神经、脉管有关。影像表现:肱骨髁上突多位于距离肱骨内上髁 3~8cm 处肱骨的前内侧;起源于肱骨皮质的鸟嘴状或棘状骨性突起,基底部较宽,尖端较细并指向肘关节方向,体部向肘关节倾斜或与肱骨干垂直。

【鉴别诊断】

主要与骨软骨瘤鉴别,肱骨髁上突无骨髓腔及软骨帽,而后者具有骨皮质和骨髓腔与母骨延续、尖端一般背向关节的特点。

第二节   躯干骨畸形

一、胸廓畸形

1. 漏斗胸(图 2-2-1)

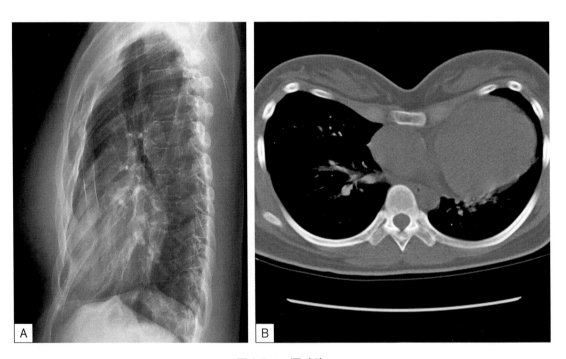

图 2-2-1   漏斗胸

女性,18 岁,患漏斗胸多年,活动后气促。A. 胸部侧位示胸骨向后凹陷,与脊柱距离缩短;B. CT 横断面骨窗示胸骨凹陷更为明确

【诊断要点】

①男性较女性多见,有家族遗传倾向;②X 线侧位表现为胸廓呈漏斗状,胸骨向后凹陷,与脊柱距离缩短;③CT 显示胸骨凹陷更为准确。

【鉴别诊断】

漏斗胸一般与鸡胸鉴别,前者表现为胸壁向内侧凹陷,呈漏斗状,下陷的胸骨构成最低点。后者表现相反,前胸壁前凸,呈鸡胸样改变。

2. 鸡胸(图 2-2-2)

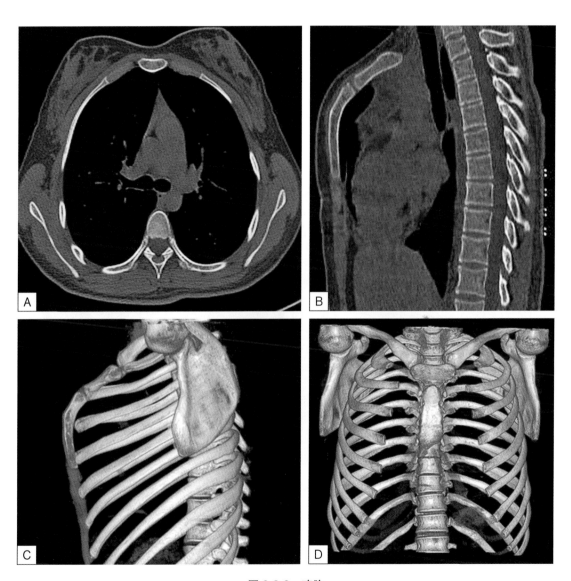

图 2-2-2 鸡胸

女性,16 岁。胸廓局部隆起数年。A~D. CT 横断面、矢状面(A、B)及 VR 重建(C、D)示胸骨体中上段前凸,胸骨无明显旋转,两侧较对称,胸骨与脊柱之间的距离明显增加

【诊断要点】

①鸡胸是指由各种原因引起的胸壁发育畸形,以男性居多。特征为胸骨及邻近肋软骨向前突起,前胸外观形似鸡或鸽子的胸脯,故称为"鸡胸"。②根据胸壁前凸畸形特点分三型:对称型,胸壁弓状前凸;非对称型,以胸壁一侧突出为特点,常伴胸骨旋转;球形鸽胸,较少见,胸骨柄和高位肋软骨隆起,胸骨体下 2/3 凹陷。③X 线、CT 表现:胸骨及相邻肋软骨前凸,可伴胸骨倾斜或形态异常,胸骨与脊柱之间的距离增加。胸廓两侧扁平,可伴肺部及心脏改变。④测量标准:Haller 指数,胸廓最大内横径/同层面胸骨最凸点后缘至椎体前缘前后径 <2.3,可考虑鸡胸。胸骨倾斜角:胸骨倾斜最大层面胸骨倾斜线与水平线之间的夹角。

【鉴别诊断】

鸡胸一般与漏斗胸鉴别,前者表现为胸骨向前隆起,大多数鸡胸往往在 5~7 岁才被发现,不像漏斗胸在出生后即能发现。后者表现为胸壁向内侧凹陷,呈漏斗状,下陷的胸骨构成最低点。

3. 叉状肋(图 2-2-3)

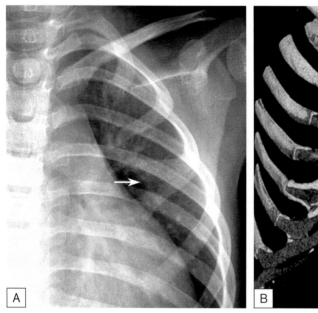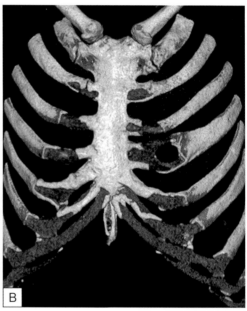

图 2-2-3 叉状肋

男性,25 岁,体检时发现。A. 胸部正位示左侧第三前肋前端分叉构成叉状肋(箭头);B. 另一例患者 CT VR 重建示左侧第四前肋增宽,肋软骨呈叉状改变

【诊断要点】

肋骨前端增宽呈叉状,或有小的突起。

【鉴别诊断】

该病较易诊断,鉴别诊断无特殊。

4. 颈肋（图 2-2-4）

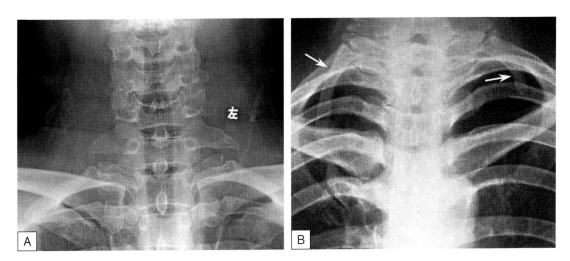

图 2-2-4　颈肋

男性，40 岁，眩晕查因。A. 颈椎正位示第七颈椎椎体双侧横突增粗变长；B. 另一例患者颈椎正位示第七颈椎椎体双侧可见两根类似肋骨的骨质结构（箭头）

【诊断要点】

位于第七颈椎椎体旁，单侧或双侧，较第 1 对肋骨短而小；或表现为小结节状，甚至仅为横突过长。

5. 肋骨联合（图 2-2-5）

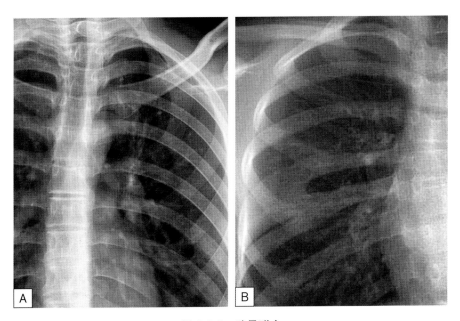

图 2-2-5　肋骨联合

男性，18 岁。A. 胸部正位示左侧第一、第二前肋形成肋骨联合；B. 另一例患者胸部正位示右侧第五、第六后肋骨联合

【诊断要点】

多发生于肋骨后段近脊椎旁处,以第五、第六肋骨间最为常见。

【鉴别诊断】

该病较易诊断,鉴别诊断无特殊。易误认为肺内病变,应注意仔细观察。

6. 第一肋骨发育不全(图 2-2-6)

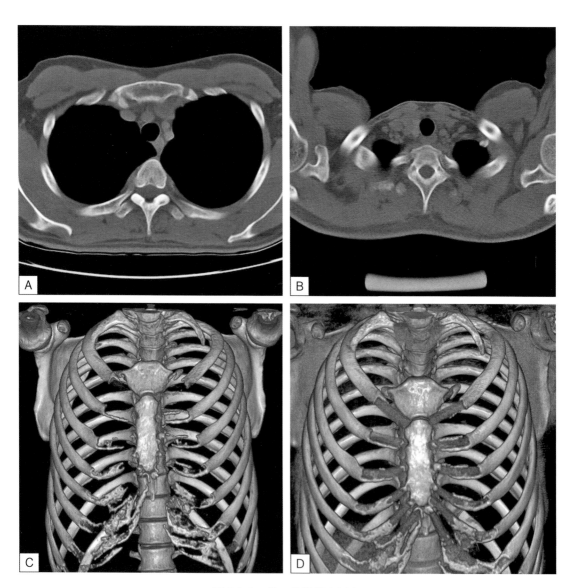

图 2-2-6   第一肋骨发育不全

男性,47 岁。A~D. CT 横断面(A、B)及 CT VR 重建(C、D)示两侧第一肋骨发育细小,肋骨体部缺损,肋骨头、肋软骨存在,右侧第一肋骨体部与第二肋骨局部融合

【诊断要点】

第一肋骨发育不全是指一侧或两侧肋骨细小,肋骨体部分缺如多见,偶尔可见肋软骨缺如,双侧同时发生者居多,形态可不对称。无临床症状,胸部 CT 检查时可偶然发现。因为较细小,肋骨计数时容易误读,需仔细寻找第一肋骨头的存在。

【鉴别诊断】

主要鉴别诊断为颈肋,颈肋发自第七颈椎,且较第一肋骨小,往往较直而不是弧形。CT 显示更加直观,不但可显示起源,还可通过观察有无肋软骨来鉴别(少数第一肋骨发育不全者,肋软骨较细小或缺如)。

7. Poland 综合征（图 2-2-7）

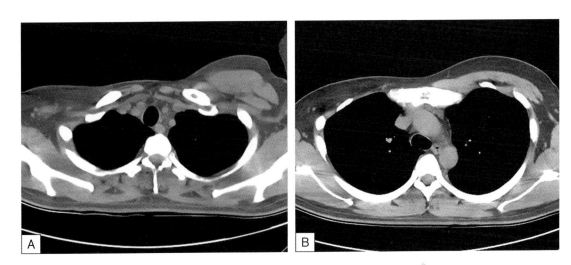

图 2-2-7　Poland 综合征

男性,21 岁,胸部体检,无手术史。A、B. CT 横断面示右侧胸廓略塌陷,右侧胸大肌、胸小肌缺如

【诊断要点】

Poland 综合征又称先天性胸肌缺损综合征,是以单侧胸大肌和手发育不良为主要特征的一类综合征。男性居多,多发于右侧。不合并手部畸形者,称为部分型 Poland 综合征,此型更常见。轻者仅局限于一侧胸大肌发育不良或缺损,严重者可累及胸小肌、前锯肌、肋间肌等。女性患者可表现为乳房发育小或无乳房。个别患者还可合并其他畸形。大部分患者因其他疾病行胸部 CT 检查时发现。

【鉴别诊断】

主要鉴别诊断为乳腺及胸壁术后改变,结合临床病史不难鉴别。

二、脊柱畸形

1. 椎体融合(图 2-2-8)

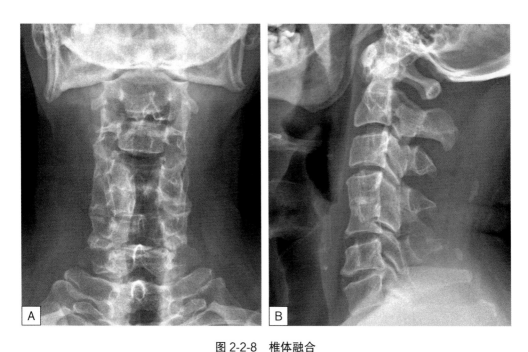

图 2-2-8 椎体融合
男性,60 岁。A、B. 颈椎 X 线正侧位示第四、第五颈椎椎体及棘突融合在一起,椎间隙消失

【诊断要点】

①椎体融合又称阻滞椎,是发育过程中脊椎分节不良所致,最常见于颈椎和腰椎;②X 线表现为两个或两个以上椎体完全或部分融合,椎间隙(盘)可消失,融合后的椎体高度与原椎体加椎间盘的高度相等;③可只累及椎体或同时累及附件。

【鉴别诊断】

边缘型椎体结核:当椎间盘被破坏后,椎间隙消失,椎体骨质及椎间盘破坏后融合椎体的高度比原椎体加椎间盘的高度低。

2. 寰枕融合(图 2-2-9)

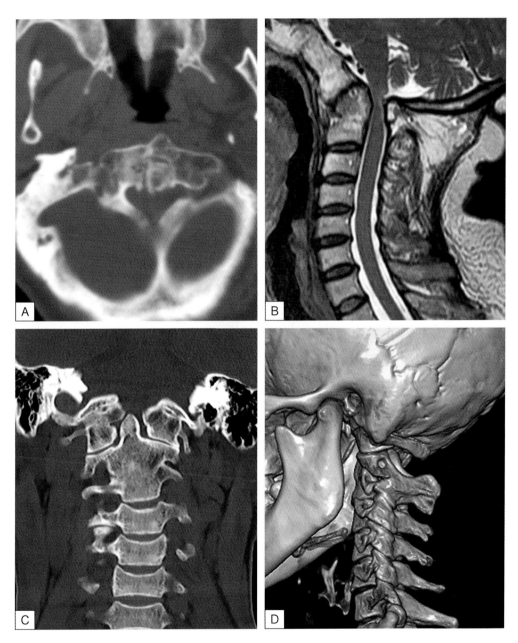

图 2-2-9　寰枕融合

女性,61 岁,双手发麻,肌肉萎缩 1 年余。A. 颈椎 CT 横断面示寰椎右侧侧块明显增大变形且与枕骨融合,其边缘不规则,与枢椎间关节间隙消失;B. MRI 矢状面 T_2WI 示枕大孔及寰椎椎管前后径变小;C、D. 另一例患者颈椎 CT 冠状面及 VR 重建示寰椎双侧侧块与枕骨融合

【诊断要点】

①寰椎和枕骨间分节不完全所致,可完全或部分融合;②严重时可使齿状突上移或伴发寰枢关节脱位;③CT 或 MRI 矢状面及冠状面显示较佳。

【鉴别诊断】

该病较易诊断,鉴别诊断无特殊。

3. 脊柱裂 (图 2-2-10)

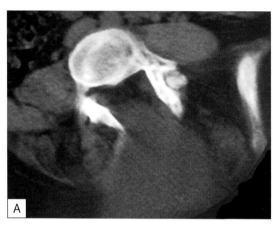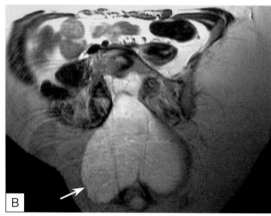

图 2-2-10　脊柱裂

A. 腰椎 CT 横断面示第四腰椎椎体棘突、部分椎板缺如,椎弓不连续;B. 腰椎 MRI 横断面示椎体棘突、部分椎板缺如,双侧椎弓不连,椎管闭合不全,脊膜膨出(箭头)

【诊断要点】

①常见为隐性脊柱裂,也可合并脊膜、脊髓膨出;②最常见的形式为棘突及椎板缺如,椎管向背侧开放,以骶尾部多见,颈段次之,其他部位较少。病变可涉及一个或多个椎骨,有的同时发生脊柱弯曲。

【鉴别诊断】

该病较易诊断,鉴别诊断无特殊。注意区分是哪种类型脊柱裂,是否合并脊膜或脊髓膨出。椎板切除术后改变也需与之鉴别。

4. 侧向半椎体及矢状椎体裂(2-2-11)

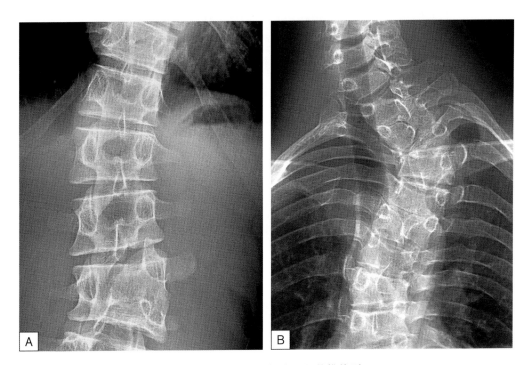

图 2-2-11 侧向半椎体及矢状椎体裂

男性,15岁,脊柱侧弯。A.腰椎正位示第三腰椎椎体呈半椎体并与第四腰椎椎体融合;B.胸椎正位示第五胸椎椎体呈蝴蝶形改变

【诊断要点】

①侧向半椎体为成对的椎体软骨中心之中的一个不发育,正位X线平片上表现为尖端指向不发育侧的楔形,常引起脊柱侧弯;②矢状椎体裂又称"蝴蝶椎",是两个软骨中心联合异常,椎体成为左右两个三角形骨块,正位X线平片上形似蝴蝶状。

【鉴别诊断】

该病较易诊断,鉴别诊断无特殊。

5. 脊柱侧弯畸形(图 2-2-12)

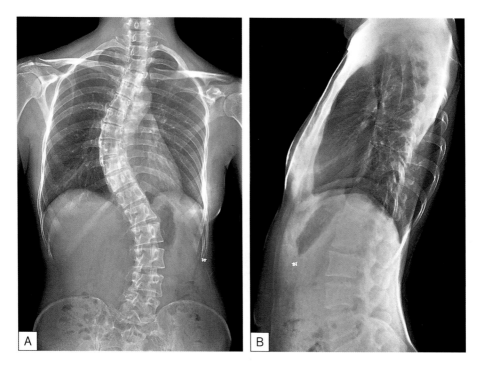

图 2-2-12　脊柱侧弯畸形

女性,34 岁,脊柱侧弯畸形多年。A. 脊柱全长正位示脊柱侧弯成"S"形,凸点位于胸腰段；B. 脊柱全长侧位示胸椎生理弯曲变直,腰骶椎前倾角度增大

【诊断要点】

①分为原发性和继发性,后者多继发于先天性脊椎畸形(半椎体、椎体联合等),前者原因不明；②原发性脊柱侧弯多见于青少年；③X 线表现:多发生在胸椎上部,其次为胸腰段,一般呈"S"形。

【鉴别诊断】

该病较易诊断,鉴别诊断无特殊。注意可同时合并脊柱扭转畸形等。

6. 直背综合征(图 2-2-13)

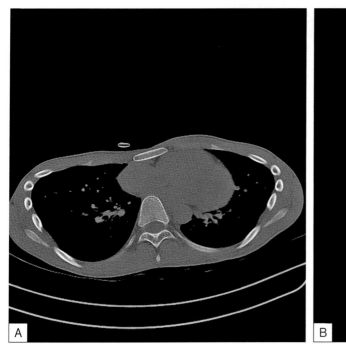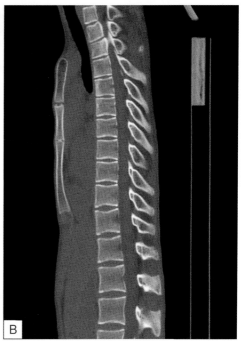

图 2-2-13　直背综合征

男性,17 岁。A、B. CT 横断面及矢状面示胸椎生理曲度消失,胸廓前后径明显缩短,横径相对增大,胸廓前后径/横径比值 =0.15,心脏受压左移

【诊断要点】

①直背综合征又称扁胸综合征,即"假性心脏病",是由于脊柱先天性发育不良,胸椎生理曲度变直,胸廓前后径缩短、横径相对增大,胸腔有效容积减小,导致心脏和大血管受压,产生一系列类似器质性心脏病表现的疾病。多见于青少年,女性居多。部分患者可无任何症状。②临床观察与 X 线检查见直背扁胸改变,心底部闻及杂音是必要条件,同时需排除器质性心脏病。③矢状面测量:沿第四~第十二胸椎做一条直线,测量第八胸椎椎体前缘与该直线的垂直线,其距离正常值为(1.93 ± 0.27) cm,若 <1.2cm,可考虑该病。④横断面测量:胸廓前后径/横径比值≤0.33,可考虑直背综合征。

【鉴别诊断】

临床听诊时可闻及收缩期喷射性杂音及 P2 亢进分裂,易误诊为先天性心脏病。胸部 X 线及 CT 检查有特征性表现,可明确诊断。

(潘国平　陈勇　张晏境　张莉)

第三章　骨关节发育障碍

第一节　软骨发育不全

软骨发育不全见图 3-1-1~图 3-1-3。

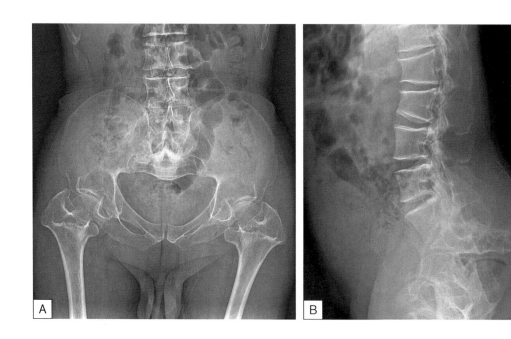

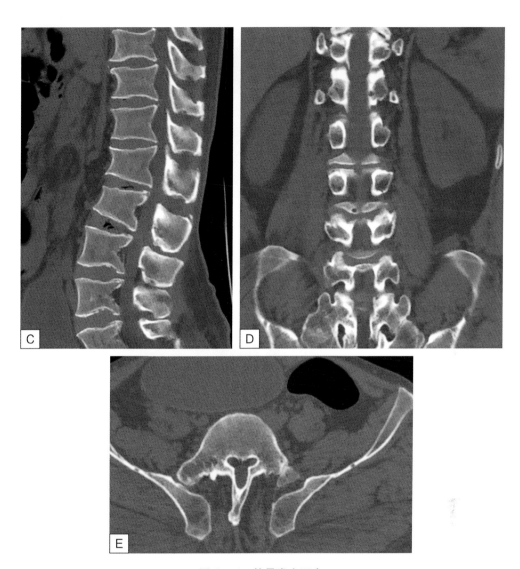

图 3-1-1　软骨发育不全

男性,47 岁,因腰腿疼就诊。A. 骨盆正位示腰椎椎弓根间距自上而下逐渐变窄,髂翼呈方形,髋臼上缘变宽呈水平状;B. 腰椎侧位示部分腰椎椎体楔形变,椎体后缘凹陷呈"C"形改变,骨性椎管狭窄;C~E. CT 矢状面、冠状面、横断面示椎体后缘凹陷呈"C"形改变,腰椎椎弓根距离自上而下逐渐变窄,骨性椎管狭窄

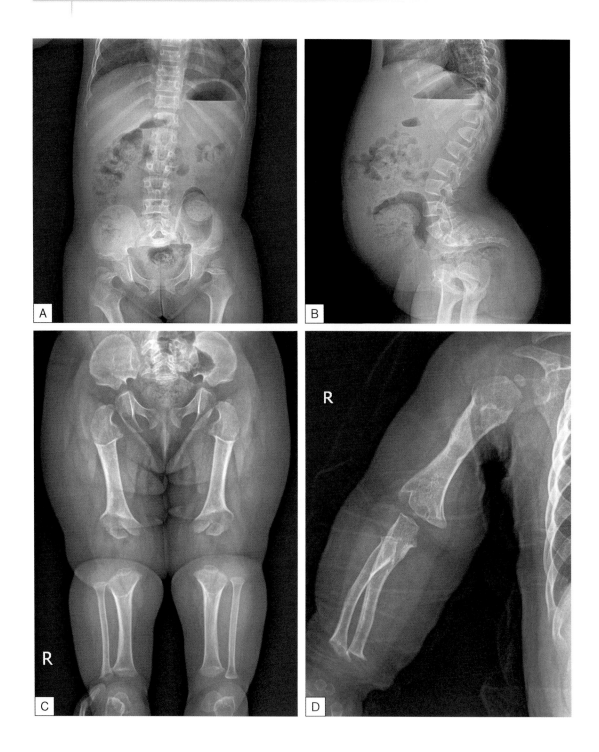

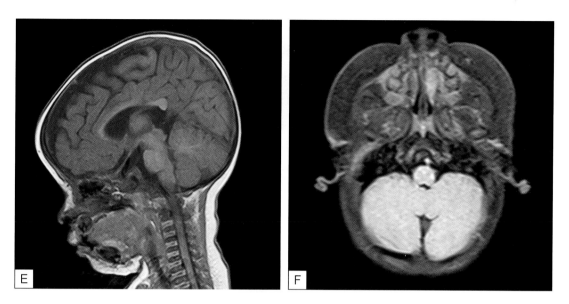

图 3-1-2　软骨发育不全

女性,4 岁,发现生长迟缓 3 年,智力和性器官发育正常。A.骨盆正位示腰椎椎弓根间距自上而下逐渐变窄,髂翼呈方形,坐骨切迹呈鱼嘴状,小而深,髋臼上缘变宽呈水平状;B.腰椎侧位示腹隆、臀翘,呈"武大郎"外貌样改变,部分腰椎椎体楔形变,椎体后缘凹陷呈"C"形改变,骨性椎管狭窄;C、D. 1 岁时下肢全长片及上肢正位示长管骨粗短,以股骨为著。干骺端增宽,呈喇叭口状,干骺端中央凹陷致骨骺呈包埋现象;上肢骨粗短,以肱骨为著,三角肌粗隆处隆起;E、F. 头颅 MRI 矢状面 T_1WI、横断面 FLAIR 示额骨凸出,颅面骨狭小,颅面比例不协调

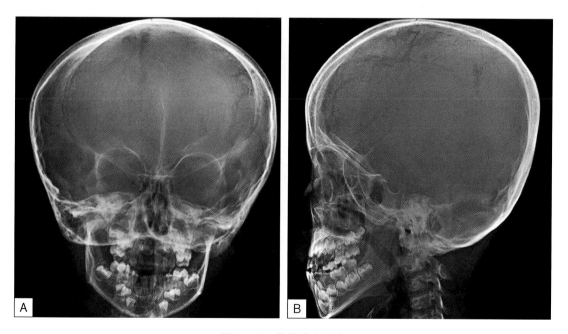

图 3-1-3　软骨发育不全

男性,2 岁,出生后一直生长迟缓,智力和性器官发育正常。A、B. 头颅正侧位示额骨明显向外凸出,颅底窄小

【诊断要点】

软骨发育不全系一种常染色体显性遗传的全身对称性软骨发育障碍,为肢根型侏儒,以肢体近段发育短小改变为明显。影像学改变:长管状骨干骺端增粗变宽呈喇叭口或"V"字样,相对较小的骨骺部分突入扩大的干骺端内;双手掌指骨粗短,近于等长;双手第3、4指自然分开呈"三叉手"畸形;颅底短,颅盖骨相对较大,面骨发育小,特别是上颌骨,导致颅面骨比例不协调,前额突出,下颌骨前突;下段胸椎及腰椎椎体不同程度变薄,后缘凹陷呈"C"形改变,腰椎椎弓根间距自上而下依次变窄,椎弓根纵向连线为上宽下窄的倒八字形或 V 形;髂翼方形变,坐骨切迹小而深,呈鱼嘴状,髋臼上缘变宽呈水平状。

【鉴别诊断】

(1) 假性软骨发育不全(图 3-1-4):2 岁左右发病,肢中型短肢畸形,头面部正常,干骺端扩张呈杯状,边缘尖角状突起;椎体无渐进性椎管狭窄,椎体后缘无明显凹陷,椎体大多呈阶梯状,或"横置花瓶状";双侧肋骨起始部呈弧形,且密度增高,呈"括弧征"。

(2) 软骨发育不良:四肢短但比例正常,颅骨正常或前额稍大,比例较协调,无"三叉手"畸形,无椎管渐进性狭窄。

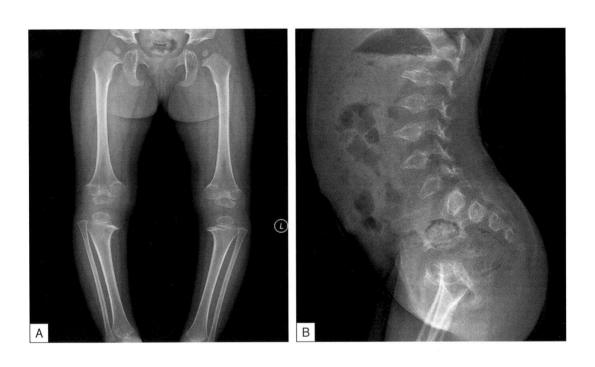

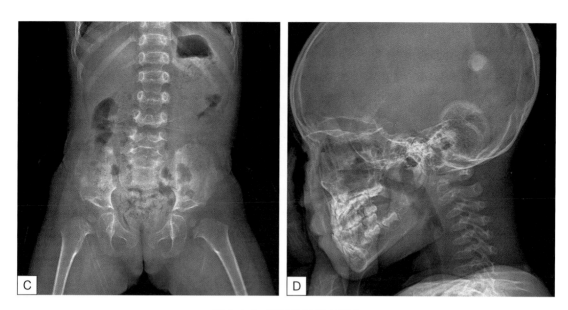

图 3-1-4　假性软骨发育不全

女性,4 岁,发现双膝内翻 2 年。A. 下肢全长正位示胫腓骨变短更为显著,胫骨近端干骺端喇叭状增大、变宽,边缘尖角状突起,呈"挽袖状"改变;B. 腰椎侧位示椎体变扁,椎体前部呈"阶梯状";C. 骨盆正位示腰椎椎弓根间距自上而下未见变窄,髂翼不呈方形,坐骨切迹无明显鱼嘴状改变,髋臼上缘不呈水平状;D. 头颅侧位示头面部正常

（3）Schmid 型干骺端软骨发育异常:干骺端发育不良是一组罕见遗传性骨骼发育不良,特征是干骺端形态不规则,伴或不伴有其他骨骼畸形、骨外系统表现。根据 2019 年国际骨骼发育不良学会疾病分类学委员会修订的遗传性骨病分类,将以长骨干骺端改变为主的 10 种疾病归类为干骺端发育不良,包括 Jansen 型、Schmid 型、McKusick 型、POP1 型、Eiken 型、Schwachman 综合征（Shwachman-Bodian-diamond syndrome,SBDS）、类干骺端发育不良（metaphyseal anadysplasia,MAD）1 型/2 型、Spahr 型、干骺端发育不良伴上颌发育不良（metaphyseal dysplasia with maxillary hypoplasia and brachydactyly,MDMHB）。Schmid 型是其中最常见的干骺端发育不良类型,患儿多于儿童早期出现症状,主要累及下肢,膝关节最为显著;特点为四肢短小、呈弓形,腰椎前凸、膝内翻畸形、蹒跚步态,随年龄增加而逐渐加重的身材矮小;X 线可见管状骨干骺端增宽不规则,以下肢显著,伴管状骨缩短、生长板增宽等。常被误诊为佝偻病或软骨发育不全。

第二节　石　骨　症

石骨症见图 3-2-1、图 3-2-2。

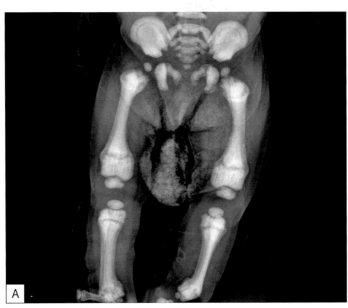

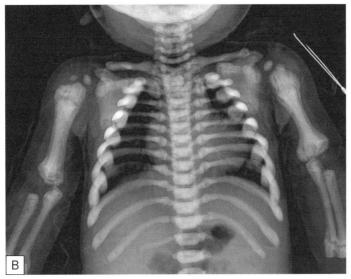

图 3-2-1　石骨症

女性,1 岁,发热 4 天,生长发育落后,身材矮小,贫血貌。A、B. 双下肢正位及胸部正位示骨盆、脊柱及四肢骨广泛性密度增高,骨皮质、骨松质、骺板及骨髓腔无法区分,可见多发"骨中骨"改变,长骨呈"粗棒状",髂骨翼呈"年轮状"改变

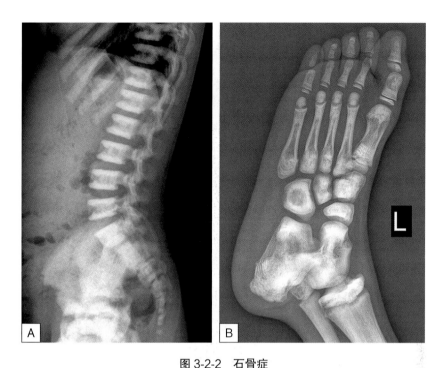

图 3-2-2　石骨症

男性,8岁。A.腰椎侧位示腰骶椎体上下缘增厚致密呈"夹心椎"改变;B.足斜位示多发"骨中骨"改变

【诊断要点】

①幼儿型(恶性型)父母多有近亲结婚史,发病早、进展快,常伴发育障碍和智力低下,特点为全身骨骼普遍性硬化。该型表现为骨密度增高,病理性骨折,髓性无功能性进行性贫血,以及髓外造血、肝脾肿大、脑神经受压(视听神经为著)、脑积水、低钙血症等。多数患儿常因严重贫血和反复感染,往往不能生存至儿童期。②成人型(良性型)发病轻、进展慢,病变主要累及骨骼系统。通常无任何症状,因自发性骨折或体检时被发现,偶有肝脾大和视听障碍,预后较好。③影像学表现:全身骨骼广泛致密硬化,骨皮质增厚,骨松质致密,骨小梁显示不清,髓腔变窄或消失。颅骨骨质致密,颅板增厚、板障消失,以颅底为著,蝶骨、乳突及面骨骨质增生硬化,呈现"面具征";四肢长、短状骨对称性密度增高,骨皮质、髓腔界限消失,长骨可呈棒状或"烧瓶样"改变,干骺端见浓淡交替的"横纹",可见多发"骨中骨"改变;椎体上下缘终板硬化,中央低密度呈夹心椎样,椎间隙正常;髂骨翼见多条致密带与髂嵴平行,呈"年轮样"或"同心圆状"改变。

【鉴别诊断】

(1)氟骨症:主要累及骨盆、脊柱、肋骨等中轴骨,周围硬化程度逐渐减弱,氟骨症骨硬化表现为骨小梁粗大、骨纹理呈纱布或网眼状,常与骨质疏松混合存在,此外,骨周软组织骨化是氟骨症最显著的特点。结合地方病史不难诊断。

（2）慢性铅中毒：儿童期病变多局限于干骺端，表现为干骺端出现线状或带状的密度增高影，即铅线，累及范围不及石骨症广泛；成人期慢性铅中毒虽表现为广泛密度增高，但不及石骨症密度高，结合地方病史亦不难诊断。

（3）成骨性转移瘤：呈多发棉絮状结节状高密影，边界模糊，可融合弥漫性分布，无"夹心椎"及干骺端致密带改变，结合原发肿瘤病史不难诊断。

第三节　成骨不全

成骨不全见图 3-3-1~图 3-3-3。

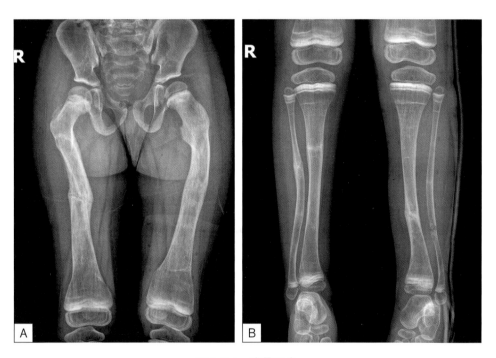

图 3-3-1　成骨不全

男性，6岁，因外伤致左下肢活动受限疼痛 3 小时。A、B. 双下肢正位示双下肢弯曲改变，可见多处骨折，部分畸形愈合，可见多发"横纹样"改变

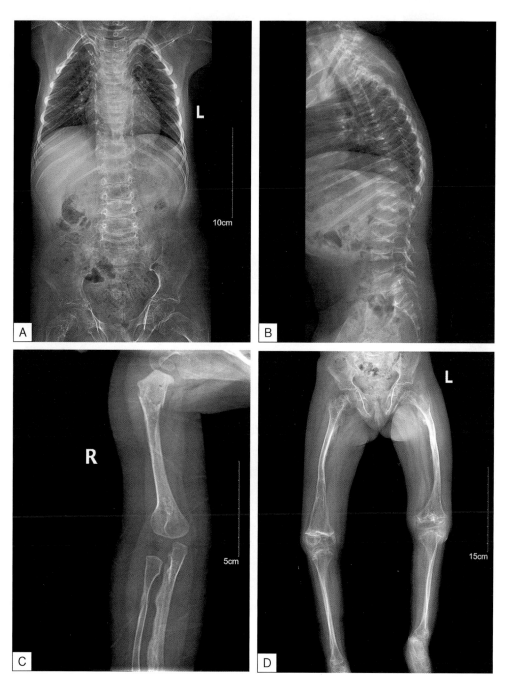

图 3-3-2 成骨不全

女性,7岁,反复骨折6年余。A~D. X线平片示诸骨骨质密度减低,胸腰椎椎体变扁,形态不规则,椎间隙增宽;双侧肋骨细长;右上肢细长,形态不规则,肱骨近端骨折;所见双侧下肢长骨细长、形态不规则,见多发骨痂形成,右股骨颈偏短,双下肢不等长

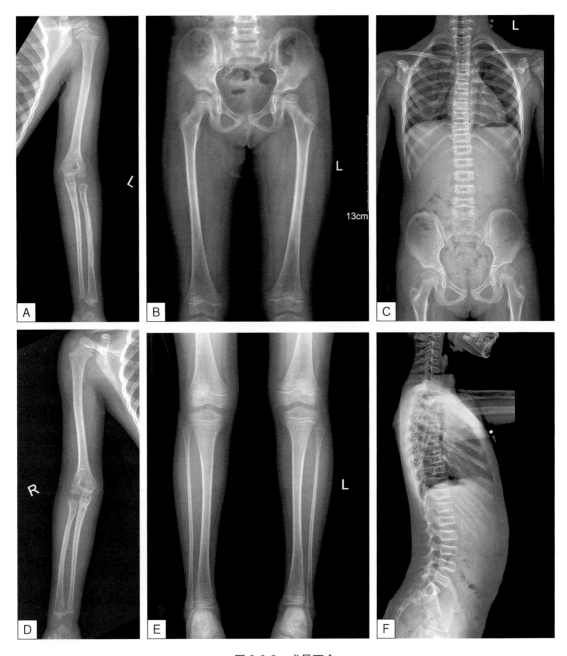

图 3-3-3　成骨不全

女性,9岁,外伤后确诊成骨不全1年。A~F. X线平片示诸骨骨质密度减低,双侧上下肢长骨细长,干骺端可见多发"横纹样"改变;胸腰椎椎体不同程度变扁,部分楔形及哑铃形改变,相邻椎间隙增宽;双侧肋骨偏细,骨盆形态基本正常

【诊断要点】

俗称"瓷娃娃",亦称脆骨病(单基因遗传病),自幼发病,发病愈早,病变愈重;骨质疏松易骨折、蓝色巩膜、牙齿发育不全、听力障碍为其四大特点;X线特征性改变是骨密度减低、

骨皮质变薄、反复骨折和骨畸形。四肢长骨细长,皮质菲薄如铅笔画线,髓腔相对扩大,可有囊性变,干骺端相对膨大呈杵状,骨干弯曲,可见多发骨折、骨痂形成;颅板变薄,呈膜状颅骨,颅骨变形;脊柱侧弯和后突畸形,椎体变形,呈双凹样改变或扁平;肋骨改变,可为细长形,同时肩胛骨高而薄,伴胸廓变形,可伴肋骨多发骨折、鸡胸等。Sillence 等人将成骨不全分为 4 种类型仍然是该疾病的核心分类系统。然而,随着对其分子基础理解的进步,该系统得到了改进,增加了与不同表型和基因型相对应的几种类型。Ⅴ型成骨不全具有特征性的影像表现,如尺、桡骨及胫、腓骨骨间膜钙化,巨大骨痂生成,桡骨头脱位。

【鉴别诊断】

(1)佝偻病:可有骨密度减低、骨皮质菲薄,骨干弯曲不及成骨不全明显,且不易骨折,干骺端呈"杯口样""毛刷样"改变,先期钙化带密度减低或消失,骨骺及干骺端距离增宽。临床无蓝色巩膜、牙质发育异常、听力进行性下降等表现。

(2)软骨发育不全:短肢侏儒症最常见的原因,但无骨质密度明显减低和多发骨折。长管状骨干骺端变宽呈喇叭口样,可见"三叉手"畸形及椎体椎弓根间距自上而下逐渐变窄。

(3)维生素 C 缺乏症(坏血病):骨质密度减低,骨皮质变薄,但无骨干畸形;干骺端先期钙化带致密,骨骺呈同心环状。

第四节 颅锁骨发育异常

颅锁骨发育异常见图 3-4-1、图 3-4-2。

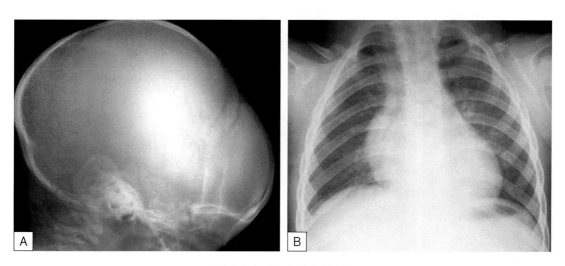

图 3-4-1 颅锁骨发育异常

男性,1 岁 4 个月。A、B. 头颅侧位及胸部正位示前囟宽大,颅骨骨化不良;锁骨外 1/3 缺如,肩胛骨发育小,高位

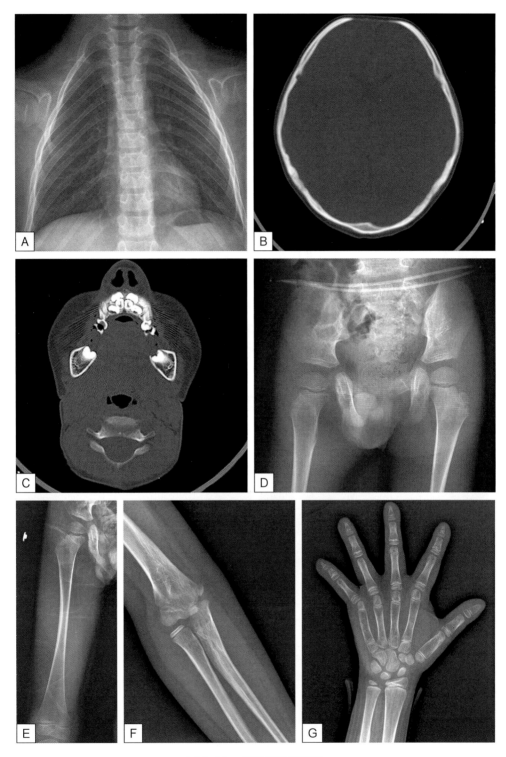

图 3-4-2　颅锁骨发育异常

女性,13 岁。A. 胸部正位示两侧锁骨外 1/3 缺如,两侧肩胛骨较小,胸廓呈上窄下宽,肋骨斜形下垂;
B. 颅骨 CT 横断面示前囟门未闭;C. 上颌骨 CT 横断面示乳牙滞留;D. 骨盆 X 线正位示耻骨联合
增宽,髋臼变浅;E~G. 右股骨、右肘关节、左手正位示右股骨骨干、右尺桡骨骨干较细,腕骨骨龄延迟

【诊断要点】

①本病系全身性骨发育迟滞（遗传病），幼儿期可诊断，患儿矮小，四肢（指、趾）短小，耻骨联合增宽或缺如，坐骨发育不良，长骨骨干较细，脊柱侧弯，智力正常；②X 线表现：前额及双顶骨膨突，颅板变薄，囟门及颅缝增宽、闭合延迟，乳突、鼻窦气化不良，恒齿发育延迟或不发育；③锁骨常双侧部分缺损，以外 1/3 多见，部分形成假关节，肩胛骨短小高位，喙突发育不全。

【鉴别诊断】

致密性骨发育不全：包括颅骨在内的全身骨骼普遍致密，下颌骨发育不良和下颌角消失及指、趾末端发育不全为其特点，无锁骨缺如。

第五节　马方综合征

马方综合征见图 3-5-1。

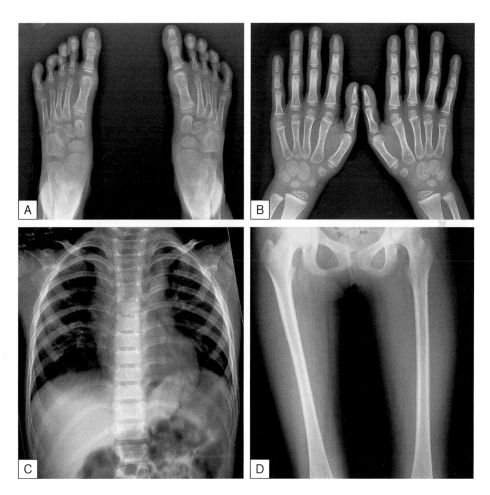

图 3-5-1　马方综合征

A～D. 双足、双手、胸部、双股骨 X 线正位示普遍性骨质疏松，所有管状骨骨干细长，皮质变薄，干骺端和骨骺形态大致正常。胸廓狭长，肋骨明显变细，上纵隔增宽，以升主动脉为主

【诊断要点】

①马方综合征(Marfan syndrome,MFS),为常染色体显性遗传病,由中胚层来源的纤维蛋白原缺陷所致,患者常身材高大,四肢细长,多伴有眼(晶状体脱位)及心血管异常(主动脉扩张伴或不伴夹层);②X线表现:管状骨骨干细长呈蜘蛛足样指、趾,鸡胸、漏斗胸,一半患者可有脊柱侧弯;③胸廓狭长,肋骨变细内陷,胸锁关节及髋关节可错位;④扁平足。

【鉴别诊断】

(1)成骨不全:该病骨密度低、骨干细,但长度不增加,常合并多发骨折。

(2)同型胱氨酸尿症:亦有细长指(趾)、脊柱侧弯、胸廓畸形,不同之处是患者有智力障碍和动静脉血栓。

第六节　神经纤维瘤病

神经纤维瘤病见图3-6-1、图3-6-2。

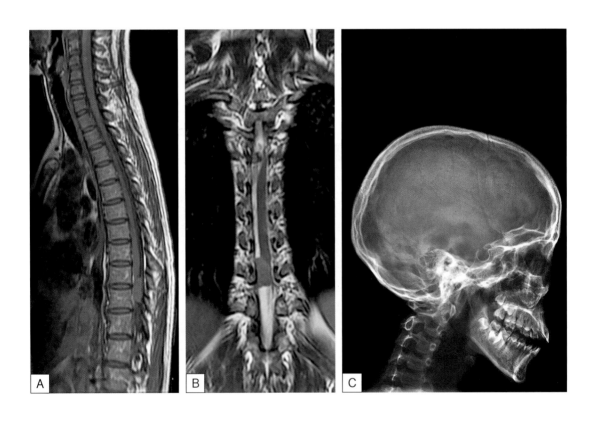

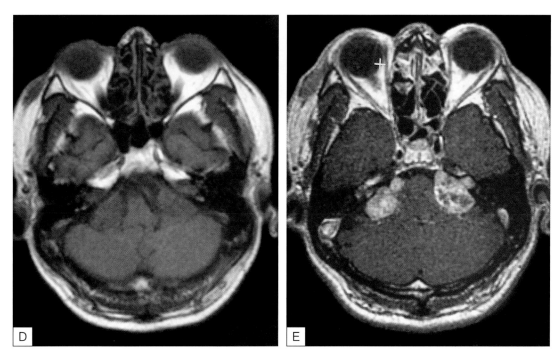

图 3-6-1 神经纤维瘤病

A、B. MRI 矢状面 T₁WI 及冠状面 T₂WI 示第五/第六胸椎、第九/第十胸椎椎体平面两个类圆形长 T₁、T₂ 信号影,边缘清楚,信号均匀,病灶与硬脊膜关系密切,可见脊膜尾征,脊髓受压;C. 头颅 X 线侧位示内听道扩大;D、E. MRI 横断面 T₁WI 及 T₂WI 示双侧听神经走行区对称性混杂等长 T₁、等长 T₂ 信号影,且呈现明显不均匀强化肿块影

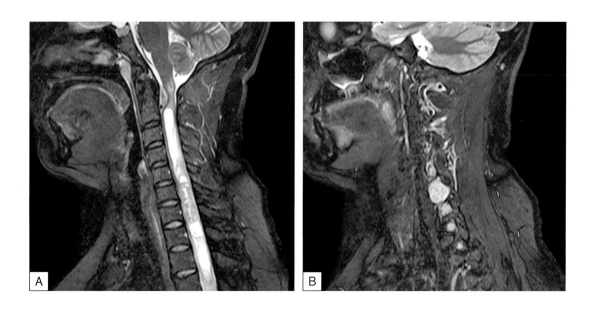

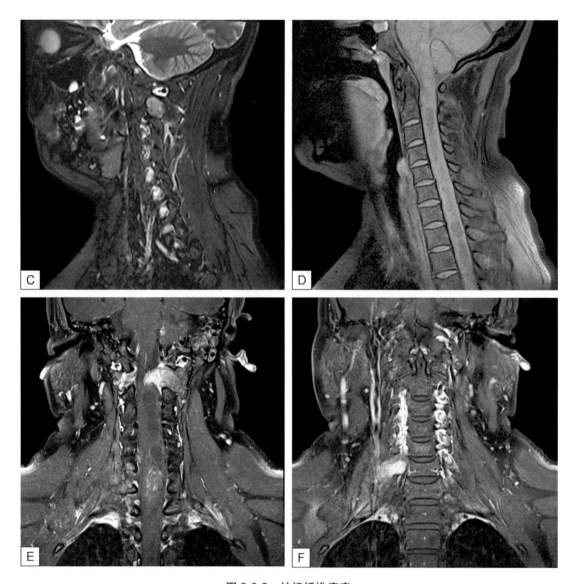

图 3-6-2　神经纤维瘤病

女性,42 岁,有神经纤维瘤病家族史。A~D. MRI 矢状面 T_2WI FS 及 T_1WI 示颈髓内星形细胞瘤征象,第一/第二颈椎左侧椎间孔及第六/第七颈椎右侧椎间孔内结节状等 T_1、等长 T_2 信号,信号均匀,边界清,相应椎间孔增大;E、F. MRI 增强冠状面 T_1WI 示两侧椎间孔结节均明显均匀强化,第一/第二颈椎水平脊膜囊左侧受压

【诊断要点】

　　符合以下 2 种或以上临床特征可诊断为神经纤维瘤病 I 型:①6 个或以上咖啡牛奶斑,在青春期前直径 >5mm 或在青春期后直径 >15mm;②2 个或以上任何类型的神经纤维瘤或 1 个丛状神经纤维瘤;③腋窝或腹股沟区雀斑;④视路胶质瘤;⑤2 个或以上 Lisch 结节(虹膜错构瘤);⑥特征性骨病变,如蝶骨发育不良或长骨皮质增厚伴或不伴假关节;⑦有一级亲属(父母、同胞或子女)符合上述标准之一,可做诊断。

符合下列任何 1 条即可诊断神经纤维瘤病Ⅱ型：①双侧听神经鞘瘤；②神经纤维瘤病Ⅱ型家族史加单侧听神经鞘瘤或以下疾病的任何 2 个：脑膜瘤、胶质瘤、神经纤维瘤、神经鞘瘤、晶状体后囊部浑浊。

【鉴别诊断】

由于本病涉及神经、皮肤、骨骼等多种组织的改变，CT 诊断应密切结合临床及其他影像学资料，以便与其他病变鉴别。

（都继成　陈雀芦　陈宇　张莉）

第四章　常染色体畸变综合征

常染色体畸变综合征是指常染色体的数目或者结构异常所引起的疾病,有共同的临床表现,如智力低下,生长发育迟缓,可伴有五官、四肢、内脏及皮肤等方面的异常。先天性多发畸形(包括特殊面容,此面容不像其父母)和特殊肤纹(指通贯手、小指一条褶纹、指纹统箕或弓纹增多、足跖沟及足胫侧弓等);1~12号染色体畸形常为致死性,13~18号常为次致死性,其余通常为非致死性。常见的染色体病大致分为三大组,即三体病、移位及删削部分。最常见为21三体综合征,其次有18三体综合征,偶见13三体综合征、5P综合征及其他染色体的部分单体或部分三体异常。

第一节　三染色体综合征

一、21 三体综合征

21 三体综合征又称先天愚型、伸舌痴呆和唐氏(Down)综合征。染色体组型为 47,XX或 47,XY(95%),比正常人多一条染色体,这条额外的染色体相当于 21 号,21 号染色体由一对变成三条,所以叫作 21 三体综合征。发病率约为 1∶1 500。

【临床表现】

男性多于女性。典型表现包括特殊面容、精神和运动迟缓、肌张力低下、骨骼畸形、性发育落后等。颅面部改变为短小头型,枕部扁平。眼距宽,双眼外眦上斜,眼球突出,鼻梁低,口半开,唇厚,腭弓高,舌形较长且常伸出口外,流涎多,常有舌裂。牙齿萌出延迟、常有错位。上颌发育不全,硬腭裂。耳朵小,位置低。颈短,两侧常有蹼。四肢较短、关节松弛,肌肉张力低。双手肥而宽、手掌常有横贯掌纹、小指末节内弯,形成内斜指。有些患者有腹直肌分离、脐疝和隐睾。50% 以上的患者有先天性心脏病,以室间隔缺损最常见。易合并白血病。

【实验室检查】

超氧化物歧化酶(SOD-1)活性增高 50%,白细胞、碱性磷酸酶增加,葡萄糖-6-磷酸脱氢酶(G-6-PD)活性增加。高尿酸血症,粒细胞分叶过少,血红蛋白 F 及 A2 增高,血清免疫球蛋白 G 减低。

【诊断要点】

①骨盆:髂骨翼向外张,髋臼顶变平,坐骨支变尖,髋臼指数(髋臼角与髂骨角之和)小于60°;②小指发育不良:中位指骨短小,呈三角形,远位指骨内翻,形成内斜指;③颅骨:头颅为短头型,颅缝闭合晚,鼻骨、鼻窦发育不良;④脊椎椎体前缘变直或内凹,椎体呈方形。两岁以下的患儿腰椎指数(第二腰椎水平径线与垂直径线之比正常值为 1.28)往往 <1.0;⑤肋骨发育不全:每侧常少一条肋骨;⑥股骨头骨骺小且出现延迟;⑦胸骨柄可出现多个骨化中心;⑧常并发先天性心脏病、肠道畸形;⑨颅内 CT 可见基底节区点状钙化、侧裂及额顶区蛛网膜下腔增宽,小脑发育不良。

二、18 三体综合征

又称三体 E 综合征,染色体组型为 47,XX 或 47,XY,(80%),约 10% 为嵌合体型,额外的染色体为 18 号,因此而得名。新生儿发病率占 1:(3 500~8 000)。

临床表现:男女比为 1:(3~4)。生长缓慢,个子矮,体重小,反应迟钝,智力发育不全,多数患儿生存期短,平均存活 71 天,个别病儿超过儿童期。头小而长、枕部突出、眼距宽、眼裂小、眼睑下垂、鼻梁窄、鼻孔上翘、低耳位、蹼颈、硬腭裂、硬腭窄、唇裂、下颌小和嘴小。绝大多数患儿有先天性心脏病。胸骨短小。肌张力高,四肢关节屈曲。双手中指、无名指紧扣掌心,示指、小指压在中指、无名指之上,示指、中指常有并指或多指畸形。趾背伸,足跟突出,使足底呈摇篮状。1/3 男童有隐睾,1/10 女童有阴蒂和阴唇发育异常,还可见肛门闭锁。肾脏常发育异常,以马蹄肾多见。有些患儿有先天性肝外肝管闭锁、脐疝和麦克尔憩室等异常。

【诊断要点】

①拇指及第一掌骨短小,中、环、小指尺侧偏斜,可合并并指屈曲畸形;②颅骨穹窿菲薄,枕骨突出,上下颌发育不良、下颌小;③锁骨发育不全或缺如;④肋骨纤细而尖,胸骨发育不良、骨化中心减少或胸骨分节异常;⑤骨盆小,髂骨翼向前转,恰与 21 三体综合征的髂骨翼形状相反,后者髂骨翼向外张。髂骨角和髋臼角无改变;⑥距骨垂直(即垂直距骨)及仰趾内翻。

三、13 三体综合征

13 三体综合征又称三染色体 D 综合征、Patau 综合征。染色体组型为 47,XX 或 47,XY。额外的染色体属于 D 组的 13~15 号,发病率为 1:(4 000~25 000)。

【临床表现】

本征无性别差异,常比其他三体综合征有更严重的外貌畸形,智力发育不全,小发作的窒息性呼吸,生长缓慢及早期死亡。主要表现为颅小、前额后倾、耳聋、眼小或无眼、低耳位或伴有畸形、小下颌、唇裂和腭裂;肌张力高;双手手指屈曲,第三、第四指紧扣掌心,第二、第五指压在其上方;足呈摇篮状,常伴有多趾畸形。大多数患儿(88%)有先天性心脏病,具有特征性旋转性心血管畸形。30%~60% 患儿有泌尿系统肾脏、输尿管的发育异常,以马蹄肾较常见。此外,还可合并隐睾、双角子宫等生殖系统疾病。

【诊断要点】

①颅骨穹窿骨化不良;②有与三染色体 17~18 表现相似的手多指并指、畸形;③第一肋骨发育不全或缺如,两侧第十二肋骨缺如;④有 6 个或 7 个腰椎;⑤骨盆小,髋臼角比正常小,但髂骨角正常;⑥足部畸形有垂直距骨(摇篮足);⑦室间隔缺损、动脉导管未闭合转位畸形;⑧多囊肾、无脾、子宫畸形等。

第二节　猫叫综合征

猫叫综合征(cri du chat syndrome)也叫 5 号 P 单体综合征,是由于一条 5 号染色体短臂缺失所致,基因位于 5p14 或 5p15 片段,由于多数婴儿哭喊声细微如猫叫故得名。1963 年由 Lejeune 首先报道,发病率 1∶50 000。

【临床表现】

患儿的体征有生长缓慢、智力低下、体重低、小头畸形、满月脸、小下颌、低位耳、眼距宽、斜睑裂、内眦赘皮、斜视、腭裂、高腭弓、悬雍垂分叉和皮纹异常。喉镜检查可正常或喉器和会厌小,吸气时声门呈菱形,发音时后联合有裂隙。最显著的特征为婴儿期有微弱、悲哀的、咪咪似猫叫的哭声,此种哭声于呼气时发生,吸气时不出现,但部分年长儿及成人患者仍可出现奇特哭声。患儿动作发育明显落后,有痉挛性步态和语言障碍,20%~50% 患儿有先天性心脏病。

【诊断要点】

缺乏特征性。①颅骨小、下颌小、眼距增宽;②骨盆狭小、髋关节脱位、髂骨角增大、髋臼角正常;③脊柱侧弯或后突改变;④少数患儿出现胼胝体发生不全和马蹄肾;⑤长管状骨细长、骨质疏松继发于肌肉张力低下;⑥肋骨缺少或发生融合;⑦手有并指、中掌骨短等;⑧足部出现凹足或弯足畸形。

(陈勇　刘杰　李洁　丁建平)

第五章　黏多糖贮积症

　　黏多糖贮积症（mucopolysaccharidosis，MPS）为一种遗传性黏多糖代谢障碍性疾病，是由于参与黏多糖代谢的酶先天性缺乏致黏多糖分解障碍而大量蓄积于全身结缔组织所引起的疾病。过去由于病因不明而有许多名称。1948 年 Lindsay 认为此类疾病患者器官中的沉积物是糖原与蛋白质的结合物，Brante 于 1952 年从该类患者体内分离出黏液多糖类，并以此解释骨骼畸形。1965 年后经证实，本病出现的黏多糖蓄积并非合成增多而是分解障碍。各型 MPS 均由先天缺乏特定的酶所致，1966 年 Mckusick 根据其临床表现、生化特征和遗传方式将 MPS 分为 6 型，1972 年又增加了 4 个亚型和第Ⅶ型。目前，根据临床表现和酶缺陷，将 MPS 分为Ⅰ~Ⅶ等 7 型，除Ⅱ型为 X 连锁隐性遗传外，其余均为常染色体隐性遗传。MPS 具有特殊丑陋面容、骨骼畸形、侏儒、运动及智力障碍和角膜混浊等特征。在我国和其他东亚地区，MPS Ⅱ型是 MPS 中最常见的类型，约占所有 MPS 的一半。但各型表现不一致，严重程度差别甚大。临床上以Ⅰ、Ⅱ、Ⅳ型相对多见，其他各型较少见。MPS Ⅰ型、Ⅱ型患儿尿 GAG 硫酸皮肤素和硫酸类肝素水平可显著增高。MPS Ⅳ型患儿尿 GAG 硫酸角质素和硫酸软骨素水平增高。

　　MPS 为多发性骨发育障碍引起的骨关节异常，主要 X 线表现有骨组织广泛疏松、骨骺发育迟缓和骨关节畸形。但不同型别在严重程度和侵犯部位上又各有特殊表现。MPS ⅠH 型的 X 线表现较明显且典型，MPS ⅠS 型、MPS Ⅱ型及 MPS Ⅲ型与之大致相似，只是程度较轻或不明显。MPS Ⅵ型及 MPS Ⅶ型的 X 线表现及严重程度与 MPS ⅠH 型大致相同。MPS Ⅳ型的脊椎改变较特殊，表现为广泛的椎体变扁，可累及全部脊椎，但常以胸椎和上腰椎最显著。

第一节　黏多糖贮积症I型

黏多糖贮积症I型见图 5-1-1、图 5-1-2。

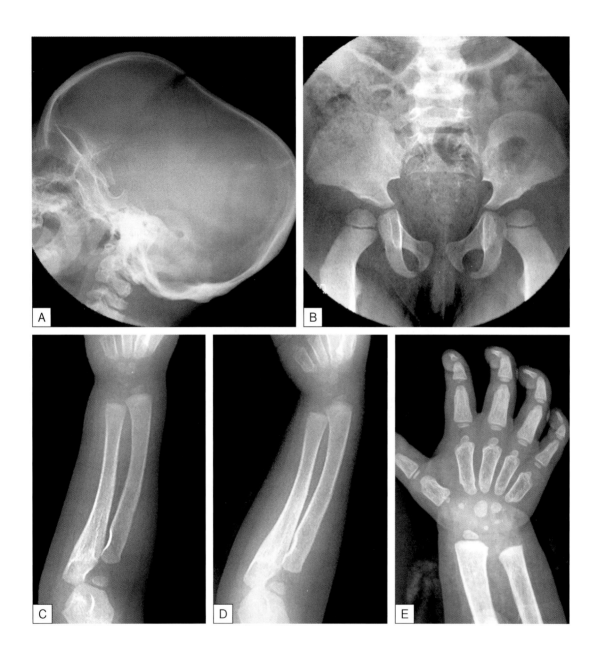

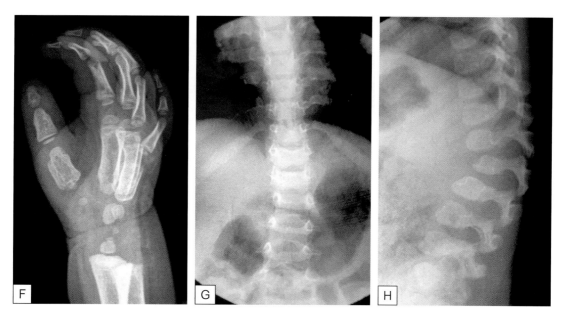

图 5-1-1　黏多糖贮积症 I 型

女性,2岁半,生长发育迟缓,头颅畸形,面容丑陋,身材矮小,关节活动不灵,弓形驼背。A.头颅 X 线侧位示头颅前后径增大,呈舟状头,冠状缝增宽,蝶鞍呈仰卧的"J"形;B.骨盆 X 线正位示髂骨翼外展,髂骨体变窄,髋臼浅,坐骨竖直,闭孔呈卵圆形,耻骨联合增宽,股骨颈长、竖直,颈干角增大;C、D.右尺桡骨 X 线正侧位示前臂骨粗而弯曲;E、F.右手 X 线正侧位示掌骨粗短,掌指骨非骨骺端变细,近、中节指骨略呈弹头样改变,末节指骨变尖并屈曲,腕骨发育落后;G、H.脊柱 X 线正侧位示后肋呈船桨样逐渐增宽,椎体呈椭圆形,胸腰段椎体前下缘变尖,第二、第三腰椎椎体较小并后突

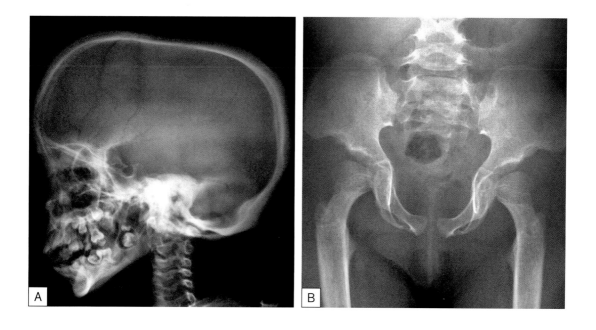

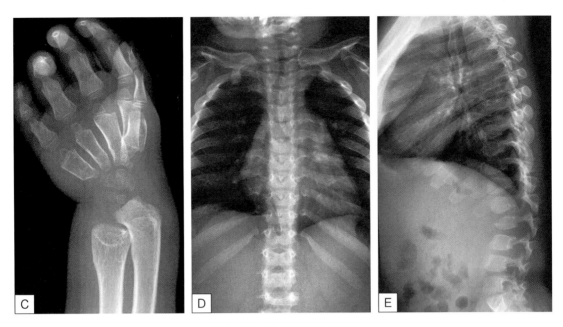

图 5-1-2　黏多糖贮积症 I 型

女性,9 岁,生长发育迟缓,舟状头,身材矮小,关节活动不灵,双上肢不能上举,双手不能伸直,全身多发骨与关节畸形,智力差,腹部膨隆。A. 头颅 X 线侧位示头颅前后径增大,呈舟状头,冠状缝增宽,蝶鞍呈仰卧的"J"形;B. 骨盆 X 线正位示髂骨翼外展,髂骨体变窄,髋臼浅,坐骨竖直,耻骨联合增宽,股骨头骨骺不规则,股骨颈细长、竖直,颈干角增大;C. 右手及腕关节 X 线正侧位示掌骨粗短,掌指骨非骨骺端变细,近、中节指骨略呈弹头样改变,末节指骨变尖并屈曲,腕骨发育落后,尺桡骨远段骨质增粗而弯曲;D、E. 胸部及脊柱 X 线正侧位示后肋呈船桨样逐渐增宽,椎体呈椭圆形,胸腰段椎体前下缘变尖,第二腰椎椎体较小并后突,锁骨内侧增宽

【诊断要点】

①黏多糖贮积症 I 型(mucopolysaccharidosis typeⅠ,MPS Ⅰ),又称 Hurler 综合征,为常染色体隐性遗传病,是由于溶酶体中参与分解黏多糖的酶缺失或功能缺陷而导致其在骨、软骨、神经、皮肤、肝脏、角膜等器官大量沉积,造成发育和/或智力障碍。常表现为面容粗糙、角膜混浊、身材矮小、关节僵硬、肝脾增大、智力落后、心脏瓣膜病、耳鼻喉部病变。MPS Ⅰ又可分为三个亚型即黏多糖的原型 MPS ⅠH(Hurler 综合征)、MPS ⅠS(Scheie 综合征)及 7 大类中的原Ⅴ型(MPS Ⅴ)。其中,MPS ⅠH-S、Hurler-Scheie 综合征的改变介于两者之间;②X 线表现为头颅前后径增大,呈舟状头,冠状缝增宽,蝶鞍呈仰卧的"J"形;③婴幼儿期椎体上下缘呈双凸或椭圆形,齿状突发育不良、短小,可有寰枢关节脱位;胸腰段椎体发育不良,短小、后缩,下缘变尖,并以此为中心后突。肋骨平直变宽,脊柱端变细,呈船桨状;④髂骨翼外展,呈

圆形,可有缺损,髂骨体变窄,髋臼浅,坐骨竖直,闭孔呈卵圆形,耻骨联合增宽,股骨头骨骺不规则或出现延迟,股骨颈细长、竖直,颈干角增大,髋外翻畸形;⑤掌骨粗短,掌指骨非骨骺端变细而骨骺端增宽,呈弹头样改变,末节指骨变尖并屈曲呈爪样,腕骨发育滞后;⑥长管骨变短、变粗,骨小梁不规则,皮质变薄,干骺端增大、不规则,骨骺小、不规则或出现延迟,可引起关节脱位或畸形;⑦头颅 CT 或者 MRI 可发现高压性交通性脑积水导致的脑室增大。

【鉴别诊断】

本病的诊断主要依靠 X 线平片检查及实验室检查,应与其他类型的黏多糖贮积症及先天性骨骺发育异常等疾病鉴别,本病多有智力低下、面丑、角膜混浊、肝大等多系统表现,且尿液生化检查可发现黏多糖含量增加。X 线表现为头颅畸形、蝶鞍呈横置的"J"形,长骨骨干常有塑形障碍。黏多糖贮积症Ⅳ型智力基本正常,头颅、蝶鞍大致正常。胸骨缩短,呈鸡胸畸形,长骨干骺端肥大畸形,并可伴有骨骺坏死样改变。

第二节　黏多糖贮积症Ⅱ型

黏多糖贮积症Ⅱ型见图 5-2-1。

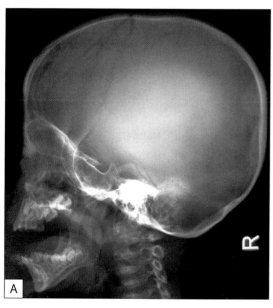
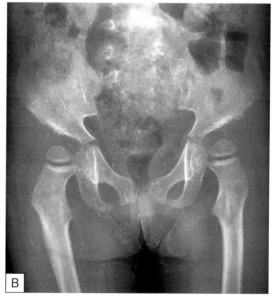

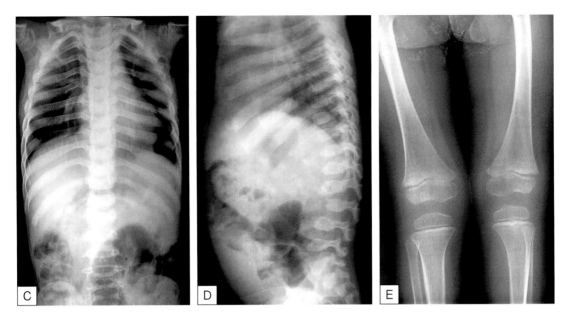

图 5-2-1 黏多糖贮积症Ⅱ型

女性,25 岁,发现脊柱后突,肋缘外翻 2 个月,眼距增宽,听力正常,关节活动不灵,腹部膨隆。A. 头颅 X 线侧位示头颅前后径略增大,冠状缝略增宽,蝶鞍呈仰卧的"J"形;B. 骨盆 X 线正位示髂骨翼略外展,髂骨体稍变窄,髋臼浅,坐骨竖直,耻骨联合增宽,股骨颈长、竖直,颈干角增大;C、D. 胸部及脊柱 X 线正侧位示后肋呈船桨样逐渐增宽,椎体呈椭圆形,胸腰段椎体前下缘变尖,第二腰椎椎体较小并轻度后突;E. 膝关节 X 线正位示骨骺端增宽

【诊断要点】

黏多糖贮积症Ⅱ型(mucopolysaccharidosis type Ⅱ,MPS Ⅱ),又称 Hunter 综合征,为 X 染色体连锁隐性遗传,由艾杜糖醛酸硫酸酯酶缺陷引起,发病于婴儿期,病情进行性加重,多死于呼吸道感染及心力衰竭。表现为:①腰型驼背、关节强直、宽手、胸部畸形、侏儒;②面容粗犷、肝脾肿大;③智力迟钝及耳聋;④尿中出现高浓度黏多糖(硫酸软骨素 B 及硫酸乙酰肝素);⑤血液淋巴细胞及骨髓细胞中出现异染性颗粒。可分为重型与轻型(即 MPS ⅡA 和MPS ⅡB),MPS ⅡA 型无角膜混浊,多于 15 岁前死亡。MPS ⅡB 型智力良好,可生存至 30~50岁。其 X 线表现与 MPS Ⅰ型类似,仅某些表现较轻或进展较缓慢。

【鉴别诊断】

主要同其他类型的黏多糖贮积症鉴别,特别是 Hurler 综合征。Hurler 综合征极少见,出现症状较晚,病情进展缓慢。少有或无角膜混浊,听力多正常。脊柱后突较轻或不明显等,但主要依据尿液生化检查。

第三节　黏多糖贮积症Ⅳ型

黏多糖贮积症Ⅳ型见图 5-3-1。

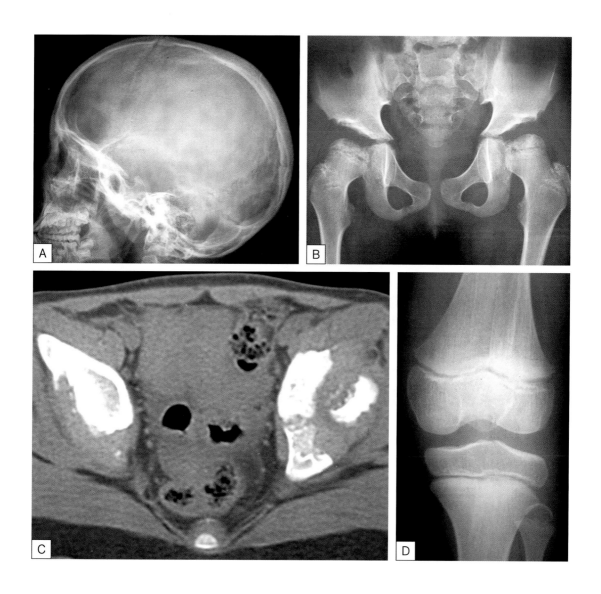

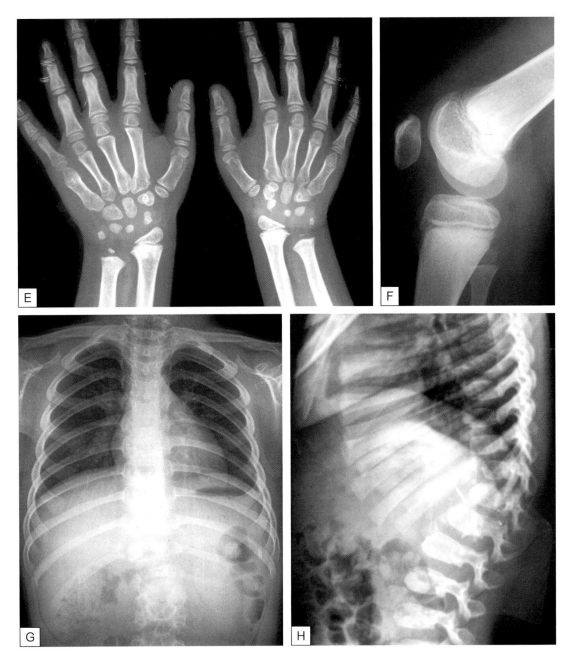

图 5-3-1 黏多糖贮积症Ⅳ型

女性,9岁,6岁开始跛行,之前不明显,走路多时疲劳,无疼痛,此后减少活动,病情无明显进展。智力正常,身材矮小,脊柱后突,膝外翻。A.头颅 X 线侧位示头颅基本正常;B、C.骨盆 X 线正位及 CT 横断面示髂骨翼外展,髂骨体变窄,髋臼浅,坐骨竖直,耻骨联合增宽,股骨头骨骺不规则,股骨颈长、竖直,颈干角增大;D~F.双手 X 线正侧位(E)示掌骨略粗短,掌指骨非骨骺端略变细,近、中节指骨略呈弹头样改变,末节指骨变尖;膝关节正侧位(D、F)示股骨下端和胫骨上端骨骺略扁,干骺端增宽、略外展;G、H.胸部正位及脊柱侧位示肋骨增宽,后肋端变细。椎体呈椭圆形,椎体前缘舌样突起,胸腰段椎体较小并后突

【诊断要点】

①黏多糖贮积症Ⅳ型(mucopolysaccharidosis type Ⅳ, MPS Ⅳ),又称 Morquio 综合征,为常染色体隐性遗传,两性均可发病,男性稍多于女性。Morquio(1929)首先描述了该病,发现其特征为侏儒及严重骨骼畸形,并有骨骼外表现,如角膜混浊、主动脉瓣病变。Pendrini(1963)证明本病尿中有大量硫酸角质素,并将其分类为黏多糖贮积症Ⅳ型。②X 线表现为头颅基本正常,颌骨可突出,下颌骨髁突扁平,牙齿小、不齐而稀疏。③婴幼儿期椎体略呈圆形,其前缘有一小的尖突。随着年龄的增长,椎体前缘呈舌样突起。青春期前后,椎体呈扁平状,边缘不规则,椎间隙正常或增宽。齿状突发育低下、细小或缺如。胸廓前后径增大,纵向高径变小。过早融合的胸骨缩短,前突弯曲,呈鸡胸样前弓。肋骨平直变宽,脊柱端变细。肩胛骨较小,位置升高,肩胛盂浅。锁骨内侧端宽大。④髂骨翼外展,髂骨基底部逐渐缩窄,髋臼浅,坐骨、耻骨短粗。髋外翻或内翻畸形。股骨头骨骺出现早,4~9 岁时变小,并最终消失。股骨干骺端膨大,股骨颈竖直,颈干角增大。⑤掌、指骨粗短,掌、指骨非骨骺端变细而骨骺端增宽,呈弹头样改变,末节指骨变尖并屈曲呈爪样,骨骺化骨中心提前出现,随后变小消失,骺线闭合延迟;⑥膝关节、股骨下端和胫骨上端骨骺扁、小而不规则,干骺端增宽、外展,干骺端可呈平台或山丘样突起,膝关节内翻或外翻。

【鉴别诊断】

主要同其他类型的黏多糖贮积症鉴别,特别是同 Hurler 综合征。具体鉴别同上,但主要依据尿液生化检查。

(陈勇　刘杰　李玉清　丁建平)

第六章 骨与关节创伤

第一节 创伤性骨折

一、颅骨骨折

颅骨骨折见图 6-1-1。

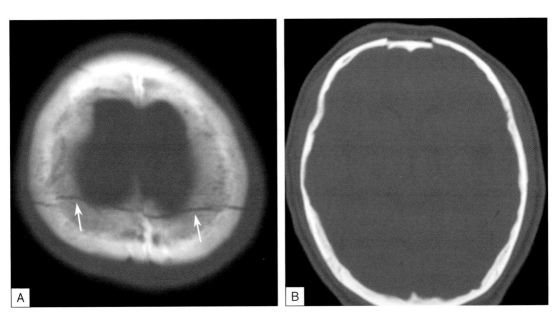

图 6-1-1 颅骨骨折

男性,35岁,头部跌伤。A. CT骨窗横断面示贯穿头部的线性透亮影,边缘清楚、锐利。女性,9岁,额部撞伤,局部凹陷。B. CT骨窗横断面示额骨局部骨质中断,断端凹陷

【诊断要点】

①病变多见于男性,多由直接撞击头部所致,可无症状或伴有昏迷乃至休克;②分型:线性骨折、凹陷性骨折和粉碎性骨折;③X 线平片显示线性骨折为锐利的透亮线;凹陷性骨折常难显示,需切线位投照;粉碎性骨折需行 CT 检查;④CT 骨窗可清晰显示各型骨折及伴随的颅脑损伤。

【鉴别诊断】

(1)颅缝:有一定解剖位置,常呈锯齿状,边缘较钝,多双侧对称;骨折线边缘锐利,宽窄长短不一,方向不定。

(2)血管沟:一般双侧对称,边缘硬化;骨折线边缘锐利,常贯穿内、外板。

二、锁骨骨折

锁骨骨折见图 6-1-2。

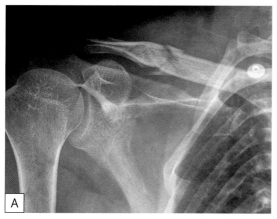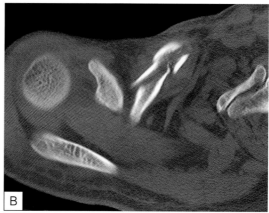

图 6-1-2　右锁骨骨折

男性,41 岁,车祸伤。A. X 线正位示右侧锁骨中远侧粉碎性骨折,见多处不规则骨折线;B. CT 横断面示右锁骨中远侧多处骨皮质不连续,断端稍移位

【诊断要点】

①多由于直接撞击和摔伤造成,发生于成人的锁骨骨折多由车祸所致,发生于新生儿的多由产伤所致;②依据骨折的发生部位分为三型,I 型:发生于锁骨的近(内侧)1/3 处,约占15%;II 型:发生于锁骨的中 1/3 处,约占 80%;III 型:发生于锁骨的远 1/3 处,约占 5%;③骨折断端移位通常表现为近折端抬高,而远折端向内、向下移位;④一般发生于中 1/3 处的锁骨骨折拍摄前后位及向头倾斜 45°斜位像。CT 检查对锁骨骨折的显示优于 X 线检查。

【鉴别诊断】

(1) 肩关节脱位:有外伤史,局部疼痛,方肩畸形。

(2) 胸锁关节脱位:CT 检查可明确诊断。

三、肩胛骨骨折

肩胛骨骨折见图 6-1-3。

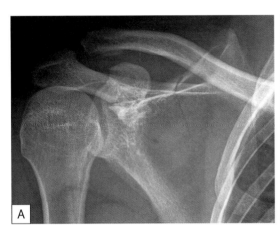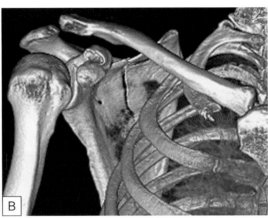

图 6-1-3　右肩胛骨骨折

男性,23 岁,车祸伤。A. X 线正位示右肩胛骨体部纵行骨折线,贯通肩胛冈;B. CT VR 重建示右肩胛骨纵行骨折线

【诊断要点】

①直接或间接暴力外伤所致;②临床主要表现为肩胛骨局部疼痛肿胀,上臂活动受限;③按解剖部位可分为肩胛骨体部骨折、肩胛盂骨折、肩胛颈骨折、肩胛冈骨折、喙突骨折和肩峰骨折,其中肩胛骨体部骨折最多见,可为纵行、斜行和粉碎性骨折;④X 线检查常需行肩胛骨"Y"位片,CT 检查可清晰显示肩胛骨骨折移位。

【鉴别诊断】

肩关节脱位:有外伤史,局部疼痛,方肩畸形。

四、肱骨外科颈骨折

肱骨外科颈骨折见图 6-1-4。

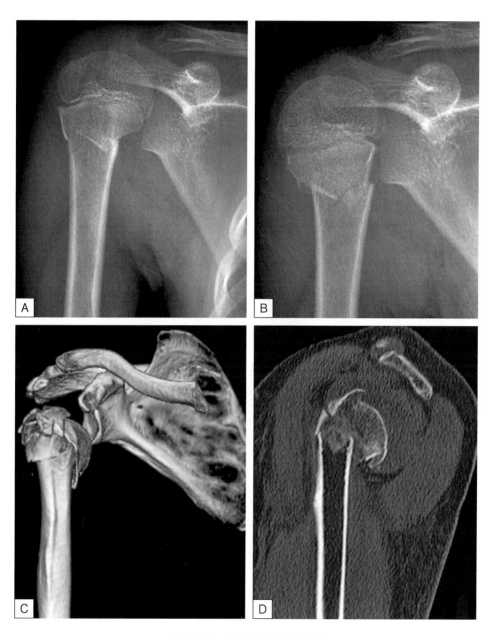

图 6-1-4　右肱骨外科颈骨折

女性,9 岁,右肩部摔伤致肿痛、活动受限 8 小时。A、B. X 线正斜位示右肱骨外科颈不规则骨折线,局部骨皮质不连续,远折段向内侧轻度移位。女性,64 岁,从楼梯上摔下,伤及右臂。C、D. CT VR 重建及矢状面示右肱骨外科颈及肱骨头处粉碎性骨折,见多发骨折碎片,断端成角、移位

【诊断要点】

①临床主要表现为肩部肿胀、压痛、活动上肢骨擦感、肩关节活动受限。②目前常用Neer(1970)分类法:依据肱骨近端四个组成部分(股骨头、肱骨干、大结节、小结节)相互移位程度,即以移位>1cm或成角>45°为标准进行分类。Ⅰ型骨折:一处或多处骨折,但移位<1cm或成角<45°,即无移位或嵌插型骨折,肱骨近端骨折多见;Ⅱ型骨折:有一处骨折移位>1cm或成角>45°,以移位肱骨外科颈骨折多见;Ⅲ型骨折:有两处骨折移位>1cm或成角>45°,包括肱骨头自关节盂内脱位;Ⅳ型骨折:四个解剖结构相互关系均匀明显移位,包括肱骨头脱位游离。③预后不佳,常残留肩关节功能障碍。

【鉴别诊断】

(1)肩关节脱位:有外伤史,局部疼痛,方肩畸形。

(2)肱骨病理性骨折:很小的暴力即造成骨折,有肿瘤或肿瘤样病变史。

五、肱骨远端骨折

肱骨远端骨折见图 6-1-5。

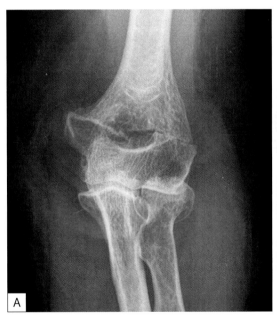
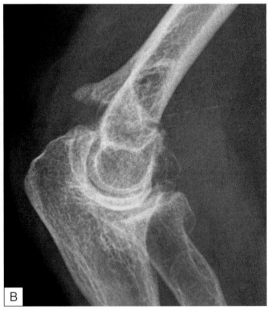

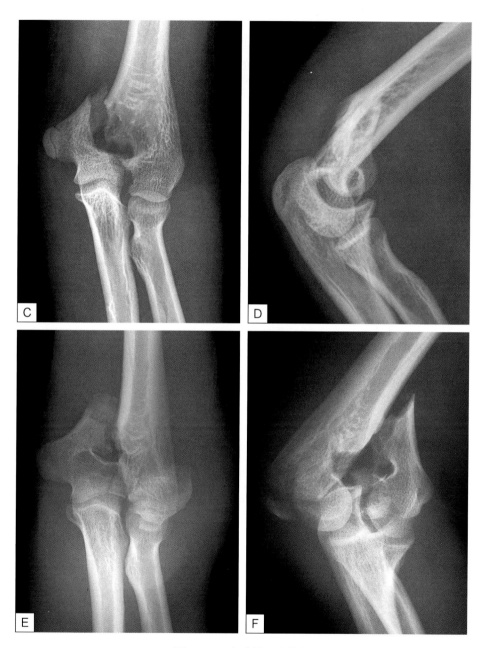

图 6-1-5 左肱骨远端骨折

女性,46 岁,骑自行车摔倒致左上臂外伤,伤处软组织明显肿胀。A、B. X 线正侧位示左侧肱骨髁上不规则骨折线,断端稍移位;诊断为肱骨髁上骨折。男性,31 岁,高处摔下致左上臂外伤。C、D. X 线正侧位示左侧肱骨经内侧髁达关节面的斜行骨折线,断端分离移位;诊断为肱骨内侧髁骨折。男性,20 岁,从树上摔下致左上臂外伤,伤处软组织明显肿胀。E、F. X 线正侧位示左侧肱骨髁间多发骨折线,断端分离移位,诊断为肱骨髁间骨折

【诊断要点】

①病变可见于任何年龄段,均有外伤史;②肱骨远端骨折分为髁上骨折、经髁骨折和髁间骨折,其中髁上骨折为关节外骨折,经髁骨折和髁间骨折为关节内骨折;③X线平片可清楚显示骨折;④CT可清楚显示骨折碎片的移位情况。

六、尺骨鹰嘴骨折

尺骨鹰嘴骨折见图 6-1-6。

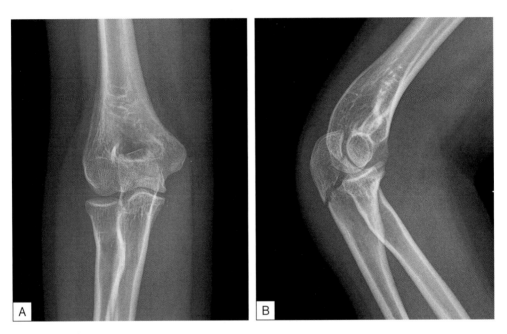

图 6-1-6 右尺骨鹰嘴骨折

女性,45岁,跌倒时右肘伸直着地,右肘关节疼痛肿胀。A. X线正位示骨折线不明显;B. X线侧位示右侧肘关节鹰嘴斜行骨折线,断端分离

【诊断要点】

①病变多见于成年人,均有外伤史;②直接外力时多为粉碎骨折;③X线侧位片可清楚显示骨折;④必要时可行双侧肘关节侧位片进行对照。

七、尺骨冠突骨折

尺骨冠突骨折见图 6-1-7。

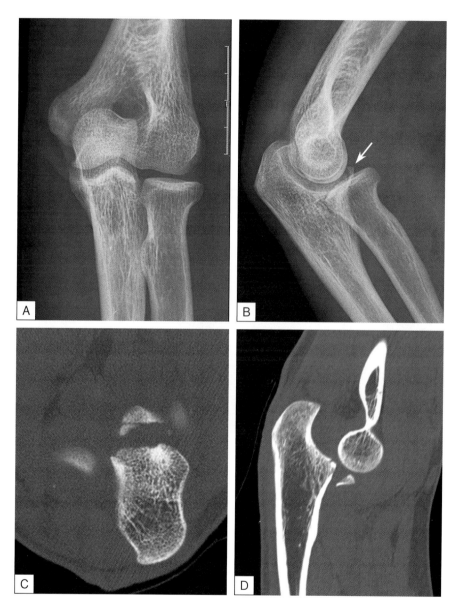

图 6-1-7　尺骨冠突骨折

男性,21岁,踢球时摔倒,左肘关节疼痛,伸屈活动受限。A. X线正位未见明显异常; B. X线侧位示左侧尺骨冠突小片状撕脱骨折(白箭)。男性,28岁,打篮球时跌倒,右肘关节疼痛,伸屈活动受限。C. CT横断面示右侧肘关节内游离骨片;D. CT矢状面示右肘关节脱位,右侧尺骨冠突撕脱骨折,诊断为右肘关节脱位合并尺骨冠突骨折

【诊断要点】

①均有外伤史,肘关节屈伸活动受限;②根据损伤机制可分为两种类型:伸直型,跌倒时肘关节处于伸直位,骨折多靠近尖部,以外侧撕脱为主,骨块较小;屈曲型,跌倒时肘关节处于屈曲位,手掌着地,骨块较大,多合并肘关节脱位或尺骨鹰嘴骨折;③X 线侧位片可清楚显示移位的骨块;④CT 扫描可清楚显示骨折的部位、骨块的大小及移位情况。

八、桡骨小头骨折

桡骨小头骨折见图 6-1-8。

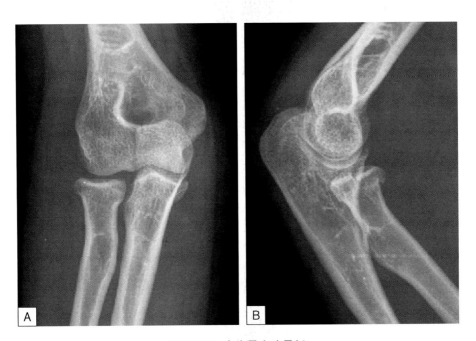

图 6-1-8　右桡骨小头骨折

男性,25 岁,跌倒时右肘关节伸直,手掌着地。A、B. X 线正侧位示右侧桡骨小头前部骨皮质不连续,累及关节面,断端稍移位

【诊断要点】

①病变多见于成年人,均有外伤史,且多为间接外力;②桡骨小头骨折按照 Mason 分类法可分为四型:Ⅰ型,线状骨折,无移位,骨折线可通过桡骨头边缘或呈劈裂状;Ⅱ型,有移位的骨折,有分离的边缘骨折;Ⅲ型,粉碎性骨折,移位或无移位或呈塌陷性骨折;Ⅳ型,伴有肘关节脱位;③X 线平片可清楚显示骨折;④三维 CT 可清楚显示骨折及分型情况。

九、Monteggia 骨折

Monteggia 骨折见图 6-1-9。

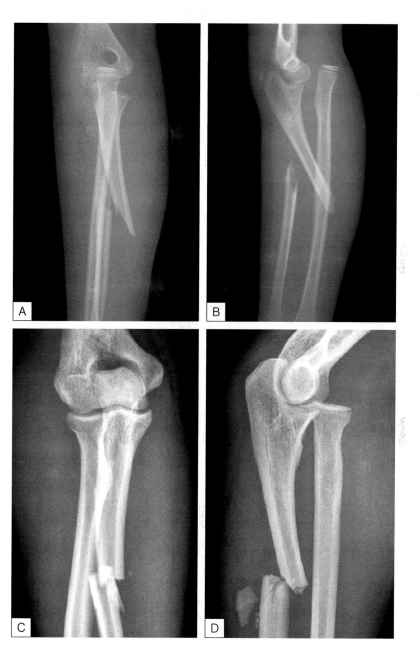

图 6-1-9　Monteggia 骨折

女性,7 岁,高处坠落伤致右上肢疼痛及活动受限 2 小时。A、B. X 线正侧位示右侧尺骨中上 1/3 斜行骨折,桡骨小头向前脱位。男性,20 岁,高处坠落伤致右上肢疼痛、畸形。C、D. X 线正侧位示右侧尺骨中上 1/3 粉碎性骨折,桡骨小头向前脱位

【诊断要点】

①Monteggia 骨折(孟氏骨折)指尺骨中上 1/3 骨折合并桡骨小头脱位;②一种特殊类型的前臂骨折;③Monteggia 骨折有四种类型:Ⅰ型,尺骨近侧 1/3 骨折,骨折向前成角,合并桡骨小头前脱位(最常见);Ⅱ型,尺骨近侧 1/3 骨折,骨折向后成角,合并桡骨小头后脱位;Ⅲ型,尺骨近侧 1/3 骨折,合并桡骨小头向外脱位;Ⅳ型,尺桡骨近侧双骨折伴有桡骨小头前脱位;④X 线正侧位可明确诊断;⑤发生尺骨骨折时,要仔细检查是否伴有桡骨小头脱位。

十、Galeazzi 骨折

Galeazzi 骨折见图 6-1-10。

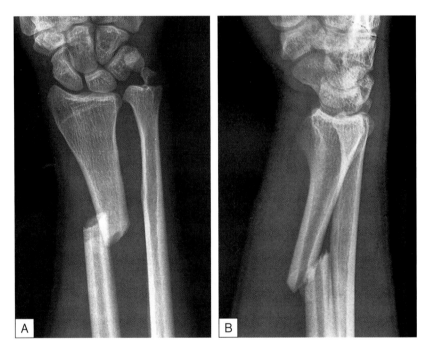

图 6-1-10　Galeazzi 骨折

女性,32 岁,跌伤后右前臂局部疼痛、畸形。A、B. X 线正侧位示右侧桡骨中远 1/3 段骨质不连续,断端移位,伴下尺桡关节间隙增宽,尺骨茎突撕脱骨折

【诊断要点】

①Galeazzi 骨折(盖氏骨折)是指桡骨中下 1/3 骨折,合并下尺桡关节脱位;②病变可发生于各年龄段,前臂疼痛,伴有明显肿胀;③骨折可为横行、短斜及斜行;桡骨短缩移位明显,下尺桡关节脱位明显。

十一、Hutchinson 骨折

Hutchinson 骨折见图 6-1-11。

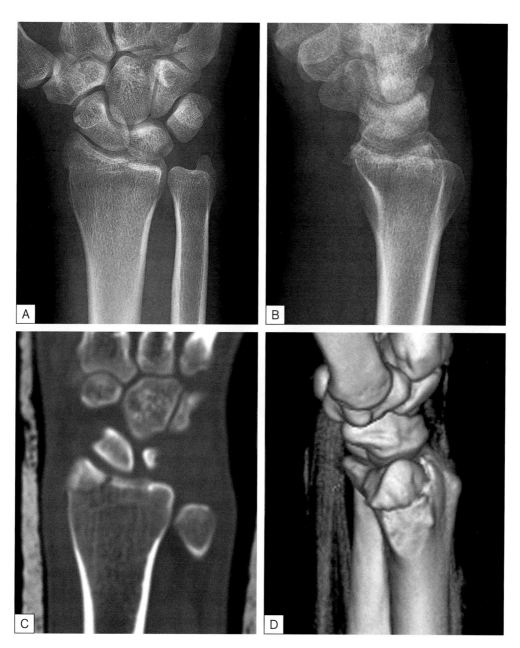

图 6-1-11 Hutchinson 骨折

女性,62 岁,右腕部外伤后局部疼痛、肿胀。A. X 线正位示右桡骨茎突桡侧缘形态不规则,局部骨皮质欠连续;B. X 线侧位示右桡骨远端局部似有游离骨片;C、D. CT 冠状面及 VR 重建示右侧桡骨茎突撕脱骨折

【诊断要点】

①Hutchinson 骨折又称 Chauffeur 骨折(司机骨折),是指桡骨茎突斜行骨折,累及桡腕关节;②此病现在较少见,既往多见于老式汽车发动时,回火现象使摇柄撞击桡骨茎突导致骨折;③根据骨折的形态可分为两类,分别为桡骨茎突的斜行骨折及桡骨茎突的撕脱骨折;④桡骨茎突的撕脱骨折骨折块较小,并向远侧移位。

十二、Colles 骨折

Colles 骨折见图 6-1-12。

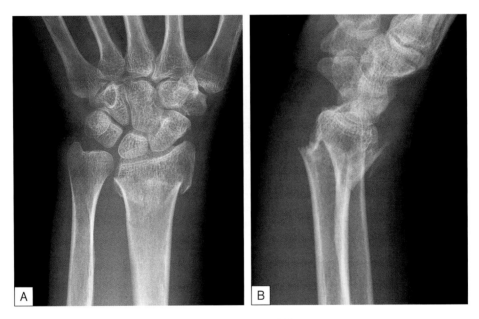

图 6-1-12　Colles 骨折

女性,52 岁,左腕部摔伤后局部疼痛、肿胀,腕部呈"枪刺样"畸形。A. X 线正位示左桡骨远端横行骨折线,局部骨皮质不连续,远断端向桡侧轻度移位;B. X 线侧位示左桡骨远端局部骨皮质不连续,远断端向背侧移位,两断端向掌侧成角

【诊断要点】

①Colles 骨折(柯莱斯骨折)是指桡骨远端距离远端关节面 2.5cm 以内的骨折,远折段向背侧移位,向掌侧成角,伴或不伴尺骨茎突骨折;②50 岁以上多见,腕部疼痛,伴有明显肿胀,典型者可见"银叉样"或"枪刺样"畸形。常见压迫正中神经所致的手指麻木。③横断骨折多见,有时见多条骨折线,呈粉碎性或"T"形骨折,骨折线可累及关节面。

【鉴别诊断】

(1) Smith 骨折:又称反 Colles 骨折,部位相同,远折段向掌侧移位,向背侧成角,合并下尺桡关节脱位,较少见。

(2) Barton 骨折:部位相同,桡骨远端掌侧缘骨折,骨折线斜行通过远端关节面,合并腕关节和下尺桡关节半脱位。

十三、Smith 骨折

Smith 骨折见图 6-1-13。

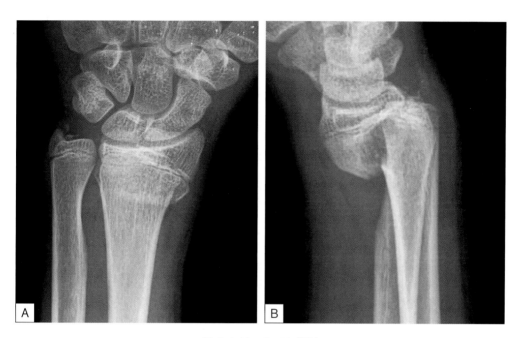

图 6-1-13 Smith 骨折

男性,15 岁,左腕部摔伤后局部疼痛、肿胀,腕部活动受限,呈"工兵铲样"畸形。A. X 线正位示左桡骨远端横行骨折线,局部骨皮质不连续,见下尺桡关节对合关系欠佳;B. X 线侧位示左桡骨远端局部骨皮质不连续,远折端向掌侧移位

【诊断要点】

①Smith 骨折(史密斯骨折)是指桡骨远端骨折,伴有桡骨远端向掌侧移位;②病变发生于桡骨远端距离远端关节面 3cm 以内;③病变多见于中老年男性,临床较 Colles 骨折稍年轻,腕部疼痛,伴有明显肿胀,典型者可见"工兵铲样"畸形;④骨折线可累及关节面,骨折远折段向掌、桡侧移位,向背侧成角。

【鉴别诊断】

(1) Colles 骨折:部位相同,远折段向背侧、桡侧移位,典型者可见"银叉样"或"枪刺样"畸形。

(2) Barton 骨折:部位相同,桡骨远端掌侧缘骨折,骨折线斜行通过远端关节面,合并腕关节和下尺桡关节半脱位。

十四、Barton 骨折

Barton 骨折见图 6-1-14。

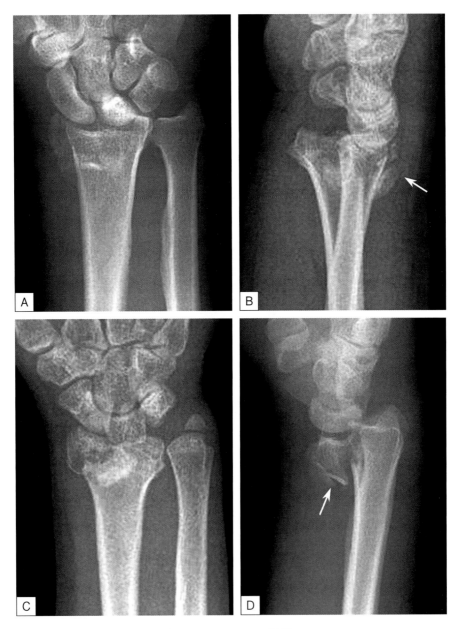

图 6-1-14   Barton 骨折

女性,45 岁,骑摩托车摔伤右腕部,局部疼痛、肿胀,腕部畸形。A、B. X 线正侧位示右侧桡骨远端背侧缘多发骨折线,累及桡骨远端关节面;骨折块(白箭)向背侧移位,腕骨向背侧移位,影像诊断为背侧型 Barton 骨折。女性,40 岁,右腕部摔伤,局部疼痛,腕部畸形。C、D. X 线正侧位示右桡骨远端掌侧缘骨折线,累及桡骨远端关节面,骨折块(白箭)向掌侧移位,腕骨向掌侧移位,诊断为掌侧型 Barton 骨折

【诊断要点】

①桡骨远端冠状面斜向断裂、伴有腕关节半脱位者,称为 Barton 骨折(巴顿骨折);②常发生于交通事故受伤患者,受伤时,腕关节固定,前臂背屈、旋前;③Barton 骨折分为背侧型和掌侧型,背侧型 Barton 骨折为桡骨远端背侧缘骨折,伴有腕骨背侧移位;掌侧型 Barton 骨折为桡骨远端掌侧缘骨折,伴有腕骨掌侧移位;④骨折线自桡骨远端背侧或掌侧纵斜向走行,延伸至桡骨远端关节面,X 线侧位摄片可明确诊断。

【鉴别诊断】

(1) Smith 骨折:又称反 Colles 骨折,部位相同,远折段向掌侧移位,两断端向背侧成角,呈"工兵铲样"畸形。

(2) Colles 骨折:部位相同,远折段向背侧、桡侧移位,典型者可见"银叉样"或"枪刺样"畸形。

十五、腕骨骨折

腕骨骨折见图 6-1-15。

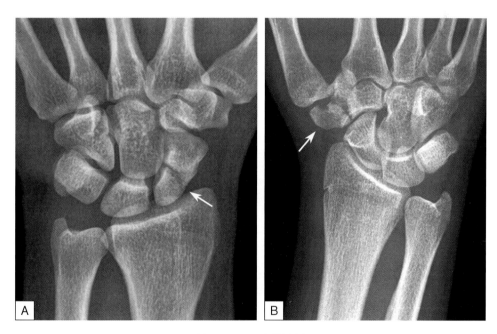

图 6-1-15　腕骨骨折

男性,22 岁,左腕部外伤后局部疼痛。A. X 线正位示左侧腕部手舟骨透亮骨折线(白箭),局部骨皮质不连续,断端无移位,诊断为腕骨骨折(手舟骨)。男性,15 岁,右腕部外伤后局部疼痛。B. X 线斜位示右侧腕部大多角骨透亮骨折线(白箭),局部骨皮质不连续,断端移位,诊断为腕骨骨折(大多角骨)

【诊断要点】

①病变多见于青壮年;②腕部诸腕骨均可发生,手舟骨最多见;③有些腕骨骨折 X 线检查难以显示,常需行 CT 检查明确诊断。

【鉴别诊断】

诊断明确,鉴别诊断无特殊。

十六、掌骨骨折

掌骨骨折见图 6-1-16。

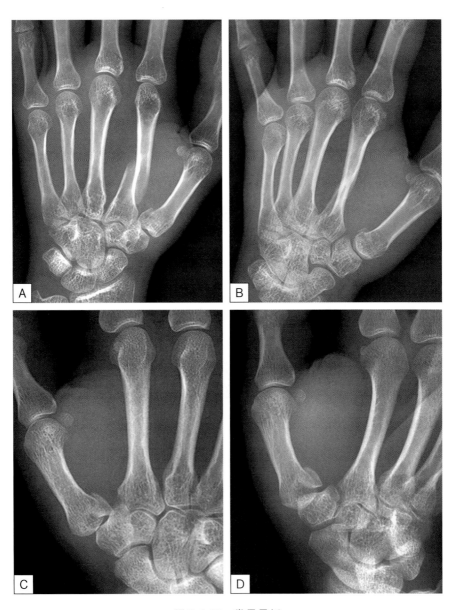

图 6-1-16　掌骨骨折

男性,41 岁,左手外伤后掌部疼痛、肿胀。A. X 线正位示左侧第一掌骨基底部骨折,断端
稍移位;第二掌骨体螺旋形骨折,断端错位明显;B. X 线斜位示左侧第二掌骨体形态不规
则,骨皮质不连续。女性,22 岁,右手外伤后拇指腕掌关节处疼痛、肿胀。C、D. X 线正
斜位示右侧第一掌骨基底部尺侧骨折,腕掌关节半脱位,诊断为掌骨骨折(Bennett 骨折)

【诊断要点】

①病变可见于任何年龄,均有外伤史,掌部疼痛、肿胀;②病变由直接暴力引起者多为横断骨折或粉碎性骨折,由扭转或间接暴力引起者多为斜行或螺旋形骨折;③第一掌骨基底部骨折脱位又叫 Bennett 骨折,表现为第一掌骨基底部掌尺侧骨折伴腕掌关节脱位或半脱位;④X 线检查可明确显示骨折的部位及形态。

十七、骨盆骨折

骨盆骨折见图 6-1-17。

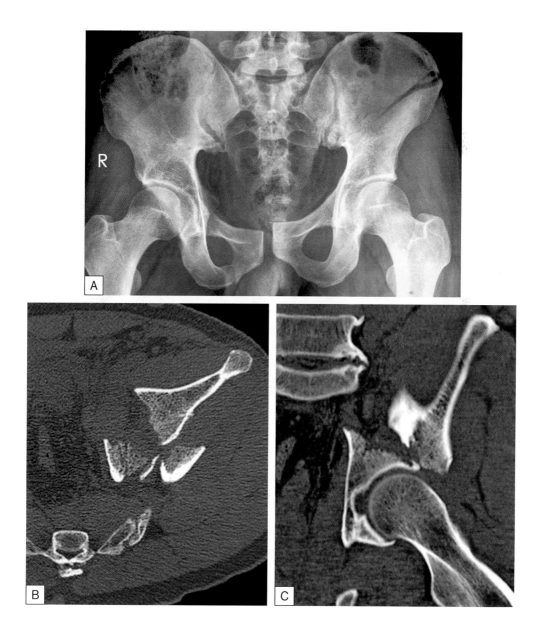

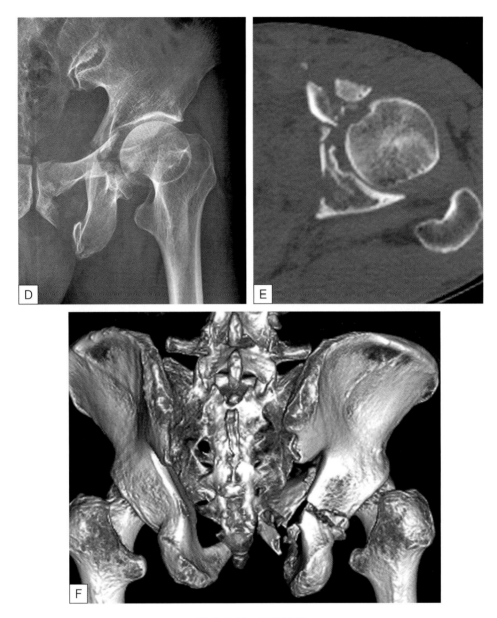

图 6-1-17 骨盆骨折

男性,35 岁,因车祸伤入院。A. X 线正位示左髂骨线状骨折,断端略分离,伴有耻骨联合和双侧骶髂关节分离。男性,45 岁,因车祸伤入院。B. CT 横横断面示左髂骨粉碎性骨折,见多处骨折移位;C. CT 冠状面有助于显示骨盆移位情况。男性,52 岁,自楼梯摔下受伤入院。D. X 线正位示左侧髋臼及左侧坐骨骨皮质不连续;E. CT 横断面示左侧髋臼粉碎性骨折;F. VR 重建有助于显示骨质整体情况及左侧髋关节脱位情况,诊断为髋臼骨折

【诊断要点】

①病变可见于各年龄组,通常继发于交通意外、高处坠落或塌方,多由直接暴力挤压所致;②病变常伴有血管、软组织和内脏损伤;③病变分为骨盆环骨折、骨盆边缘骨折和骨盆撕脱骨折三种类型;④因骨性重叠,X 线平片常不能很好地显示骨折情况;⑤CT 可清楚显示骨

折情况,并能同时显示伴随损伤。

【鉴别诊断】

骨盆撕脱骨折需与骨化中心或骨旁小骨鉴别,撕脱骨折一般边缘较锐利。

十八、股骨颈骨折

股骨颈骨折见图 6-1-18。

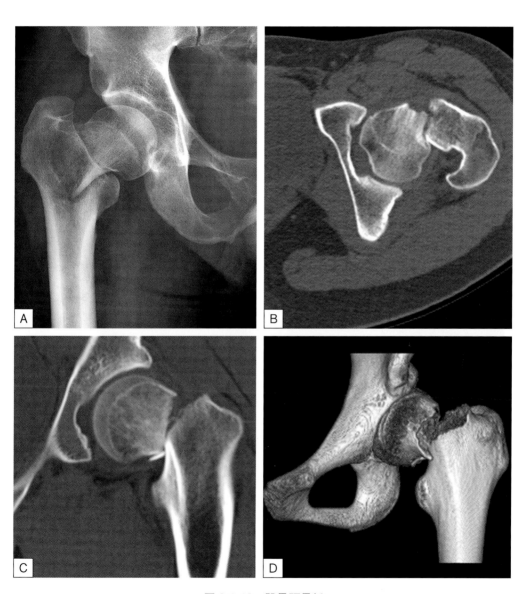

图 6-1-18 股骨颈骨折

男性,62 岁,跌倒后诉右髋部疼痛,不能站立。A. X 线正位示右股骨颈关节囊外骨折,局部骨皮质不连续,断端嵌插,Shenton 线不连续。女性,60 岁,跌倒后不能坐起,诉左髋部疼痛。B、C. CT 横断面和冠状面示左股骨颈骨折,断端分离移位;D. VR 重建示左侧髋内翻

【诊断要点】

①女性略多于男性,60岁以上多见,多为单侧发生,患侧髋关节疼痛、不能负重,典型者患肢短缩、外旋,腹股沟和大转子处压痛;②按照骨折发生解剖部位,可分为关节囊内骨折和关节囊外骨折,关节囊内骨折多易导致股骨头缺血坏死;③X线检查通常示骨盆双侧不对称,骨折侧Shenton线不连续;④X线检查通常可显示骨折线,但轻微骨折常需行CT检查,CT可清楚显示骨皮质和骨小梁中断,三维重组可显示髋部畸形情况;⑤MRI可显示骨折范围及邻近软组织改变,有助于平片阴性、无移位骨折的显示。

【鉴别诊断】

股骨粗隆间骨折又名股骨转子间骨折,发生于股骨颈基底至小粗隆水平之间,临床症状较股骨颈骨折重。

十九、股骨粗隆间骨折

股骨粗隆间骨折见图6-1-19。

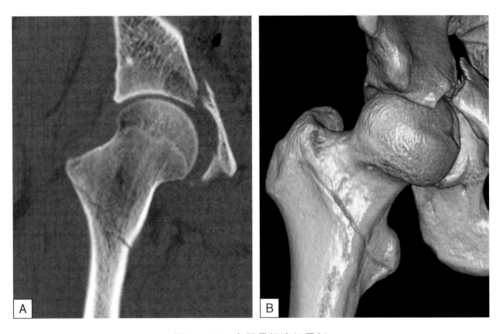

图 6-1-19　右股骨粗隆间骨折

女性,68岁,跌倒后诉右髋部疼痛明显,无法正常行走。A. CT冠状面示右侧股骨粗隆间斜行骨折,断端未见明显分离移位,右侧髋臼骨折,断端轻微移位;B. VR重建可清楚显示髋关节脱位情况

【诊断要点】

①多见于老年人,除部分病例是由于大粗隆部直接着地造成外,多由间接暴力导致;②按照骨折形态,可分为三种类型,I型:稳定型粗隆间骨折,最常见,骨折线由股骨大粗隆斜行向

下达小粗隆,小粗隆可被劈裂呈蝶形骨片,呈现髋内翻畸形;Ⅱ型:不稳定型粗隆间骨折,骨折线由小粗隆斜行向上并向外达大粗隆基部,骨折近折段呈外展外旋位,远折段呈内收、向上移位;Ⅲ型:较稳定横断粗隆间骨折,骨折线由内向外横行通过粗隆间部,愈合后常伴髋内翻畸形;③X线检查通常示髋关节双侧不对称;④X线检查通常可显示骨折线,CT可清楚显示骨皮质和骨小梁中断,三维重组可显示髋部畸形情况。

【鉴别诊断】

股骨颈骨折:典型者患肢短缩、外旋,临床症状较股骨粗隆间骨折轻。

二十、股骨远端骨折

股骨远端骨折见图 6-1-20。

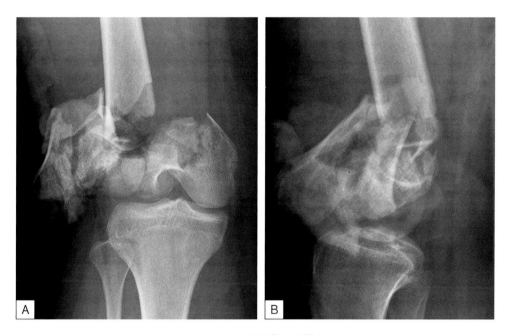

图 6-1-20　右股骨远端骨折

男性,21 岁,车祸伤后右侧膝关节疼痛、肿胀明显,向后成角畸形。A. X线正位示右侧股骨远端骨折,断端移位,周围软组织肿胀明显;B. X线侧位示右侧股骨远端骨折,远侧断端向前移位,近侧断端向后移位明显,周围软组织肿胀明显

【诊断要点】

①青年人多由高能量损伤所致,多见于车祸、机械伤、高处坠落等,老年人多为跌伤导致,大腿远端肿胀、疼痛明显,大腿缩短,向后成角畸形;②发生部位位于股骨远端 1/3;③多伴随动脉及神经的损伤;④X线可清楚显示骨折情况;⑤CT可清楚显示股骨远端骨折及其移位情况,同时可清楚显示周围伴随损伤。

二十一、胫骨平台骨折

胫骨平台骨折见图 6-1-21。

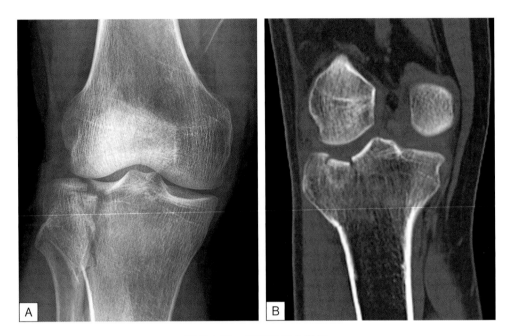

图 6-1-21　右胫骨平台骨折

男性,31 岁,高处跳下后右膝关节疼痛。A. X 线正位示右侧胫骨平台外侧缘纵向骨折线影,局部骨皮质不连续;B. CT 冠状面示右侧胫骨平台外侧局部塌陷骨折

【诊断要点】

①多为高处落下,足着地所致,膝关节肿胀,活动受限;②病变常伴发韧带及半月板、动脉、神经损伤;③X 线可显示骨折线;④CT 可清楚显示胫骨平台的骨折类型及有无移位情况;⑤MRI 可清楚显示骨折伴随的韧带或半月板损伤情况。

二十二、髌骨骨折

髌骨骨折见图 6-1-22。

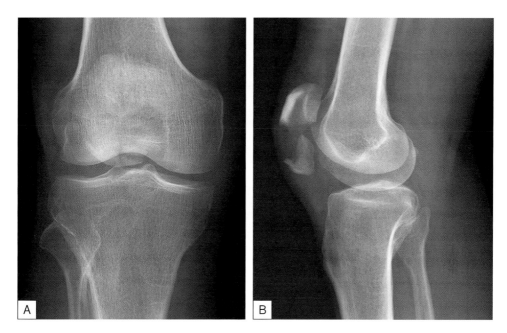

图 6-1-22　右髌骨骨折

男性,28 岁,打篮球时跪地摔倒后右膝关节疼痛、肿胀明显,右膝关节伸直受限。A. X 线正位示骨折线明显;B. X 线侧位示髌骨横断骨折,断端分离,移位明显

【诊断要点】

①多发生于 20~50 岁,多由强大暴力所致;②多伴有髌韧带或股四头肌腱的损伤;③根据骨折形态可分为粉碎性骨折及横断骨折,横断骨折断端多分离;④由于骨质的重叠,X 线正位片骨折线多显示不清;⑤X 线侧位片可清楚显示星形或者横形骨折线影;⑥CT 可清楚显示骨折的形态;⑦MRI 可清楚显示骨折伴随的髌韧带或者股四头肌腱损伤。

二十三、胫腓骨骨折

胫腓骨骨折见图 6-1-23。

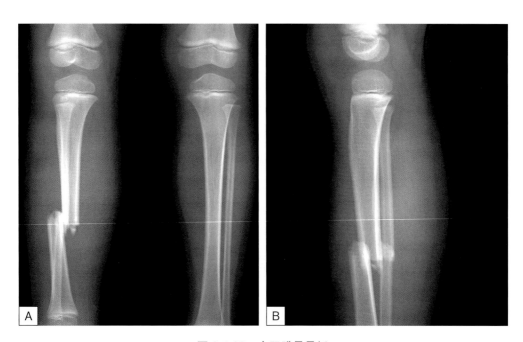

图 6-1-23   右胫腓骨骨折

女性,8 岁,右小腿被车撞伤。A、B. X 线正侧位示右胫腓骨中下 1/3 横行骨折,远折段向外侧、前侧移位明显

【诊断要点】

①多由直接暴力造成,扭伤、滑倒等间接暴力亦可引起;②依发生率,胫骨骨折 > 胫腓骨双骨折 > 腓骨骨折,直接暴力所致者的骨折线多为横断、短斜面或粉碎型;间接暴力所致者的骨折线多为螺旋或长斜面;③胫腓骨双骨折以中、下 1/3 交界处最多见;④X 线可清楚显示骨折、移位情况。

二十四、踝关节骨折

踝关节骨折见图 6-1-24。

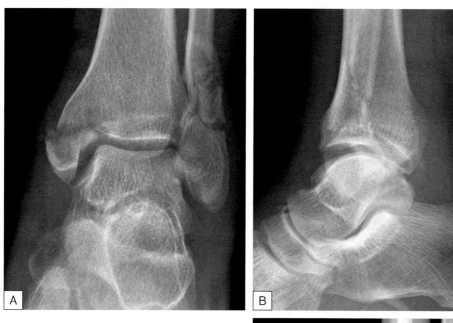

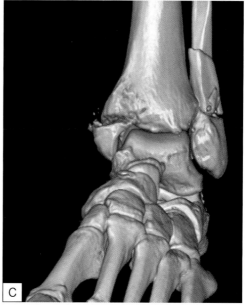

图 6-1-24 左踝关节骨折

女性,50 岁,摔伤后左踝关节疼痛、肿胀。A. X 线正位示左踝关节内踝、外踝均骨折,左侧胫骨远端横断骨折,断端向内侧移位,周围见骨片,左侧腓骨远端粉碎性骨折;B. X 线侧位示左侧腓骨远端骨折线,局部骨皮质不连续;C. VR 重建可清楚显示左踝关节及其组成骨的形态及骨折情况

【诊断要点】

①可发生于各年龄组人群,由间接暴力导致;②根据外力方向及受伤时的姿势可分为四种类型:外旋暴力所致骨折,发生在儿童时,胫骨下端骨骺可分离;外翻暴力所致骨折;内翻暴力所致骨折;纵向暴力所致骨折;③X线正位可清楚显示踝关节组成骨的骨折情况;④由于骨质的重叠,X线侧位显示骨折欠佳,但可显示距骨有无脱位;⑤CT检查可清楚显示骨小梁走行及X线不能显示的微小骨折。

二十五、第五跖骨基底骨折

第五跖骨基底骨折见图 6-1-25。

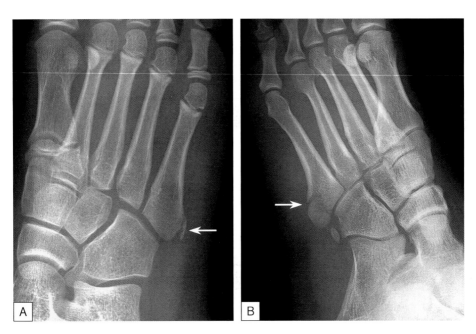

图 6-1-25　左第五跖骨基底骨折

男性,5 岁,正常骨骺。A. 右足部 X 线斜位示右第五跖骨基底外侧片状骨骺(白箭)。男性,20 岁,第五跖骨基底骨折。B. 左足部 X 线斜位示第五跖骨基底部外侧部不规则骨折线,断端稍移位(白箭),周围软组织肿胀

【诊断要点】

①由外伤或运动过度所致,病变处疼痛、肿胀;②第五跖骨基底骨折又称 Jones 骨折,多见于运动员;③X线正位、斜位是临床常用摄片位置,骨折线多与第五跖骨骨干垂直;④儿童怀疑第五跖骨基底骨折,常需加拍对侧对照。

【鉴别诊断】

正常骨骺:儿童第五跖骨基底部骨骺,常表现为纵行透亮线,骨骺边缘一般规则光滑,周围软组织无明显肿胀。

二十六、跟骨骨折

跟骨骨折见图 6-1-26。

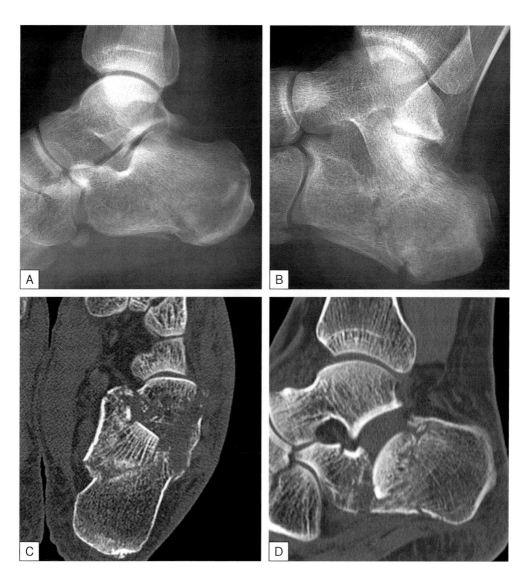

图 6-1-26 左跟骨骨折

男性,30 岁,自高处坠落,左足跟着地。A. X 线侧位示左跟骨底部局部骨皮质不连续,局部见透亮区;B. X 线斜位示左跟骨中下部多条不规则骨折线;C、D. CT 横断面和矢状面示左跟骨多处骨折

【诊断要点】

①多见于中年男性,多为高处坠落,足跟着地所致;②患处疼痛、肿胀,不能负重;③X 线正侧位是临床常用摄片位置,如患者能耐受,X 线轴位拍摄有助于显示骨折;④CT 可清楚显示骨折及移位情况。

二十七、寰椎骨折

寰椎骨折见图 6-1-27。

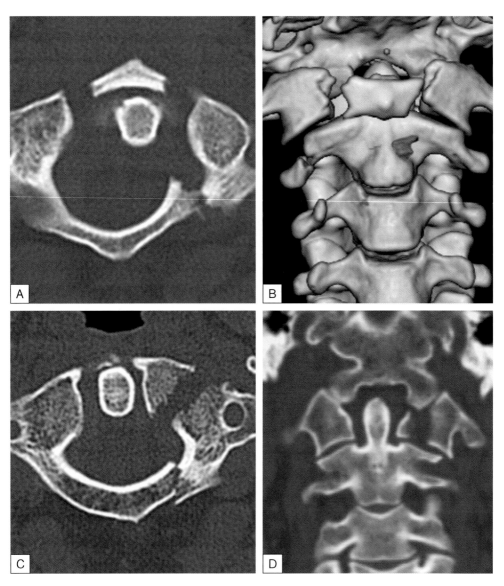

图 6-1-27   寰椎骨折（Jefferson 骨折）

男性，41 岁，在工地施工时不慎被三楼落下砖头砸中头部，颈部疼痛。A、B. CT 横断面及 VR 重建示寰椎右侧前弓及左侧前、后弓局部骨质不连续，断端分离移位。男性，35 岁，跳水时头部撞击池底后颈部疼痛，活动受限。C、D. CT 横断面、冠状面示左侧寰椎侧块及后弓局部骨质不连续，断端分离移位

【诊断要点】

①由枕骨侧块垂直压迫寰椎前、后弓所致，分为 Jefferson 骨折、后弓骨折、前弓骨折、侧块骨折、横突骨折，临床主要表现为颈部僵硬和枕下区域疼痛，严重者可致死亡；②可发生于寰椎前、后弓及侧块；③CT 扫描是显示寰椎骨折的最佳方法，可清晰显示骨折线和侧块移位情况；④MRI 有助于显示伴随的寰椎横韧带和脊髓损伤情况。

二十八、枢椎齿突骨折

枢椎齿突骨折见图 6-1-28。

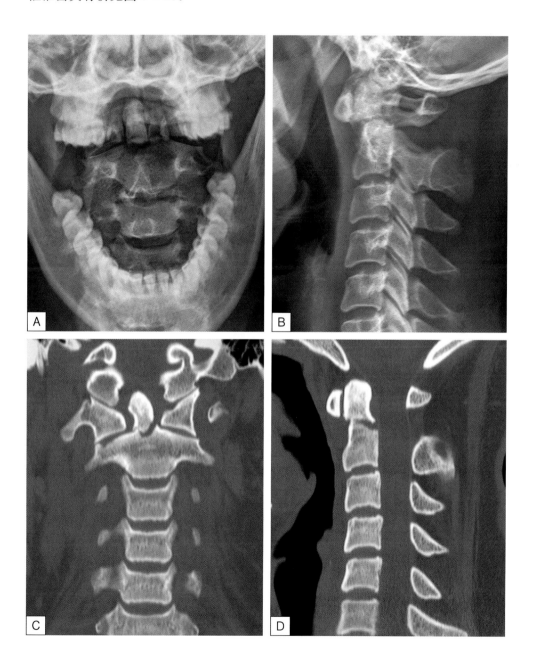

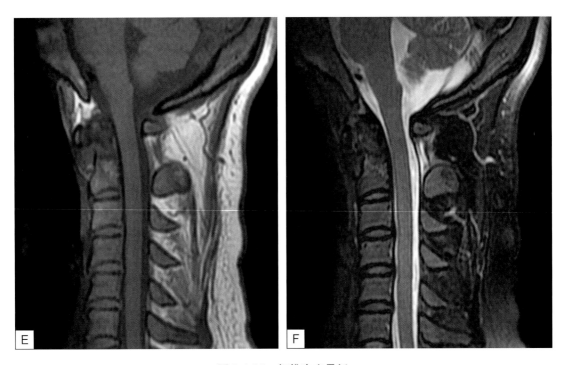

图 6-1-28　枢椎齿突骨折

男性,38 岁,被人击中头颈部后颈部疼痛,活动受限,双手托头来院就诊。A. 颈椎张口位示枢椎齿突骨折线影,局部骨皮质不连续,齿突略向右侧移位;B. X 线侧位示枢椎骨折线影,齿突向前移位;C、D. CT 冠状面、矢状面示枢椎齿突骨折,向右侧移位;E、F. MRI 矢状面 T_1WI、T_2WI FS 示枢椎齿突骨折、向前移位,寰椎后弓随之前移,压迫硬膜囊后缘

【诊断要点】

①病变多为头颈部遭受不同方向外力引起,临床表现为颈部疼痛、局部压痛、活动受限及双手托头被迫体位;②X 线张口位可获得清晰的齿状突骨折图像;③CT 扫描是显示枢椎齿状突骨折的最佳方法,可清晰显示骨折线和骨折块移位情况;④MRI 有助于显示伴随的寰椎横韧带和脊髓损伤情况。

【鉴别诊断】

先天性齿突发育不全:临床症状不明显,齿突断端圆钝。

二十九、Hangman 骨折

Hangman 骨折见图 6-1-29。

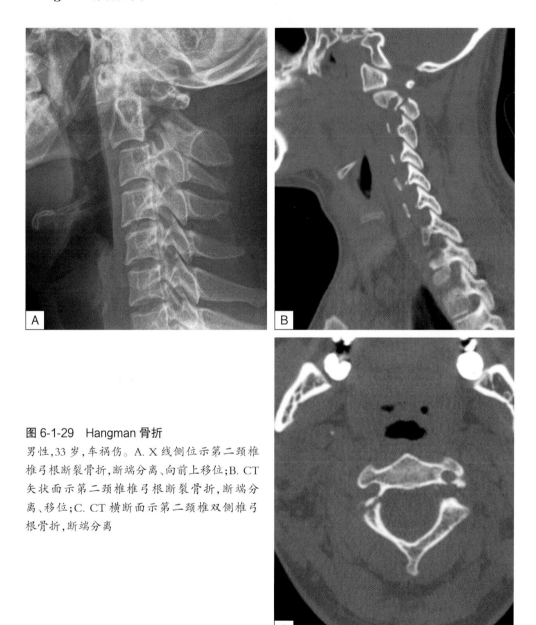

图 6-1-29　Hangman 骨折

男性,33 岁,车祸伤。A. X 线侧位示第二颈椎椎弓根断裂骨折,断端分离、向前上移位;B. CT 矢状面示第二颈椎椎弓根断裂骨折,断端分离、移位;C. CT 横断面示第二颈椎双侧椎弓根骨折,断端分离

【诊断要点】

①多由机动车交通事故、跳水事故、跌倒等暴力所致,属于一种伸展性损伤,临床主要表现为颈部僵硬和枕下区域疼痛;②病变发生于第二颈椎椎弓根,一般双侧椎弓根均可累及;③病变分为三种类型:Ⅰ型,骨折块无成角;Ⅱ型,骨折块向前滑脱 >3mm 并且成角;Ⅲ型,合

并小关节脱位；④X线侧位片可显示第二颈椎椎弓根的骨折及移位情况；⑤CT扫描是显示第二颈椎椎弓根骨折的最佳方法，可清晰显示骨折线和骨块移位、小关节脱位情况；⑥MRI有助于显示伴随的脊髓损伤情况。

三十、脊椎骨折

脊椎骨折见图6-1-30。

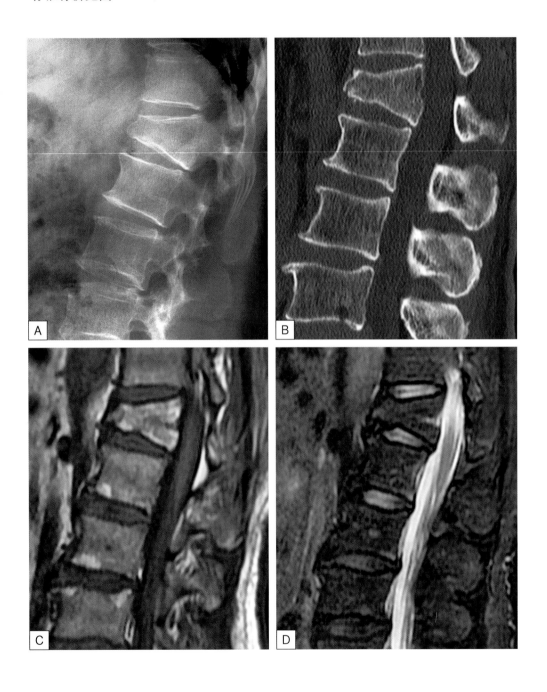

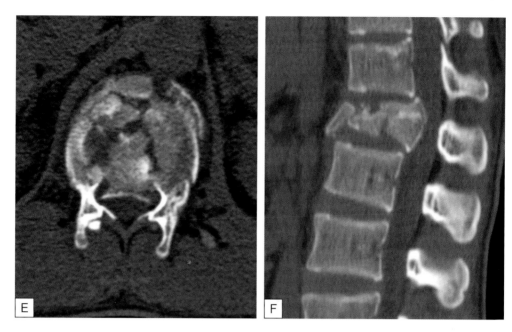

图 6-1-30　脊椎压缩骨折

男性,49 岁,跌倒后臀部着地,腰部疼痛。A. X 线侧位示第十二胸椎椎体前部楔形变;B. CT 矢状面示第十二胸椎椎体前缘楔形变并游离小骨片;C、D. MRI 矢状面 T_1WI、T_2WI FS 示第十二胸椎椎体前部楔形变,椎管未见明显受压。男性,26 岁,自高处坠落后臀部着地,下肢瘫痪。E、F. CT 横断面、矢状面示第一腰椎椎体多发骨质断裂,椎体后缘见骨片向椎管内突出;椎体前后径增大,上下径变小,椎体后缘向后凸,椎管受压明显

【诊断要点】

①病变多见于青壮年男性,多为高处坠落所致,好发于第十一胸椎～第二腰椎椎体;②根据前、中、后柱累及部分不同可分为楔形骨折(前柱压缩,中、后柱正常)、爆裂骨折(前、中柱骨折,后柱正常)、安全带骨折(中、后柱骨折,伴或不伴前柱骨折)和骨折脱位(前、中、后三柱骨折);③X 线可显示椎体变形、骨质中断和椎体移位;④CT 可清楚显示骨质中断情况,评价椎管受压情况;⑤MRI 可显示伴随的脊髓、神经损伤。

【鉴别诊断】

(1) 骨质疏松:通常为多个椎体变扁,椎体可呈楔形变,也可呈椎体上下缘双凹变形,如鱼椎骨状,通常合并全身骨质疏松。

(2) 脊椎结核:椎体上下缘骨质破坏,椎间隙变窄,伴有椎旁脓肿。

三十一、儿童特殊类型骨折

1. 青枝骨折（图 6-1-31）

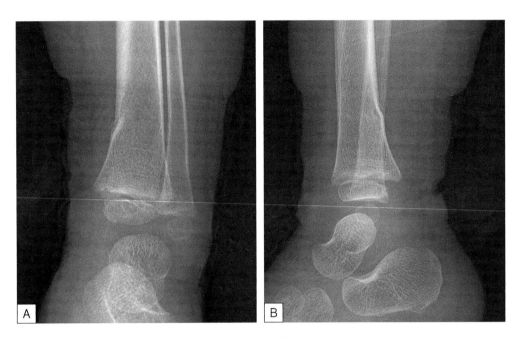

图 6-1-31　青枝骨折

女性,3 岁,从床上摔下,左腿压于身下。A、B. X 线正侧位示左侧胫骨远端骨皮质局部凹陷

【诊断要点】

①病变为儿童特有的骨折类型,多由间接暴力所致;②病变常见于四肢长骨骨干,属于不完全骨折类型;③X 线可清楚显示青枝骨折,表现为骨皮质发生皱褶、凹陷或隆起,但不见确切骨折线;④CT 可清楚显示骨皮质的轻微改变。

2. 骨骺损伤(图 6-1-32~图 6-1-36)

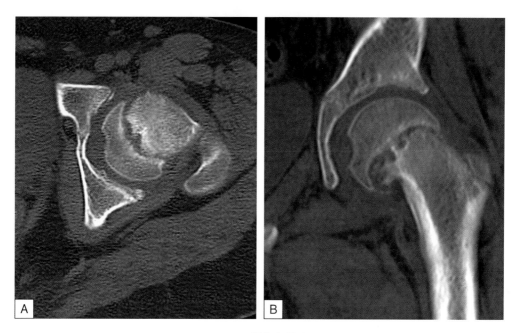

图 6-1-32　骨骺损伤(Ⅰ型)

男性,12岁,从高处落下,左脚落地后不敢负重。A. CT横断面示左股骨头骨骺与干骺端分离,局部移位;B. CT冠状面示左侧股骨头骺板增宽,干骺端不规则

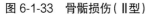

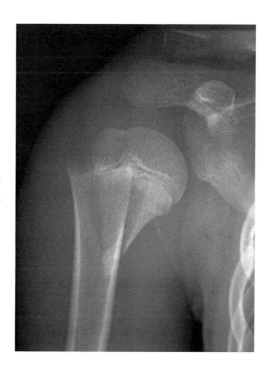

图 6-1-33　骨骺损伤(Ⅱ型)

男性,8岁,车祸伤。右肩关节正位示右肱骨近端骨骺与干骺端分离,骨折线自生长板外侧进入干骺端,干骺端可见一三角形骨块影

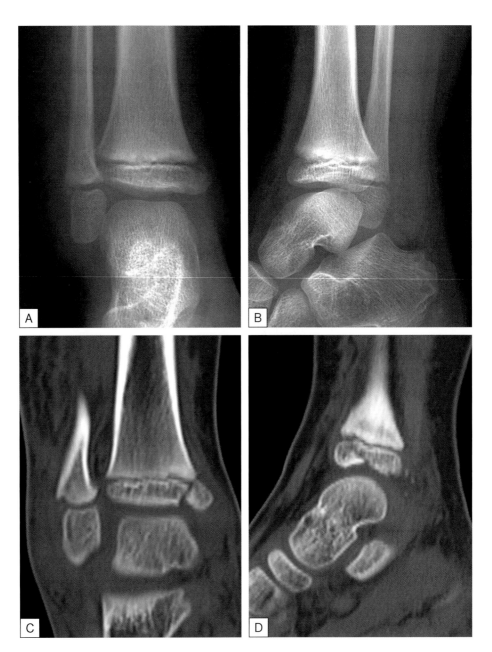

图 6-1-34　骨骺损伤（Ⅲ型）

男性,7 岁,车祸伤。A、B. 右胫腓骨正侧位示右胫骨远端内侧骨骺骨质结构不完整;C、D. CT 冠状面及矢状面示骨折线自关节面通过骨骺达骺板

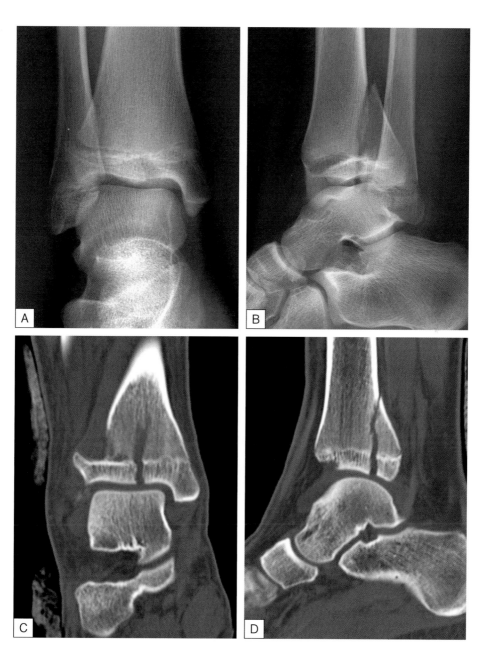

图 6-1-35　骨骺损伤（Ⅳ型）

男性,14 岁,右脚扭伤。A、B. 右胫腓骨正侧位示右胫骨远端通过骨骺、骺板和干骺端的斜行纵向骨折;C、D. CT 冠状面及矢状面示骨折线累及干骺端、骺板与骨骺

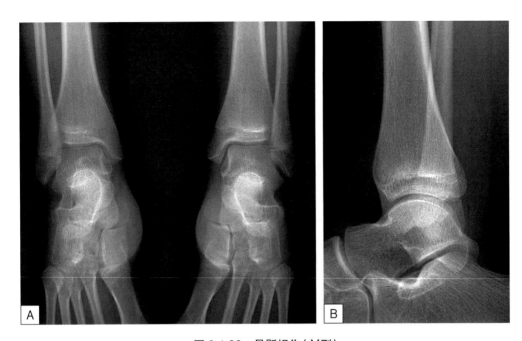

图 6-1-36 骨骺损伤（Ⅴ型）

女性，12 岁，右脚扭伤。A、B. 踝关节正侧位示右胫骨远端骺板塌陷，呈致密影，骺板早闭

【诊断要点】

①骨骺损伤是指涉及骨骼纵向生长机制损伤的总称。包括骺、骺生长板、骺生长板周围环（Ranvier 区）以及与骨骼生长相关的关节软骨及干骺端区的损伤。②病变多见于男性，占儿童期长骨骨折的 6%~15%，青春期为发病高峰，多由间接暴力所致。③按照 Salter-Harris 分类法（1963）分为五型：Ⅰ型，骨骺从干骺端完全分离；Ⅱ型，损伤累及骺板，伴有干骺端骨折；Ⅲ型，损伤累及骺板和骨骺，形成关节内骨折；Ⅳ型，损伤累及骨骺、骺板和干骺端，伴有关节内骨折和干骺端骨折；Ⅴ型，骺板挤压伤；其中Ⅳ型和Ⅴ型损伤最可能造成骨的生长发育停止，引起骨关节畸形生长。1994 年，Rang 补充了Ⅵ型，骺板边缘切削伤导致软骨环（Ranvier 区）缺失，多合并皮肤软组织损伤。④根据骨骺的移位、骺板增宽及临时钙化带变模糊或消失等表现，X 线平片能诊断大多数骨骺损伤。⑤CT 可清楚显示结构重叠的骨骺损伤。⑥MRI 可直接显示骨骺软骨的损伤。

【鉴别诊断】

（1）骨骺缺血坏死：骨骺密度不均，可碎裂成大小不一的碎骨片。

（2）化骨核：较小的化骨核易被误诊为骨骺撕脱骨折，但化骨核常双侧对称，需加照对侧进行对比。

第二节　应力性骨折

一、疲劳骨折

疲劳骨折见图 6-2-1、图 6-2-2。

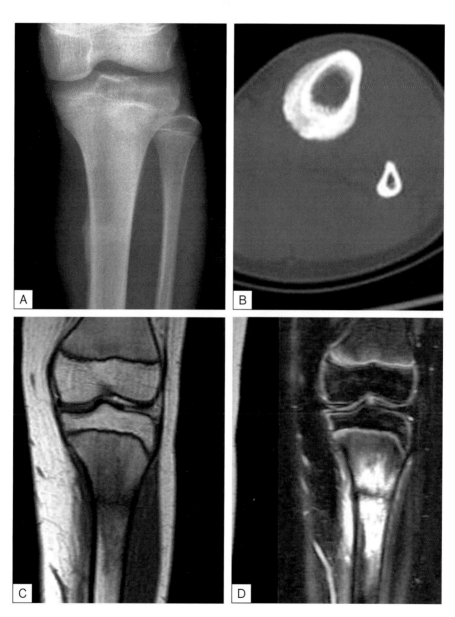

图 6-2-1　疲劳骨折

男性,15 岁,左小腿疼痛 1 个月余。A、B. 左胫骨 X 线正位和 CT 横断面示左胫骨上段不规则骨膜新生骨形成及骨内横行密度增高影;C、D. MRI 冠状面 T_1WI、T_2WI FS 示左胫骨上段见横行不规则线状长 T_1、短 T_2 信号,周围见片状长 T_1、长 T_2 信号,邻近软组织内见片状长 T_1、长 T_2 信号

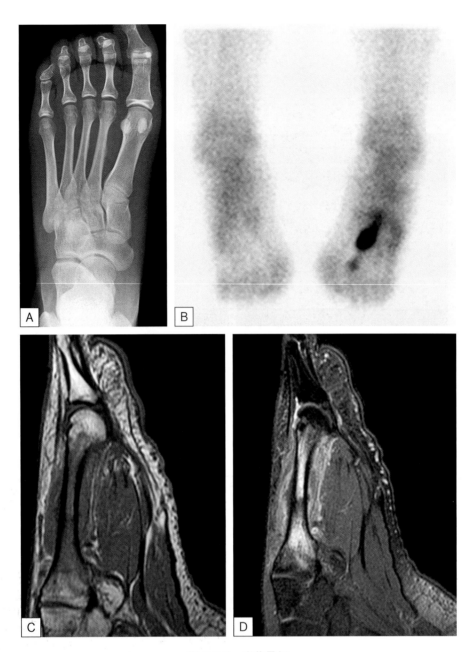

图 6-2-2　疲劳骨折

男性,25 岁,左足部疼痛 1 个月余,有骑自行车史。A.左足正位示左足第二跖骨干内侧骨外膜反应性增生;B.核素骨扫描前后位像示左足第二跖骨干局部明显核素浓聚;C、D.左足矢状面 T_1WI、PDWI FS 示左足第二跖骨干局部骨髓呈不规则横行线样 T_1WI、PDWI 低信号影,邻近骨髓及局部软组织内见低 T_1 高 PD 水肿信号影,局部骨皮质增厚

【诊断要点】

①疲劳骨折是由于肌肉的反复异常应力或扭曲力作用于骨矿含量和弹性抵抗力正常的骨骼所致;②好发于青壮年,多由运动量突然加大引起;③病变好累及胫骨、腓骨、跖骨和跟骨;④发病初期X线检查往往不能发现病变,核素扫描见轻度浓聚,MRI主要表现为骨髓和软组织水肿,骨折线不能单独显示;⑤典型X线表现为发病部位的骨外膜或骨内膜面出现块样或厚层样骨膜反应,骨皮质的皮质侧见局限性反应性骨形成。核素扫描见病变区域边缘清楚的明显浓聚。MRI表现为骨折部位与骨干长轴垂直的不规则线样 T_1WI 及 PD/T_2WI 低信号,邻近骨髓和软组织水肿区呈低 T_1WI 高 PD/T_2WI 信号。

【鉴别诊断】

(1)骨样骨瘤:典型临床表现为夜间痛,口服水杨酸类药物减轻,X线和CT检查表现为透亮的瘤巢周围包绕以反应性硬化区,其范围较广。

(2)Brodie 脓肿:慢性骨髓炎的一种特殊类型,X线和CT检查表现为类圆形骨质破坏区周围包绕以骨质硬化区,范围广泛。

(3)慢性硬化性骨髓炎:X线和CT检查表现以骨质硬化为主,临床表现为局部疼痛,夜间加重。

二、衰竭骨折

衰竭骨折见图 6-2-3、图 6-2-4。

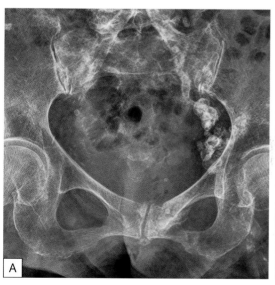
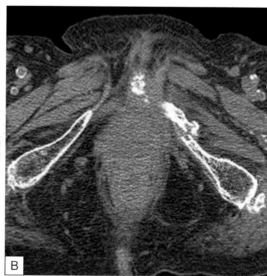

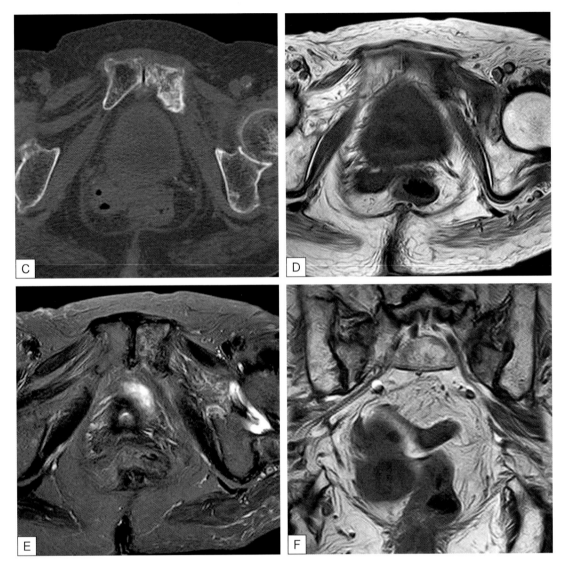

图 6-2-3　衰竭骨折

女性,60 岁,臀部疼痛 3 个月。A. 骨盆正位示骨盆稍变形,左侧耻骨上下支、耻骨联合处不规则变形,密度增高,耻骨下支处可见低密度区,其两侧骨质硬化。骶骨密度不均匀,右侧骶骨可见重叠的密度增高区。盆腔左侧有钙化影集聚;B、C. CT 横断面示左侧耻骨下支及耻骨联合处骨质不连续,且骨密度增加,所见骨质骨密度较低;D、E. MRI 横断面 T_1WI 及 T_2WI FS 示左侧耻骨下支及耻骨联合处长 T_1、长 T_2 骨质信号异常;F. 冠状面 T_1WI 示双侧骶骨翼区的骨髓水肿信号

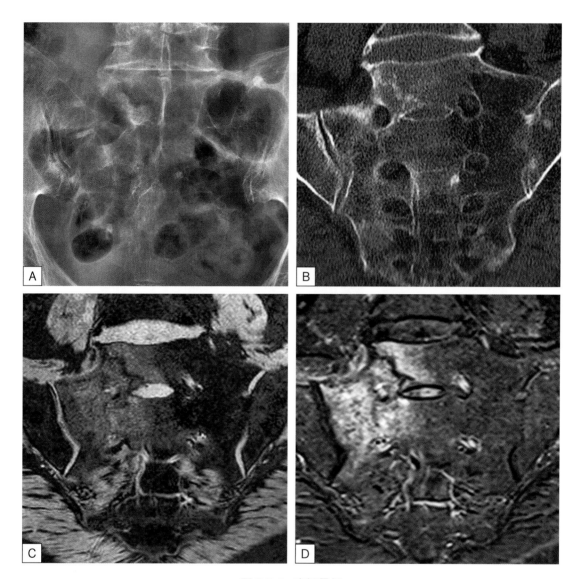

图 6-2-4 衰竭骨折

女性,59 岁,臀部疼痛 2 个月。A. 骶骨 X 线正位未见明显异常;B. CT 冠状面示第一骶椎椎体线样高密度影;C、D. MRI 冠状面 T_2WI、T_2WI FS 示第一骶椎椎体条形低信号,第一至第三椎体右侧片状 T_2 高信号影

【诊断要点】

①衰竭骨折为正常或生理性肌肉活动作用于矿物质减少和弹性抵抗力减弱的骨骼所致;②常见于各种原因所致的骨质疏松患者;③病变好累及骶骨、髂骨、耻骨、坐骨、髋臼、椎体等松质骨;④影像学典型表现为发生于骶骨、椎体等部位松质骨的带状骨硬化。

第三节　病理性骨折

病理性骨折见图 6-3-1~图 6-3-17。

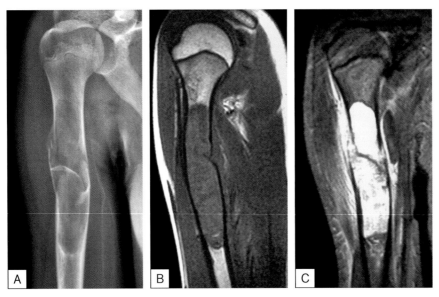

图 6-3-1　病理性骨折（骨囊肿）

男性，11 岁，右肱骨外伤后疼痛。A. 右肱骨 X 线正位示右肱骨中上段骨干透亮区，病变与骨干长轴平行，轻度膨胀，骨皮质变薄，局部骨皮质连续性中断，见"骨片陷落征"；B、C. MRI 矢状面 T_1WI、冠状面 T_2WI FS 示右肱骨上段破坏区呈长 T_1、长 T_2 信号，破坏区局部骨折变形

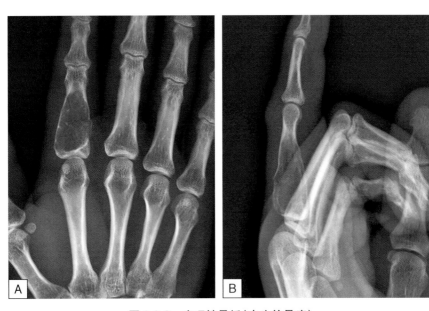

图 6-3-2　病理性骨折（内生软骨瘤）

男性，32 岁，外伤致右手指疼痛、活动受限。A、B. 手指正侧位示第二指近节指骨呈膨胀性改变，内见散在钙化的片状低密度影，可见骨嵴，邻近骨皮质变薄，局部中断

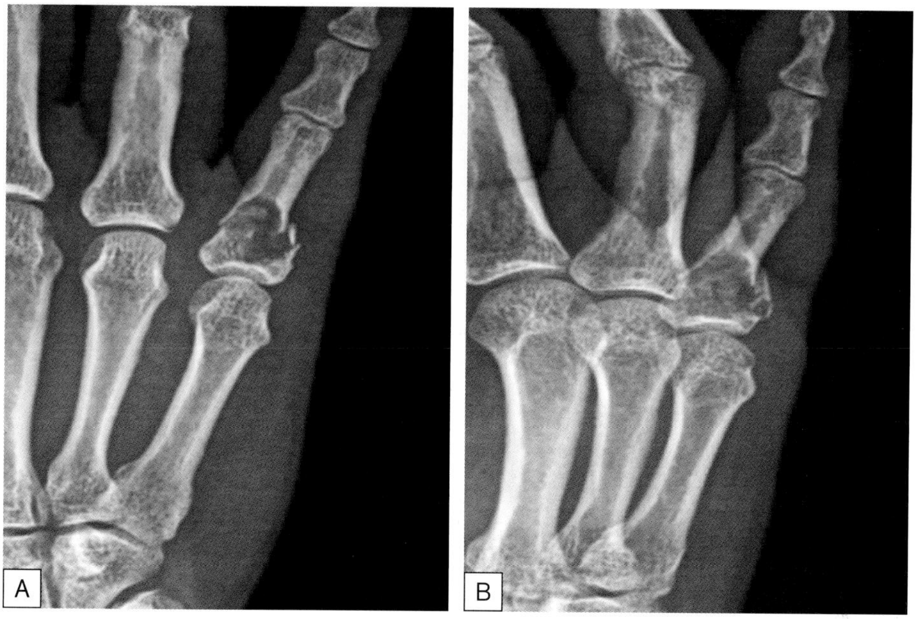

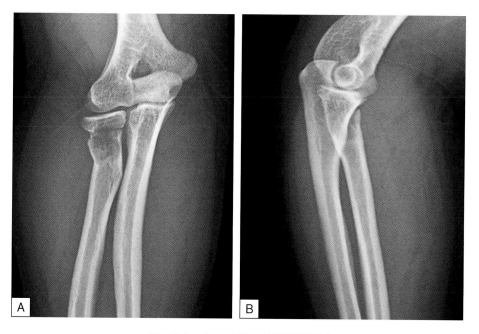

图 6-3-3　病理性骨折(内生软骨瘤)
男性,66 岁,摔倒致右手小指疼痛伴活动受限。A、B. 手正斜位示第五指近节指骨基底部
可见囊状骨密度减低区,内见钙化,边缘骨皮质变薄、断裂

图 6-3-4　病理性骨折(骨巨细胞瘤)
男性,33 岁,暴力致右肘关节肿痛伴活动受限。A、B. 右尺桡骨正侧位示桡骨近端骨质密
度减低,边界尚清,无硬化边,桡骨小头下可见一横行低密度线影

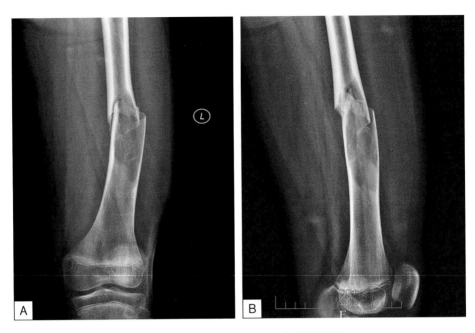

图 6-3-5　病理性骨折（动脉瘤样骨囊肿）

男性,14 岁。A、B. 股骨正侧位示左侧股骨中下段见一类椭圆形膨胀性骨质密度减低区,约 12.3mm×32mm,骨皮质变薄且连续性中断,断端螺旋错位,可见透亮线影,周围未见明显软组织肿块及骨膜反应

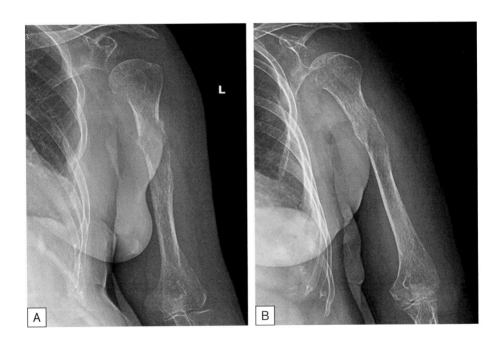

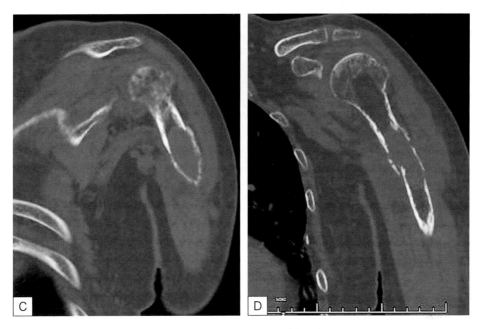

图 6-3-6　病理性骨折（骨转移瘤）

女性，69 岁，左上臂肿痛、活动不利，既往发现甲状腺恶性肿瘤 4 年。A、B. 肱骨正侧位示左股骨上段骨质密度减低，邻近骨皮质变薄，局部中断；C、D. 肱骨 CT 冠状面、矢状面示骨皮质破坏变薄，内缘骨质断裂、错位

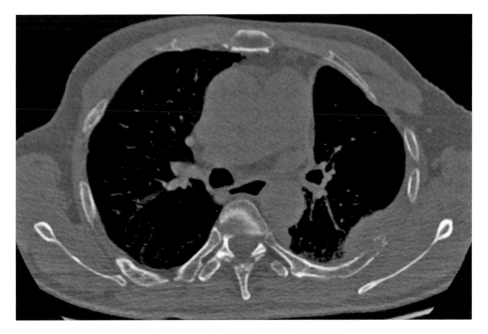

图 6-3-7　病理性骨折（肺癌肋骨转移）

男性，70 岁，肺癌病史。胸部 CT 横断面示左侧第六后肋骨质破坏、密度减低，骨皮质欠连续，周围软组织肿胀

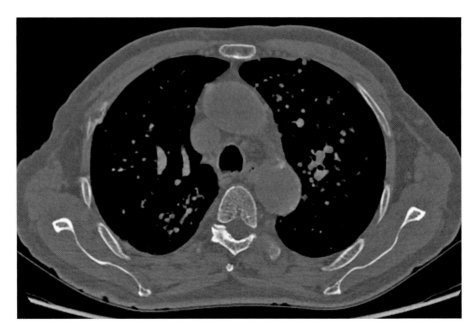

图 6-3-8 病理性骨折（肺癌肋骨转移）

男性,79 岁,肺癌病史。胸部 CT 横断面示右侧第三前肋局部膨胀性骨质破坏、密度减低、骨皮质皱褶

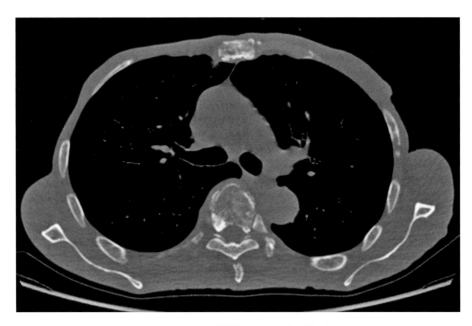

图 6-3-9 病理性骨折（肺癌胸骨转移）

男性,68 岁,肺癌病史。胸部 CT 横断面示胸骨骨质破坏、密度减低,骨皮质欠连续;同时可显示左侧肋骨及胸椎的骨质破坏

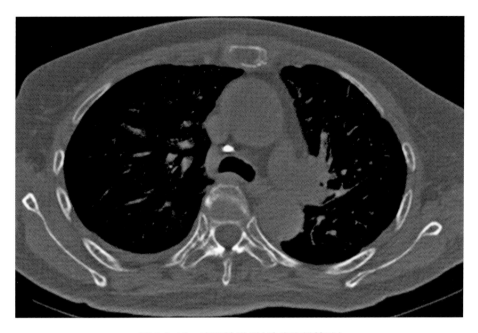

图 6-3-10　病理性骨折（肺癌胸骨转移）

女性,76 岁,肺癌病史。胸部 CT 横断面示胸骨骨质破坏、密度减低,骨皮质欠连续

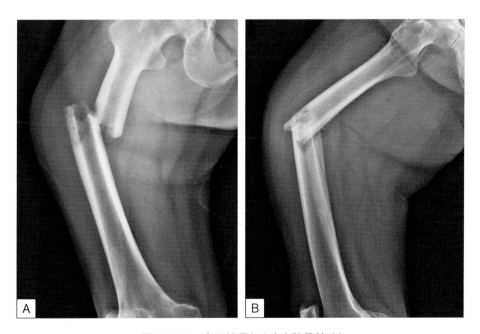

图 6-3-11　病理性骨折（肺癌股骨转移）

女性,70 岁,肺癌病史,腰及右下肢疼痛 2 个月余。A、B.股骨正侧位示右侧股骨中段骨质
密度不均匀减低,边界不清,可见骨皮质中断,断端错位成角,周围软组织影肿胀明显

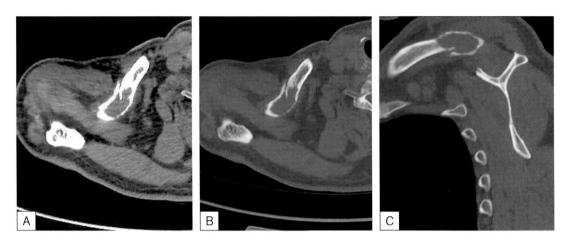

图 6-3-12   病理性骨折（肺癌锁骨转移）

男性,68 岁,肺癌病史,右肩胸部疼痛 3 个月,加重伴活动受限 10 余天。A~C. 锁骨 CT 横断面、矢状面示右侧锁骨溶骨性骨质破坏,前下缘骨皮质断裂、错位重叠

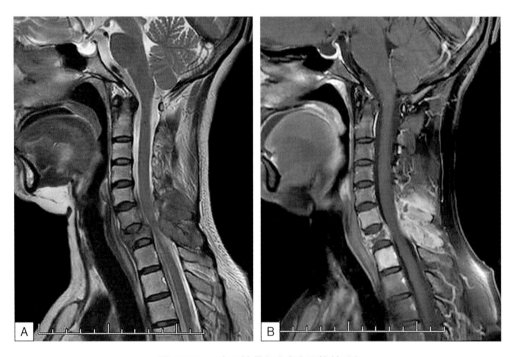

图 6-3-13   病理性骨折（肺癌颈椎转移）

女性,54 岁,肺腺癌伴多发转移病史。A、B. 颈椎 MRI 矢状面 T_2WI、增强 T_1WI 示第七颈椎椎体及第六、第七颈椎附件骨质破坏,信号异常,周围见软组织肿块形成,边界模糊不清,棘突病灶内见小片状坏死区,第七颈椎椎体压缩变扁,骨皮质中断,增强扫描病变明显强化

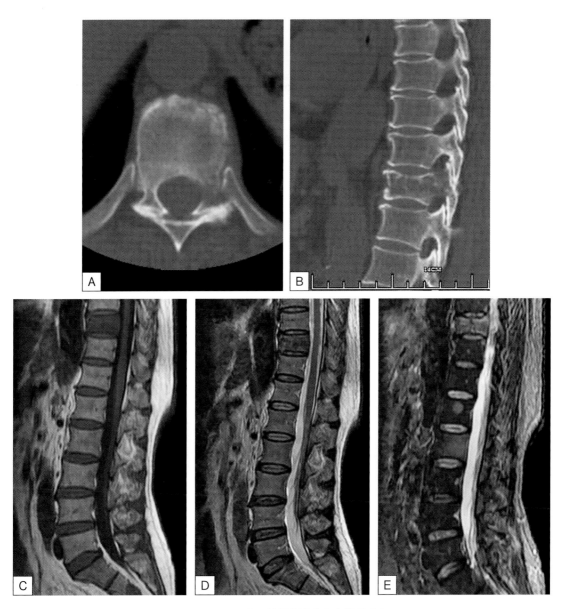

图 6-3-14 病理性骨折（肺癌胸椎转移）

男性，56 岁，肺癌病史，摔伤后腰背疼痛、活动困难伴左下肢疼痛 1 个月。A、B. 腰椎 CT 横断面及矢状面示椎体内片状低密度灶，椎体变扁，前缘骨皮质断裂；C~E. 腰椎 MRI 矢状面示多发椎体及部分附件见结节状、片状 T_1WI 低、T_2WI 高、T_2WI FS 高信号，第十胸椎椎体内 T_1WI、T_2WI FS 见线样更低信号

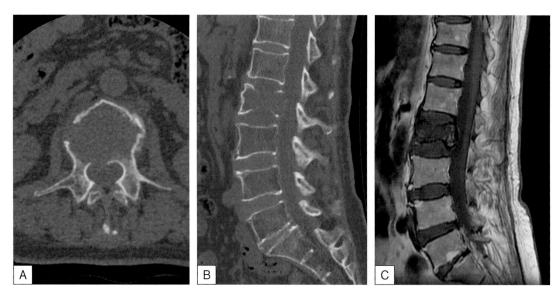

图 6-3-15　病理性骨折（宫颈癌腰椎转移）

女性,58 岁,腰痛 1 年余,宫颈癌病史。A. 腰椎 CT 横断面示第二腰椎椎体溶骨性骨质破坏,骨皮质变薄,局部骨质断裂,左前缘断裂骨皮质旁见骨膜反应影;B. 腰椎 CT 矢状面示第二腰椎椎体高度尚可,骨质溶骨性破坏,椎体后缘向后膨出,骨皮质变薄,可见多处皮质皱褶、中断;C. 腰椎 MRI 矢状面 T_1WI 示第二腰椎椎体变扁、骨质破坏,呈低信号改变

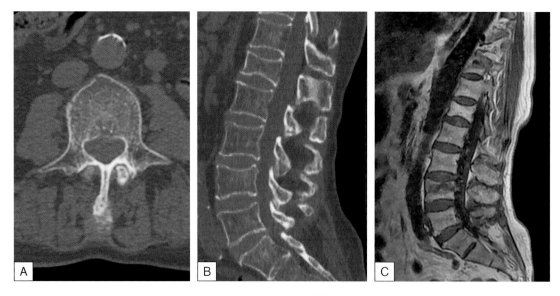

图 6-3-16　病理性骨折（骨质疏松）

女性,74 岁,突发腰背疼痛 1 小时。A、B. 腰椎 CT 横断面及矢状面示腰椎骨质疏松改变,第四腰椎椎体前缘骨质断裂,第一腰椎椎体呈楔形改变;C. 腰椎 MRI 矢状面 T_1WI 示第四腰椎椎体内骨小梁断裂,呈低信号,第一腰椎椎体骨质信号无殊

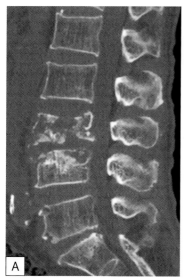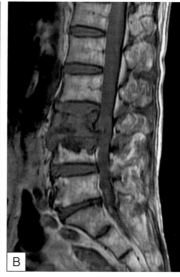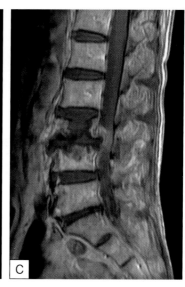

图 6-3-17　病理性骨折（感染）

男性，77 岁，反复腰及双下肢疼痛伴无力 3 个月余，既往肺部结核病史。A. 腰椎 CT 矢状面示第三、第四腰椎椎体骨质破坏、密度不均、局部骨质断裂，第三、第四腰椎椎间隙变窄；B. 腰椎 MRI 矢状面 T_1WI 示第三、第四腰椎椎体变扁、信号不均、低信号骨质破坏为主，骨质多发不连续，周围见低信号软组织肿块局部突向椎管内；C. 腰椎 MRI 矢状面 T_1WI 增强示椎体骨质破坏区及周围软组织肿块可见强化

【诊断要点】

病理性骨折是指由于先前已存在的骨骼病变使其强度减弱，轻微外力、生理性活动或体重改变引起的骨折。常见的疾病有以下几类：①骨代谢障碍性疾病；②良性骨肿瘤、瘤样病变及恶性骨肿瘤，骨巨细胞瘤、孤立性骨囊肿、动脉瘤样骨囊肿、骨肉瘤、软骨肉瘤以及骨转移瘤等；③骨与软骨发育障碍性疾病；④不明原因及异常增生性骨疾病；⑤感染性疾病：慢性骨髓炎。无创伤史却有骨折症状或体征时，提示病理骨折；范围较小的病变伴发的病理骨折，影像学检查常不能区分其为病理骨折还是创伤性骨折；X 线检查显示骨质破坏基础上的骨结构改变和畸形时，可诊断为病理骨折；CT 和 MRI 可以显示基础病变及是否伴随软组织肿块等改变。

【鉴别诊断】

（1）创伤性骨折：有暴力创伤病史，X 线和 CT 检查显示锐利的骨折线，无骨质破坏，MRI 仅显示有断端周围水肿。

（2）疲劳骨折：好发于青壮年，多有运动量突然增大病史，影像学检查显示反应性骨改变，不伴骨质破坏等基础病变。

（3）骨质疏松伴骨折：好发于中老年，女性多见，全身骨多见，以骨密度减低、骨小梁稀疏为主要表现，易引起骨的脆性增加，造成骨折风险，以胸、腰椎病变明显。

第四节　关 节 创 伤

一、颞下颌关节脱位

颞下颌关节脱位见图 6-4-1、图 6-4-2。

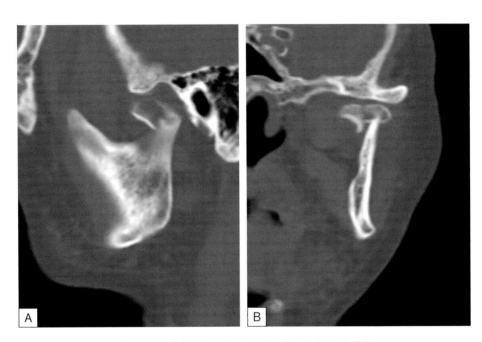

图 6-4-1　左侧颞下颌关节脱位、左侧下颌髁突骨折

男性,22 岁,意外晕倒导致面部外伤,左侧下颌骨髁突骨折伴前脱位。A. CT 矢状面示左侧下颌髁突骨质中断,断端成角错位,髁突移位于关节窝前方;B.冠状面示纵、横向骨折线,髁突向内侧移位

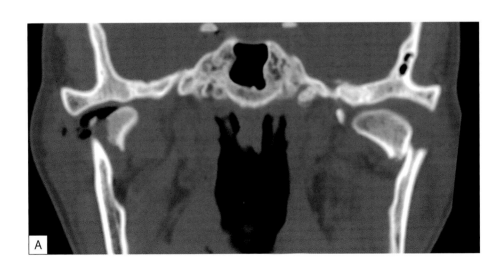

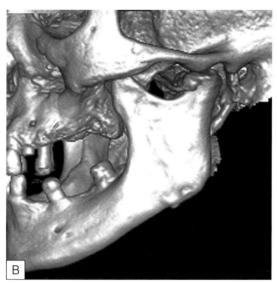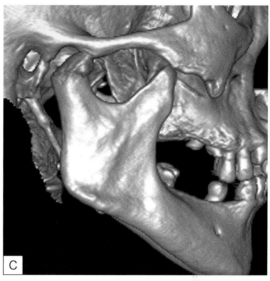

图 6-4-2　双侧颞下颌关节脱位、双侧下颌髁突骨折

女性,88 岁,不慎摔倒后头痛、胸痛 2 小时,短暂昏迷,双侧下颌骨髁突骨折伴脱位。A. CT 冠状面示右侧下颌髁突见纵向骨折线,累及关节面,左侧下颌髁颈见横向骨折线,两侧骨折断端错位分离,向内侧移位;B、C. VR 重建示双侧下颌髁突均移位于关节窝外,向前移位

【诊断要点】

　　颞下颌关节脱位是指下颌骨髁突滑出关节窝以外,超越了关节运动的正常限度,以致不能自行复合到原位。可发生于单侧或双侧。临床上以急性和复发性前脱位较常见。表现为下颌运动异常,患者下颌呈开口状而不能闭合,唾液外流,咀嚼和吞咽均有困难。按性质分为急性脱位、复发性脱位和陈旧性脱位;按部位可分为单侧脱位和双侧脱位;按髁突脱出的方向、位置可分为前方脱位、后方脱位、上方脱位以及侧方脱位。临床以前方脱位最常见,通常见于张口过大。后三者少见,主要见于外力施加于下颌,同时伴有骨折时才会发生。下颌骨是一个整体,两个关节也是作为一个整体,一侧关节内移限制有助于防止另一侧关节向外脱位,因此关节外脱位仅发生于对侧伴有髁状突骨折,须结合 X 线等影像检查确证。X 线和 CT 影像表现下颌髁突位于关节结节前或其他脱离关节窝,闭口位时,髁状突位置固定,不能回到关节凹内,或/和伴有上颌骨髁突骨折。CT 三维重建可以立体观察关节内结构和脱位程度,MRI 可以清楚显示下颌关节盘移位及周围软组织损伤情况。

【鉴别诊断】

（1）单纯下颌骨髁突骨折：有外伤史，可见骨折线，骨折患者中线偏向患侧（单侧），下颌髁突位于关节窝内。

（2）颞下颌关节紊乱综合征：累及颞下颌关节（或）咀嚼肌，具有一些共同的临床相关问题（如疼痛、弹响、张口受限等）的一组疾病总称。前脱位多见，部分可以自行复位。CT 表现为关节面骨质破坏、增生硬化，髁突发育异常等。MRI 检查是诊断颞下颌关节紊乱高度敏感的方法，可以显示下颌关节盘移位情况。

二、脊柱脱位

脊柱脱位见图 6-4-3~图 6-4-5。

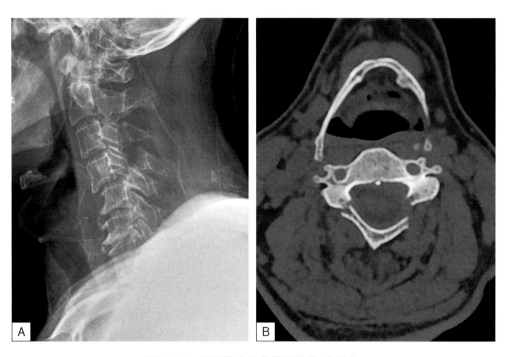

图 6-4-3　下颈椎小关节骨折伴前、半脱位

男性，66 岁，摔倒后撞击到硬物致颈腰痛伴左上肢疼痛麻木，下颈椎骨折伴脱位。A. 颈椎侧位示第四颈椎向前明显移位，前移距离为 1/3~1/2 椎体前后径，脱位椎体下关节突位于下位椎体上关节突前上方，第四颈椎附件可见骨折线影；B. CT 横断面示第四颈椎双侧附件骨质中断，断端分离

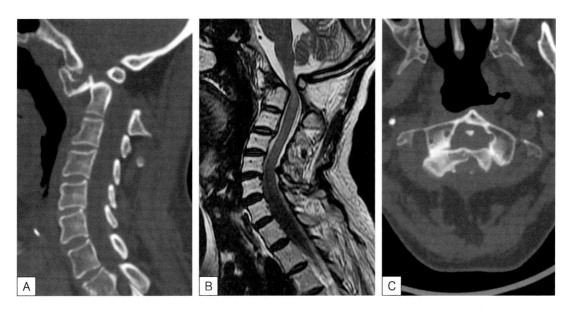

图 6-4-4 上颈椎(枢椎齿状突)陈旧性骨折伴完全性前脱位

女性,64 岁,外伤后颈部疼痛伴四肢麻木、乏力,加重 1 个月余。A. CT 矢状面示枢椎齿状突骨质不连,完全向前移位至椎体前方;B. MRI 矢状面 T_2WI 示头颈交界区水平椎管受压变窄,脊髓内见纵向条片状高信号,考虑脊髓损伤;C. CT 横断面示同一层面同时见到第一、第二颈椎两个椎体影像,且重叠错位

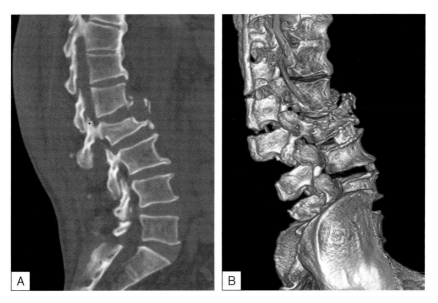

图 6-4-5 腰椎爆裂性骨折伴小关节后脱位

男,63 岁,车祸导致腰背部疼痛活动受限,腰椎骨折伴小关节脱位。A. 腰椎 CT 矢状面示腰椎后缘曲线不连续,第二腰椎椎体压缩成楔形,骨质中断;第二、第三腰椎小关节、棘突间隙增宽,第二腰椎向后方移位;B. VR 重建示第二腰椎椎体压缩呈楔形改变,第二、第三腰椎的棘突间距增大,考虑双侧小关节脱位

【诊断要点】

脊柱创伤脱位往往伴有骨折,通常由于在意外事故中遭到外力重击或受力,导致椎体或小关节发生移位,其中75%可引起神经损伤。发生于胸腰连接处,损伤以脱位为主,累及三柱结构。临床表现局部症状为疼痛、伸屈和旋转受限,多数合并脊髓损伤。X线可以显示骨折线影,侧位片可见上部椎体前移、错位,棘突间距离增宽,椎体排列错乱,但往往因摄影体位受限导致暴露不满意时易漏诊或误诊。CT不仅能清楚显示骨折形态,是否脱位、骨性结构与椎管间的位置关系,而且在三维重建可以准确判断椎体及小关节的脱位程度和椎间孔等形态。MRI显示椎管内脊髓神经、韧带及软组织损伤情况最佳。脊柱脱位分类:①根据发生的部位分为上颈椎、下颈椎、胸椎和腰椎脱位;②根据暴力大小、旋转程度可分为半脱位、全脱位、单侧性及双侧性小关节脱位;③根据病理解剖包括屈曲型(骨折)、伸展型(骨折)、单侧小关节旋转脱位和双侧小关节脱位;④其他根据脱位方向可分为前脱位(屈曲型损伤)和后脱位(过伸位损伤)。其中上颈椎脱位包括寰枕关节脱位、寰枢关节脱位和寰枢关节半脱位。寰枢关节脱位诊断标准主要依据寰椎前弓后缘与齿状突前缘之关节间隙增宽(寰齿间隙增宽),成人 >3mm,儿童 >4mm 即可诊断。此征象是诊断前脱位的主要依据。遇到颈椎外伤怀疑寰枢椎半脱位,重点观察侧位寰齿关节间隙是否增宽以及正位双侧寰枢外侧关节是否对称、关节间隙是否等宽。不能单纯凭枢椎齿状突与寰椎侧块间距不对称(>2mm)作为诊断寰枢椎半脱位的标准。

【鉴别诊断】

(1) 单纯性压缩骨折:有外伤史,X线和CT仅见骨折线,椎体后缘曲线连续,未见椎体及附件移位。

(2) 先天发育畸形:如先天性齿状突发育异常伴继发性寰枢椎半脱位;腰椎椎弓峡部不连伴椎体滑移等,往往齿状突和椎弓峡部骨质中断的边缘硬化,无外伤史。

三、肩关节脱位

肩关节脱位见图 6-4-6、图 6-4-7。

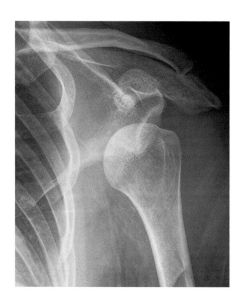

图 6-4-6　左肩关节脱位

男性,20岁,跌倒时左掌着地,肩关节肿胀明显。
X线正位示左侧肱骨头向下移位

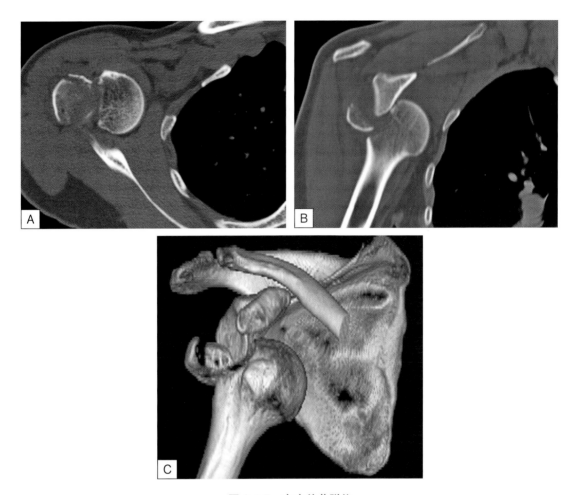

图 6-4-7　右肩关节脱位

男性,25 岁,外伤后右肩肿痛,呈"方肩"畸形。A. CT 横断面示右肱骨向前移位,伴有肱骨后外侧 Hill-Sachs 损伤;B. CT 冠状面示右肱骨向下移位,伴有肱骨后外侧 Hill-Sachs 损伤;C. CT VR 重建示右肱骨向前下移位,肱骨头后外侧 Hill-Sachs 损伤

【诊断要点】

①病变多见于男性,青壮年多见,均有外伤史,肩部肿痛、功能障碍,呈"方肩"畸形;②肩关节脱位分为前脱位和后脱位,以前脱位多见;③肩关节前脱位又分为喙突下、盂下和锁骨下脱位,以喙突下脱位最多见;④前脱位常同时伴有 Hill- Sachs 损伤,为脱位时肱骨头颈交界处后外侧与关节盂下缘撞击所致的骨折;⑤X 线正位片可清楚显示关节脱位;⑥CT 可清楚显示脱位关节各组成骨的关系及伴随骨折。

【鉴别诊断】

肩周炎:一种慢性肩部软组织退行性炎症,无急性创伤史和"方肩"畸形。

四、肩锁关节脱位

肩锁关节脱位见图 6-4-8。

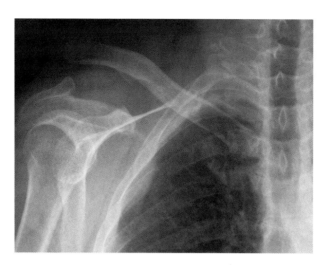

图 6-4-8 右肩锁关节脱位

男性,35 岁,右肩部撞伤,局部明显隆起。X 线正位示右侧
肩锁关节分离,锁骨远端向上移位

【诊断要点】

①病变多见于男性,以 15~40 岁的运动人群多见,均有外伤史,肩部隆起、功能障碍;②依据肩锁关节间隙和喙锁关节间隙,肩锁关节脱位可分为三级:Ⅰ级,肩锁关节间隙轻度增宽,在正常范围内(0.3~0.8cm),喙锁关节间隙正常(1.0~1.3cm);Ⅱ级,肩锁关节间隙增宽,达 1.0~1.5cm,喙锁关节间隙增宽 25%~50%;Ⅲ级,肩锁关节间隙明显增宽,达 1.5cm 以上,喙锁关节间隙增宽达 50% 以上;③X 线诊断除依靠肩锁关节和喙锁关节间隙外,肩锁关节线的连续性也可帮助判断肩锁关节脱位;④MRI 可显示其伴随韧带撕裂的情况。

【鉴别诊断】

肩关节脱位:有外伤史,局部疼痛,呈"方肩"畸形。

五、肩袖撕裂

肩袖撕裂见图 6-4-9。

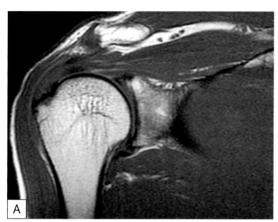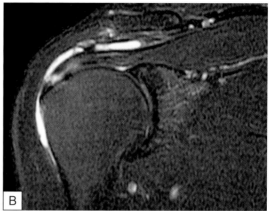

图 6-4-9 右肩袖撕裂

男性,56 岁,右肩关节疼痛、活动受限。A. MRI 冠状面 T_1WI 示右侧冈上肌肌腱增粗,呈中等信号强度;B. MRI 冠状面 T_2WI FS 示右侧冈上肌肌腱增粗,呈稍高信号,见高信号影填充于肌腱撕裂处,伴有肩峰下囊和三角肌下囊积液

【诊断要点】

①肩袖,又称为肌腱袖,是冈上肌、冈下肌、小圆肌和肩胛下肌构成的腱板,围绕肩关节的上方、后方和前方,并与肩关节囊共同对肩关节起稳定作用。肩关节脱位或扭伤,常导致肩袖撕裂。②病变多见于男性,多发生于 40 岁以上,长期从事投掷运动或过顶运动的人群,如网球运动员、粉刷工等。③肩袖撕裂分为部分撕裂和完全撕裂,好发于冈上肌腱;肩袖部分撕裂又分为肌腱关节侧撕裂、内部撕裂和滑囊侧撕裂,以关节侧撕裂最多见。④最常见症状是肩关节疼痛,行撞击试验时疼痛加重。⑤MRI 脂肪抑制 T_2WI 显示肌腱内液体信号是肩袖撕裂的最佳诊断依据。

【鉴别诊断】

(1) 肩袖肌腱炎:肌腱增厚,无连续性中断。

(2) 钙化性肌腱炎:钙化部分在 MRI 所有序列上均呈低信号,结合 X 线平片检查有助于诊断。

六、Bankart 损伤

Bankart 损伤见图 6-4-10。

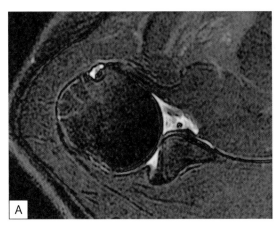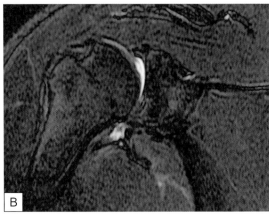

图 6-4-10   Bankart 损伤

男性,26 岁,右肩关节习惯性脱位。A. MRI 横断面 T$_2$WI FS 示右肩关节前下盂唇及前下盂肱韧带撕脱,关节囊积液,右侧肱骨头向前移位;B. MRI 冠状面 T$_2$WI FS 示右侧肩关节前下盂唇撕脱,关节囊积液

【诊断要点】

①Bankart 损伤是指肩关节前下盂肱韧带-盂唇复合体的撕脱性损伤,分为软骨性 Bankart 损伤和骨性 Bankart 损伤,前者仅累及软组织和盂唇纤维软骨,后者同时合并前下骨性关节盂撕脱骨折;②病变多见于男性,多发生于 40 岁以下的青壮年,因肩关节前脱位引起;③MRI 和 MR 关节造影是显示 Bankart 损伤的最佳影像学手段,CT 可以帮助明确是否为骨性 Bankart 损伤;④MRI 表现为低信号的前下盂唇韧带附着处撕裂,周围见高信号液体影。

【鉴别诊断】

(1) SLAP 损伤:肩胛盂上盂唇撕脱。

(2) 肩胛下肌撕裂:多见于 40 岁以上,伴发于肩关节前脱位和后脱位,发生于后脱位者多有/无痉挛性癫痫病史。

七、SLAP 损伤

SLAP 损伤见图 6-4-11。

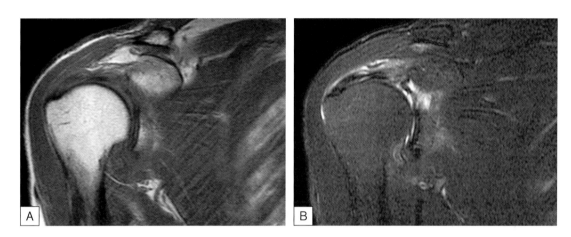

图 6-4-11 SLAP 损伤

男性,59 岁,右肩疼痛。A. MRI 冠状面 T$_1$WI 示右侧肩关节上盂唇形态不规则,上盂唇及邻近肱二头肌长头腱局部呈稍高信号影;B. MRI 冠状面 T$_2$WI FS 示右侧肩关节上盂唇形态不规则,上盂唇及邻近肱二头肌长头腱呈稍高信号

【诊断要点】

①SLAP 损伤(injury of the superior labrum anterior and posterior)是指肩胛盂上盂唇自前向后的撕脱,共分为 9 型,其中第Ⅱ型最多见,伴有肱二头肌长头腱附着处损伤;②病变多见于男性,多发生于青年,其中Ⅰ型(退变)见于老年人;③MRI 和 MR 关节造影是显示 SLAP 损伤的最佳影像学手段;④特征性 MRI 表现为肩关节上盂唇伴/不伴肱二头肌长头腱形态不规则,T$_2$WI 呈稍高信号。

【鉴别诊断】

(1) Bankart 损伤:肩胛盂前下盂唇撕脱。

(2) 冈上肌肌腱病变:冈上肌肌腱增粗、水肿或撕裂。

八、肘关节脱位

肘关节脱位见图 6-4-12。

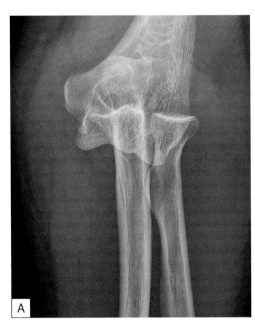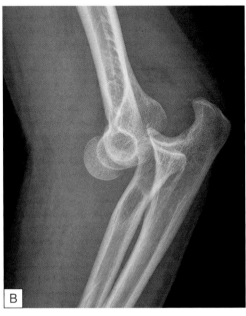

图 6-4-12　左肘关节脱位

男性,26 岁,外伤后肘部肿胀,关节畸形。A. X 线正位示左尺桡骨上端和肱骨下段重叠,关节间隙消失;B. X 线侧位示左侧桡骨头和尺骨鹰嘴向后移位,关节失去正常对位关系

【诊断要点】

①病变多见于青壮年,多由暴力所致;②分为前脱位、后脱位和侧方脱位,其中后脱位最常见;③X 线示肘关节失去正常关系,桡骨头和尺骨鹰嘴向前、后或侧方移位;④CT 可清楚显示关节脱位组成诸骨的关系,同时可清楚显示伴随的尺骨鹰嘴和桡骨头骨折。

【鉴别诊断】

肱骨髁上骨折:好发于 10 岁左右儿童,肘后三角关系正常。

九、腕骨脱位

腕骨脱位见图 6-4-13、图 6-4-14。

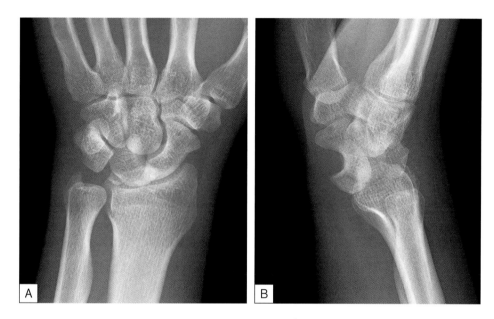

图 6-4-13　左月骨脱位

女性，52 岁，左腕部摔伤后局部疼痛、肿胀，腕部活动受限。A. X 线正位示左侧腕部诸腕骨排列紊乱，左侧头状骨与月骨部分重叠，头月关节间隙变窄；B. X 线侧位示诸腕骨排列紊乱，月骨向掌侧移位

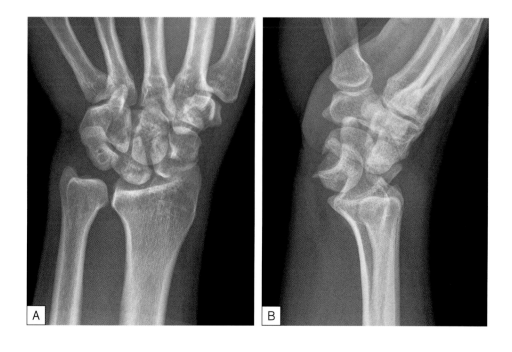

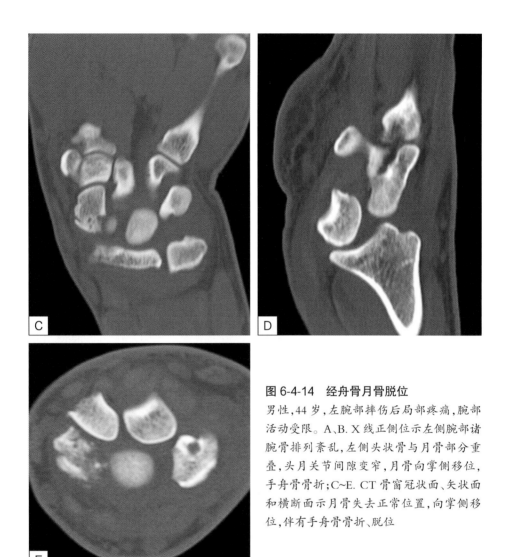

图 6-4-14　经舟骨月骨脱位
男性,44 岁,左腕部摔伤后局部疼痛,腕部
活动受限。A、B. X 线正侧位示左侧腕部诸
腕骨排列紊乱,左侧头状骨与月骨部分重
叠,头月关节间隙变窄,月骨向掌侧移位,
手舟骨骨折;C~E. CT 骨窗冠状面、矢状面
和横断面示月骨失去正常位置,向掌侧移
位,伴有手舟骨骨折、脱位

【诊断要点】

①有手掌部外伤史,多为月骨脱位或月骨周围腕骨损伤,腕部疼痛、肿胀、变短、活动受限,可伴有正中神经卡压;②X 线正位片显示月骨旋转,并与头状骨重叠,头月关节、桡月关节间隙消失;③典型者于 X 线侧位片可见月骨向掌侧移位。

十、三角纤维软骨复合体损伤

三角纤维软骨复合体损伤见图 6-4-15。

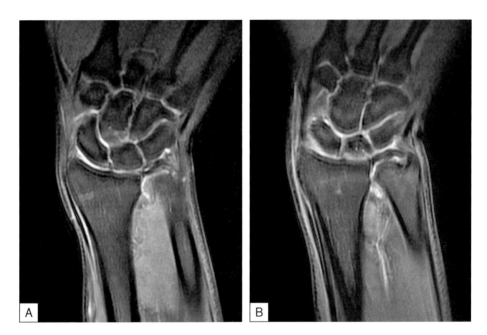

图 6-4-15　三角纤维软骨复合体损伤

男性,20 岁,长期训练病史,腕部疼痛。A、B. 腕关节 MRI 冠状面 PDWI 示固有三角纤维
软骨及尺三角韧带内见小片状高信号影,周围关节间隙内少量积液

【诊断要点】

三角纤维软骨复合体(triangular fibrocartilage complex,TFCC)损伤的常见病因是创伤和退变,临床常表现为腕关节尺侧疼痛,患者可出现局部肿胀、关节活动受限,尺腕应力试验阳性。根据 Palmer 分类分为 I 类(创伤性)和 II 类(退变性),MRI 检查是显示 TFCC 损伤的最佳影像学手段,表现为固有三角纤维软骨和/或周围韧带形态或信号的改变、周围脂肪或骨质的信号改变、关节积液等。

【鉴别诊断】

(1) 尺腕撞击综合征:尺骨征阳性,尺骨、月骨或三角骨骨质密度改变。

(2) 尺骨远端骨折:明确的骨折征象。

十一、腕掌关节脱位

腕掌关节脱位见图 6-4-16。

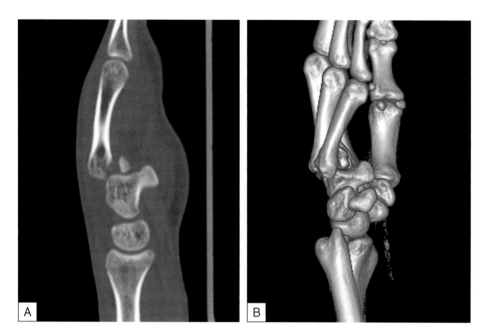

图 6-4-16　右手第五腕掌关节脱位

男性,19岁,右手外伤后疼痛。A. CT 矢状面示第五掌骨向背侧移位,掌骨基底部骨质撕脱;
B. VR 重建示第五掌骨基底部向背侧移位,脱离钩骨关节面

【诊断要点】

原因有特发性、创伤性、先天性全身韧带松弛、代谢类疾病等,临床多表现为疼痛,捏力及提力减弱。影像表现为腕掌关节失去正常的"锯齿形"或"M形";腕掌关节间隙增宽或变窄;掌骨移位(通常向背侧);掌骨基底部及邻近腕骨骨折;广泛的软组织肿胀。

【鉴别诊断】

腕关节脱位:常见的腕关节脱位包括月骨脱位、经茎突和手舟骨的月骨脱位、月骨周围脱位、经舟骨月骨周围脱位、经茎突和手舟骨的月骨周围脱位、三角骨月骨周围脱位、手舟骨脱位。CT 三维重建 MPR、VR 重建可以很好地用于鉴别二者。

十二、髋关节脱位

髋关节脱位见图 6-4-17。

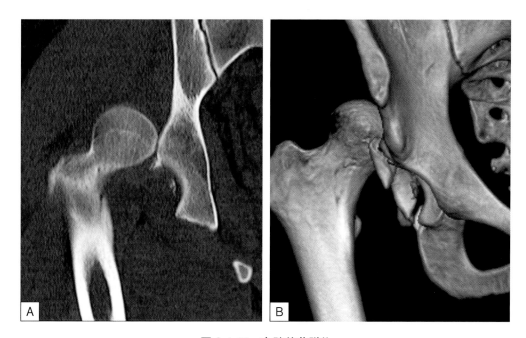

图 6-4-17　右髋关节脱位

男性,30 岁,车祸伤后右腿屈曲、内收、内旋。A. CT 冠状面示右股骨头向外上方脱位;B. CT VR 重建示右股骨头向后、外、上脱位

【诊断要点】

①病变多见于青壮年,多由强大暴力所致;②分为前脱位、后脱位和中心脱位,后脱位最常见;③X 线示髋关节失去正常关系。正位片示前脱位时,患侧股骨头较健侧大,小粗隆突出;后脱位时,患侧股骨头较健侧小,大粗隆突出;侧位片有助于显示髋关节脱位的方向;④CT 可清楚显示关节脱位组成诸骨的关系,同时清楚显示伴随骨折。

【鉴别诊断】

股骨颈骨折:多见于老年人,髋关节关系正常。

十三、骶髂关节脱位

骶髂关节脱位见图 6-4-18、图 6-4-19。

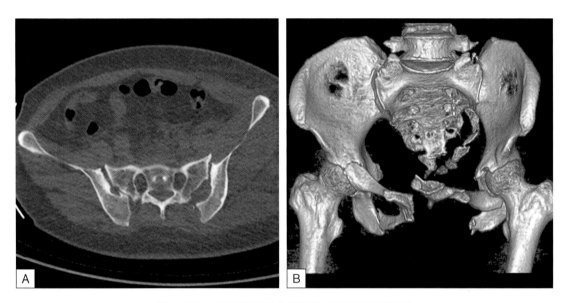

图 6-4-18　左侧骶髂关节半脱位,骨盆环前部骨折

女性,46 岁,车祸致左下肢活动障碍,左侧骶髂关节半脱位。A. CT 横断面示左侧髂骨向后移位,关节面骨质增生硬化;B. VR 重建示耻骨联合分离 >25mm,骨盆环前部骨折,属于 APC Ⅲ型

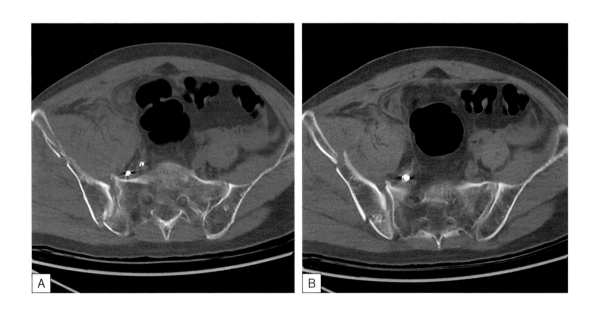

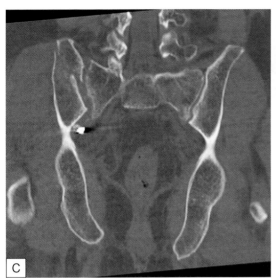
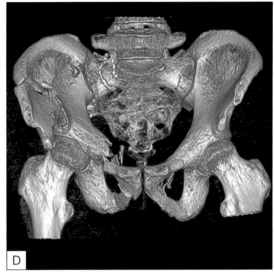

图 6-4-19　右侧骶髂关节半脱位,骨盆环骨折

男性,52 岁,车祸致右髋、左大腿肿痛、活动受限,骨盆多处骨折伴右侧骶髂关节脱位。A、B. CT 横断面示右侧髂骨多处骨折,右侧骶髂关节前部间隙增宽,表明前骶髂关节韧带损伤;C. 冠状面示右侧骶髂关节间隙较左侧明显增宽;D. VR 重建示右侧髂骨、骶骨和双侧耻骨支等多处骨折,右侧骶髂关节半脱位。表明右半骨盆前后方受力。呈"风吹样"骨盆改变,属于 LC Ⅲ型

【诊断要点】

　　骶髂关节脱位在交通事故、高坠伤、挤压伤等事故中发生率较高,前后方及垂直受力导致骨盆环被破坏。合并有骶髂关节脱位的骨盆骨折常见于 AOTile 分型中的 C3 型,Young-Burgess 分型中的 APC Ⅱ型和Ⅲ型,LC Ⅱ型和Ⅲ型。这些分型往往症状比较重,除严重疼痛外,翻身和下肢移动困难甚至不能,有时伴有下肢某些部位感觉减退或消失、瘫痪。目前临床常根据耳状关节是否合并周围韧带、骶骨、髂后翼部损伤将骶髂关节脱位分为三种类型:①经耳状关节与韧带断裂发生脱位;②经耳状关节与骶骨骨折发生脱位;③经耳状关节与髂后翼部骨折发生脱位。也有研究根据骶髂关节脱位方向及是否合并髂骨、骶骨骨折及骨折形态等临床特征分为四型。Ⅰ型骶髂关节前脱位:髂后翼主要骨折块向骶髂关节前方脱位;Ⅱ型骶髂关节后脱位:髂后翼主要骨折块向骶髂关节后方脱位;Ⅲ型新月形骨折脱位:髂后翼向上脱位伴经髂翼后上斜行骨折(分为 3 个亚型);Ⅳ型经骶骨骶髂关节脱位:经骶骨骨折伴骶髂关节脱位。CT 三维重建评估最佳,表现为骨盆倾斜,双侧骶髂关节间隙不等宽,患侧骶髂关节前后部间隙增宽,考虑前后韧带均断裂;当和/或耻骨联合增宽 >2.5cm 提示骶髂关节稳定性欠佳,至少部分骶髂韧带中断。

【鉴别诊断】

(1) 骶髂关节结核:病史,全身症状以及实验室检查。影像表现为骨质破坏,骶骨、髂骨同时累及,有时可见死骨和空洞。

(2) 孤立性骶椎骨折或/和髂骨翼骨折:骶椎或/和髂骨翼可见骨折线,没有累及骨盆环及关节面。通常是水平方向的创伤,而骨盆环破坏通常是垂直前后方向。

十四、耻骨联合分离

耻骨联合分离见图 6-4-20。

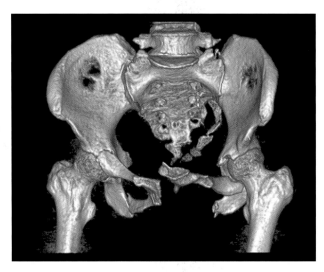

图 6-4-20　耻骨联合分离

女性,49 岁,车祸致左下肢活动障碍。CT VR 重建示耻骨联合分离 >25mm,上下错位 >10mm,骶骨及两侧髋臼、耻骨多发骨折

【诊断要点】

耻骨联合分离属于 Young-Burgess 分类中的前后挤压型损伤,偶尔也可为侧方挤压型骨折引起,它的发生常提示骨盆环的断裂和不稳。该病也可见于妊娠和分娩中,因为激素变化引起韧带松弛,导致骨盆慢性不稳定。骨盆平片(包括前后位、入口位、出口位、Judet 位)及 CT 检查可显示关节脱位组成骨的关系、骨折情况,泌尿系统造影可用于诊断耻骨联合分离引起的尿道损伤。影像诊断标准:耻骨联合间隙 >10mm 或者上下错位≥5mm。

【鉴别诊断】

耻骨联合骨软骨炎:耻骨联合部骨质密度增高;关节面骨质不同程度虫蚀状、鼠咬状骨质破坏;关节面下可有小囊状、筛孔样低密度影;耻骨联合关节间隙宽窄不一。

十五、膝关节脱位

膝关节脱位见图 6-4-21。

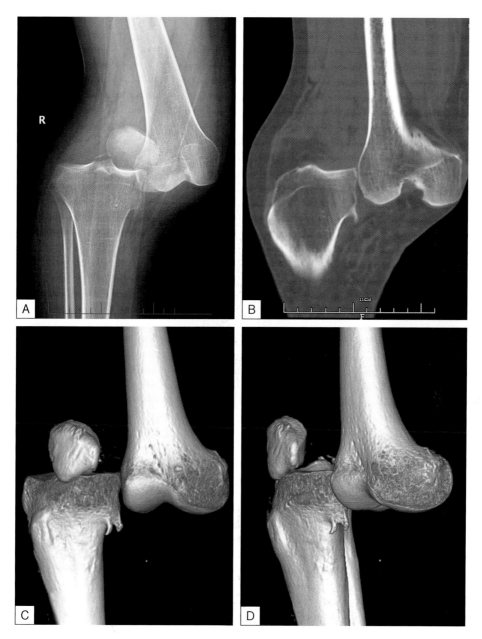

图 6-4-21 右膝关节脱位

女性,57 岁,车祸致右膝关节疼痛畸形。A. 右膝正位示胫骨平台向外侧移位;B~D. 右膝
CT 冠状面及 VR 重建示胫骨平台向前、外上方移位,达股骨外侧髁水平

【诊断要点】

病变常见于强大的直接暴力撞击胫骨上端或间接暴力使膝关节旋转或过伸性损伤,致胫骨上端相对股骨脱位,包括前脱位、后脱位、外侧脱位、内侧脱位、旋转脱位。可导致关节囊破裂,交叉韧带、内外侧副韧带、半月板以及周围肌肉的撕裂;甚至合并胫骨棘、胫骨结节撕脱性骨折和股骨髁骨折。内侧脱位严重者可发生腓总神经牵拉性损伤。严重后脱位者,可致腘动静脉破裂、栓塞、压迫,引起肢体坏死和缺血性挛缩。CT可清楚显示关节脱位组成诸骨的关系,同时可以清楚显示伴随骨折。

十六、半月板撕裂

半月板撕裂见图6-4-22~图6-4-24。

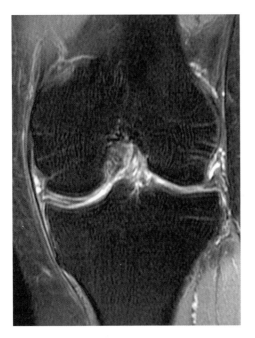

图 6-4-22　左膝半月板水平撕裂

男性,20岁,运动时扭伤左膝,疼痛。左膝MRI冠状面PDWI FS示内侧半月板前角内部横行线状高信号影,平行于胫骨平台,向外侧延伸至半月板表面

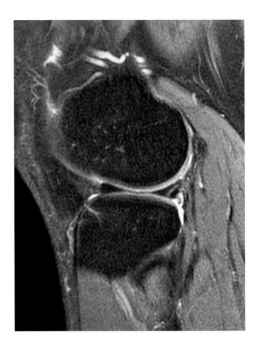

图 6-4-23　右膝半月板斜行撕裂

男性,25岁,运动时扭伤右膝。右膝MRI矢状面PDWI FS示外侧半月板后角内斜形高信号影,下端达半月板下关节面

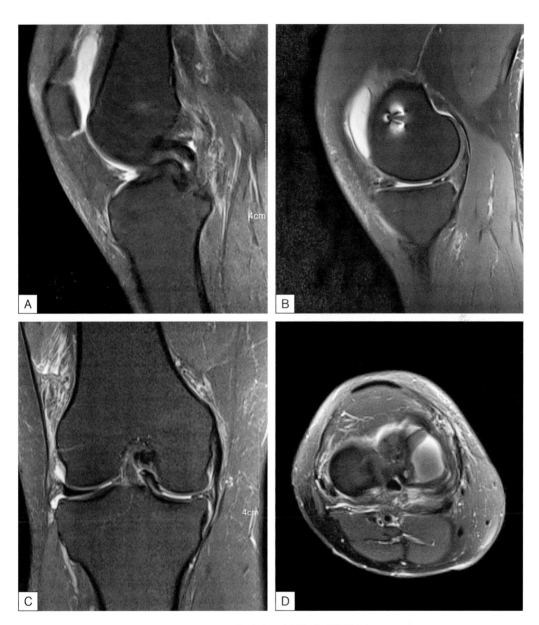

图 6-4-24　左膝半月板"桶柄样"撕裂

女性,48 岁,左膝关节扭伤 10 余天,有绞锁感。A~D. 左膝 MRI 矢状面、冠状面及横断面 PDWI FS 示内侧半月板碎块内移至后交叉韧带前下方,呈"双后交叉韧带征";内侧半月板碎块内移至内侧髁间隆突上方;横断面可清楚显示撕裂的半月板呈"桶柄样"

【诊断要点】

①病变多见于青壮年运动人群,多由膝部扭伤所致;②半月板撕裂可分为水平撕裂、垂直撕裂、斜行撕裂、放射状撕裂、纵行撕裂和桶柄样撕裂,斜行撕裂最常见;③临床常用 MRI 检查序列为 PDWI FS、T_1WI;④半月板撕裂在 MRI 上通常表现为延伸到关节面的中等或高信号;⑤"桶柄样"撕裂是比较严重的类型,特异性征象包括"碎块内移征""双后交叉韧带征""半月板反转征""外周残半月板征"和"空领结征"。

【鉴别诊断】

(1) 半月板退变:半月板内异常信号,多呈线性,与关节面不相通。

(2) 盘状半月板:半月板呈板状,4~5mm 矢状面扫描有三层以上显示半月板体部。

十七、内侧副韧带撕裂

内侧副韧带撕裂见图 6-4-25。

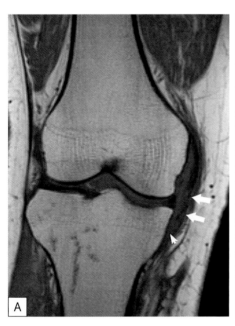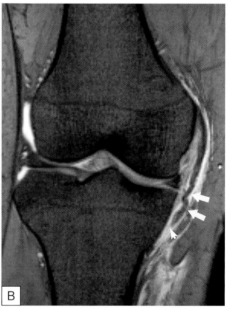

图 6-4-25　右膝内侧副韧带撕裂

女性,53 岁,扭伤右膝关节后疼痛。A、B. MRI 冠状面 T_1WI 及 PDWI FS 示右膝关节内侧副韧带增粗,局部中断,呈波浪状改变(白箭),周围见 T_1WI 低信号、T_2WI 高信号影

【诊断要点】

①急性损伤一般均有外伤史,多由膝外翻暴力所致,慢性损伤可由退变导致;②病变处压痛明显,膝关节不能完全伸直;③MRI 可清楚显示韧带及周围组织的损伤情况。

十八、交叉韧带撕裂

交叉韧带撕裂见图 6-4-26、图 6-4-27。

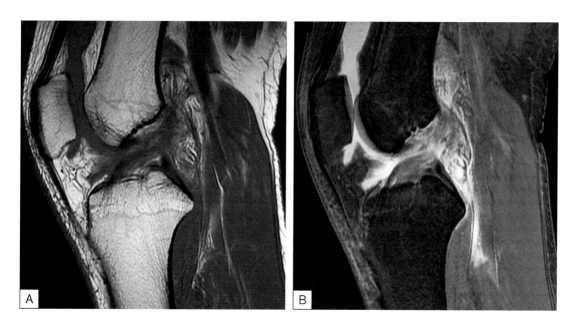

图 6-4-26　前交叉韧带断裂

男性,22 岁,摔伤导致左膝肿胀、疼痛活动受限 1 天。A、B. 右膝 MRI 矢状位 T$_1$WI 和 PDWI FS 示前交叉韧带信号中断,髁间窝和腘窝见斑片状长 T$_1$、长 T$_2$ 信号影,关节腔和髌上囊大量积液

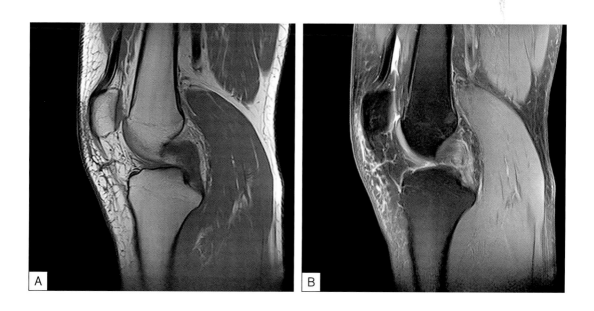

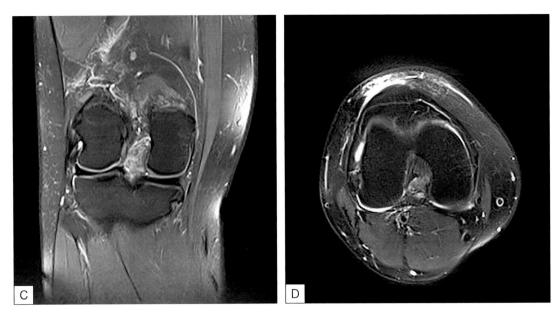

图 6-4-27　右膝后交叉韧带断裂

男性,17岁,跌伤致右膝关节疼痛19小时。A~D.右膝 MRI T₁WI、PDWI FS 示后交叉韧带增粗,连续性中断,PDWI 信号增高

【诊断要点】

①病变多见于青年运动人群,多为运动时受伤所致,分为前交叉韧带损伤和后交叉韧带损伤,前交叉韧带损伤多见;②病变常导致膝关节不稳定,不能快跑和变速跑;③平行于髁间窝水平股骨外侧缘的 MRI 斜矢状面是目前临床常用的显示前交叉韧带的扫描层面;④交叉韧带损伤在 MRI 上表现为韧带高信号和轮廓异常,断端间充填液体信号。

【鉴别诊断】

(1) 半月板"桶柄样"撕裂:在 MRI 上显示除前、后交叉韧带之外的"第三韧带征"。

(2) 前交叉韧带黏液样变性:韧带松弛,韧带内见 PDWI 上液体高信号。

十九、股四头肌腱撕裂

股四头肌腱撕裂见图 6-4-28。

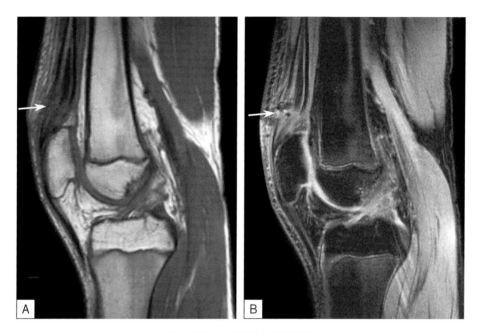

图 6-4-28　右股四头肌腱撕裂

男性,16 岁,于劳作突然蹲下后,起身困难,右膝关节疼痛,难以伸直。A、B. 右膝 MRI 矢状面 T$_1$WI、PDWI FS 示股四头肌腱髌骨附着点附近连续性中断(白箭),断端增粗,呈 PDWI 高信号

【诊断要点】

①病变多见于 40 岁以上人群,多为膝关节突然屈曲所致;②病变常导致膝关节伸直障碍,髌上压痛;③病变部位多位于髌骨上缘附近;④MRI 矢状面可清楚显示股四头肌腱的形态,股四头肌腱撕裂在 MRI 上表现为损伤部位肌腱高信号和轮廓异常。

二十、髌韧带撕裂

髌韧带撕裂见图 6-4-29。

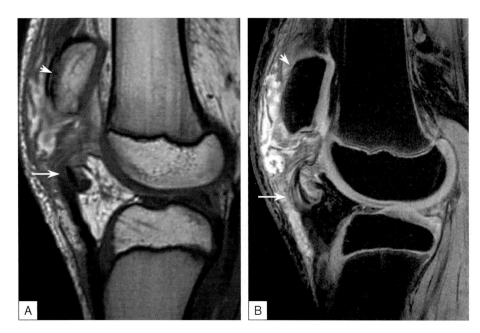

图 6-4-29 右髌韧带撕裂

男性,15 岁,足球比赛时右膝受伤,关节疼痛,髌骨上移。A、B. 右膝 MRI 矢状面 T_1WI、PDWI FS 示髌韧带髌骨下缘水平韧带断裂,断端增粗,局部挛缩(箭),髌骨上移(箭头)

【诊断要点】

①病变多见于青年运动人群,均有外伤史,常为猝然猛伸膝关节或外力强制屈曲膝关节时损伤,分为急性损伤和慢性损伤两种;②病变常见部位为髌骨下缘水平韧带,可导致髌韧带附着点疼痛,上楼、下楼不便,行走跛行;③MRI 斜矢状面可清楚显示髌韧带的走行及形态;④髌韧带损伤在 MRI 上表现为韧带高信号和轮廓异常,韧带完全断裂时伴髌骨脱位。

二十一、踝关节脱位

踝关节脱位见图 6-4-30、图 6-4-31。

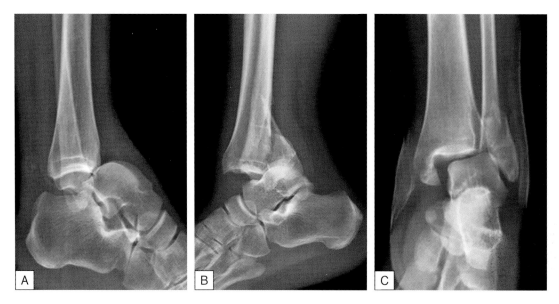

图 6-4-30　踝关节后、前、外脱位

女性,54 岁,车祸伤后右踝关节肿胀畸形。A. X 线侧位示右侧胫腓骨远端粉碎性骨折伴踝关节后脱位。女性,55 岁,车祸外伤后左踝关节肿胀畸形。B. X 线正位示左踝关节前脱位。女性,37 岁,行走时不慎踩空台阶摔伤,左踝关节肿胀畸形。C. X 线侧位示左侧三踝骨折伴半脱位改变

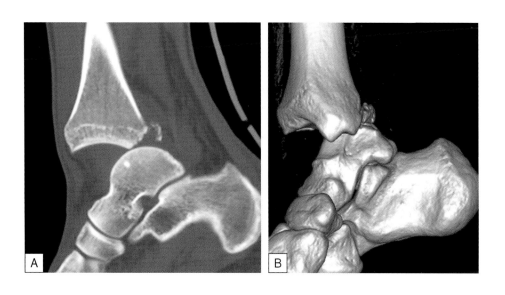

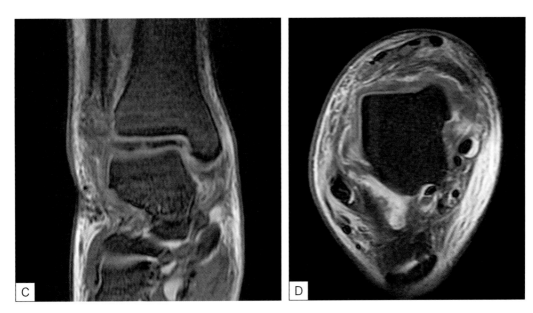

图 6-4-31　右踝关节脱位

男性,30 岁,于 1 天前打球时不慎扭伤右踝,右踝关节肿痛伴活动受限。A、B. CT 矢状面及 VR 重建示右踝胫腓骨下段多发骨折伴后脱位;C、D. MRI 冠状面及横断面 PDWI FS 示右侧三角韧带、外侧副韧带及下胫腓联合韧带多发损伤

【诊断要点】

①踝关节脱位多由强烈暴力所致,常并发三踝骨折,单纯脱位少见;按脱位方向分为前脱位、后脱位、内脱位和外脱位,后脱位多见;②X 线正位片可分辨内外侧关节间隙有无增宽变化;侧位片有助于显示踝关节前后脱位的方向;③CT 可清楚显示关节脱位组成诸骨的关系,同时清楚显示伴随骨折;④MRI 可显示踝关节各韧带、肌腱情况。

【鉴别诊断】

踝关节骨折:踝关节组成骨骨折伴有畸形时,CT 三维重建可用于鉴别诊断。

二十二、距腓前韧带撕裂

距腓前韧带撕裂见图 6-4-32。

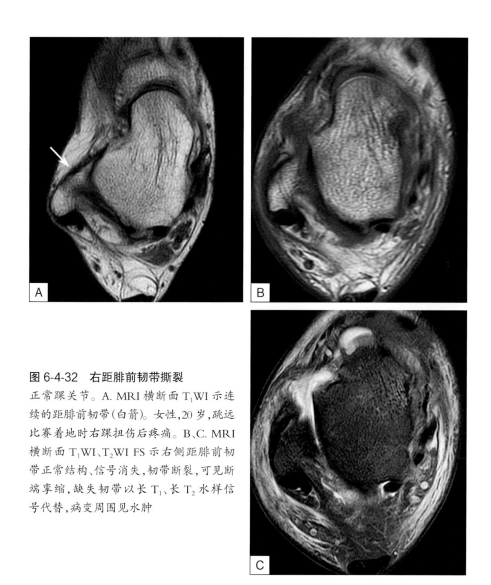

图 6-4-32　右距腓前韧带撕裂

正常踝关节。A. MRI 横断面 T_1WI 示连续的距腓前韧带（白箭）。女性，20 岁，跳远比赛着地时右踝扭伤后疼痛。B、C. MRI 横断面 T_1WI、T_2WI FS 示右侧距腓前韧带正常结构、信号消失，韧带断裂，可见断端挛缩，缺失韧带以长 T_1、长 T_2 水样信号代替，病变周围见水肿

【诊断要点】

①病变可分为急性损伤和慢性损伤两类，急性损伤多见于青年运动人群，由运动中扭伤踝关节导致；②急性病变 MRI 原发征象为韧带的形态和信号的变化，主要为韧带连续性中断、韧带分离、韧带增粗伴 T_2WI 韧带内信号升高，信号增高则提示存在水肿或出血；③急性病变的继发征象主要为关节腔积液、邻近软组织肿胀、关节腔液体渗入邻近软组织、骨挫伤；④慢性病变无继发征象，仅有韧带形态、信号的改变。

二十三、跟腱断裂

跟腱断裂见图 6-4-33、图 6-4-34。

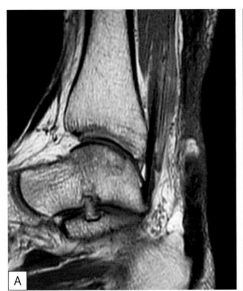
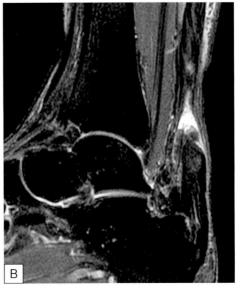

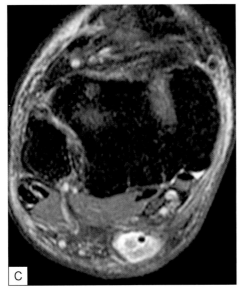

图 6-4-33   右跟腱完全断裂

男性,28 岁,田径运动员,跑步过程中突然跛行。A、B. MRI 矢 状 面 T₁WI、PDWI FS 示右踝关节跟腱完全撕裂,断端间见特征性裂隙,其内充满脂肪、液体信号,跟腱增粗,邻近软组织内见水肿信号;C. MRI 横断面 PDWI FS 示跟腱部位正常跟腱组织消失,代之以水肿信号

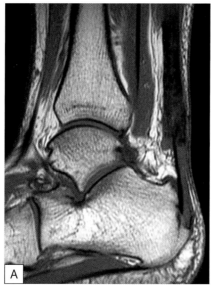
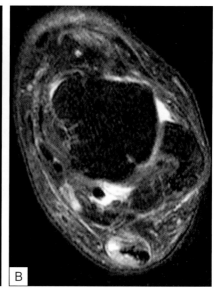

图 6-4-34 左跟腱不完全断裂

女性,32 岁,芭蕾舞教师。A、B. MRI 矢状面 T_1WI、PDWI FS 示左侧踝关节跟腱不完全撕裂,跟腱局部增粗,撕裂部分呈斑片状中等 T_1、高 T_2 信号

【诊断要点】

①病变多见于芭蕾舞演员,从事跑、跳的运动员人群,病变初期疼痛不明显,易发生跛行;②根据撕裂的程度病变可分为完全撕裂和不完全撕裂两类;③病变部位多位于踝关节上方 2~6cm 处,此处跟腱纤维交叉走行,血液供应减少,容易撕裂;④MRI 检查可清楚显示跟腱的走行、形态及信号的异常,撕裂跟腱断端间可见特征性裂隙,断端间充填液体信号。

二十四、Lisfranc 损伤

Lisfranc 损伤见图 6-4-35~图 6-4-37。

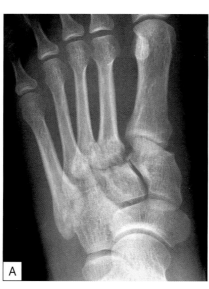
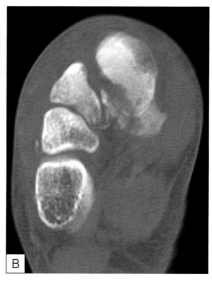

图 6-4-35 Lisfranc 损伤

女性,23 岁,下楼梯时扭伤右脚,中足足背肿胀。A. X 线正位示右足第二跖骨基底骨折,第一、第二跖骨基底间分离;B. CT 横断面示右足跖跗关节间见游离骨片

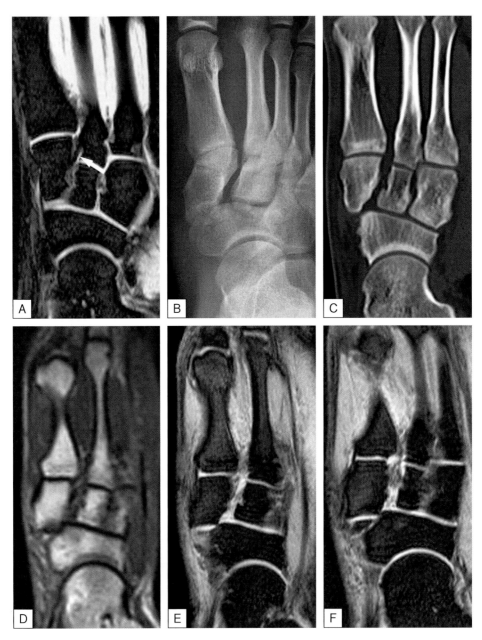

图 6-4-36 Lisfranc 损伤

正常 Lisfranc 韧带。A. 左足冠状面 T₂WI 示自内侧楔骨外缘到第二跖骨基底内缘的条状低信号（白箭）。男性,21 岁,后空翻时扭伤左脚。B. 左足 X 线正位示内侧楔骨和中间楔骨间隙增宽,足舟骨内侧骨折;C. 左足 CT 冠状面示内侧楔骨和第二跖骨基底之间间隙增宽,足舟骨骨折;D. 左足 MRI 冠状面 T₁WI 示 Lisfranc 韧带断裂,断端结构乱,周围软组织呈低信号,足舟骨骨折;E、F. 左足 MRI 冠状面 PDWI FS 示 Lisfranc 韧带断裂,断端结构乱,周围软组织呈弥漫高信号,足舟骨骨折

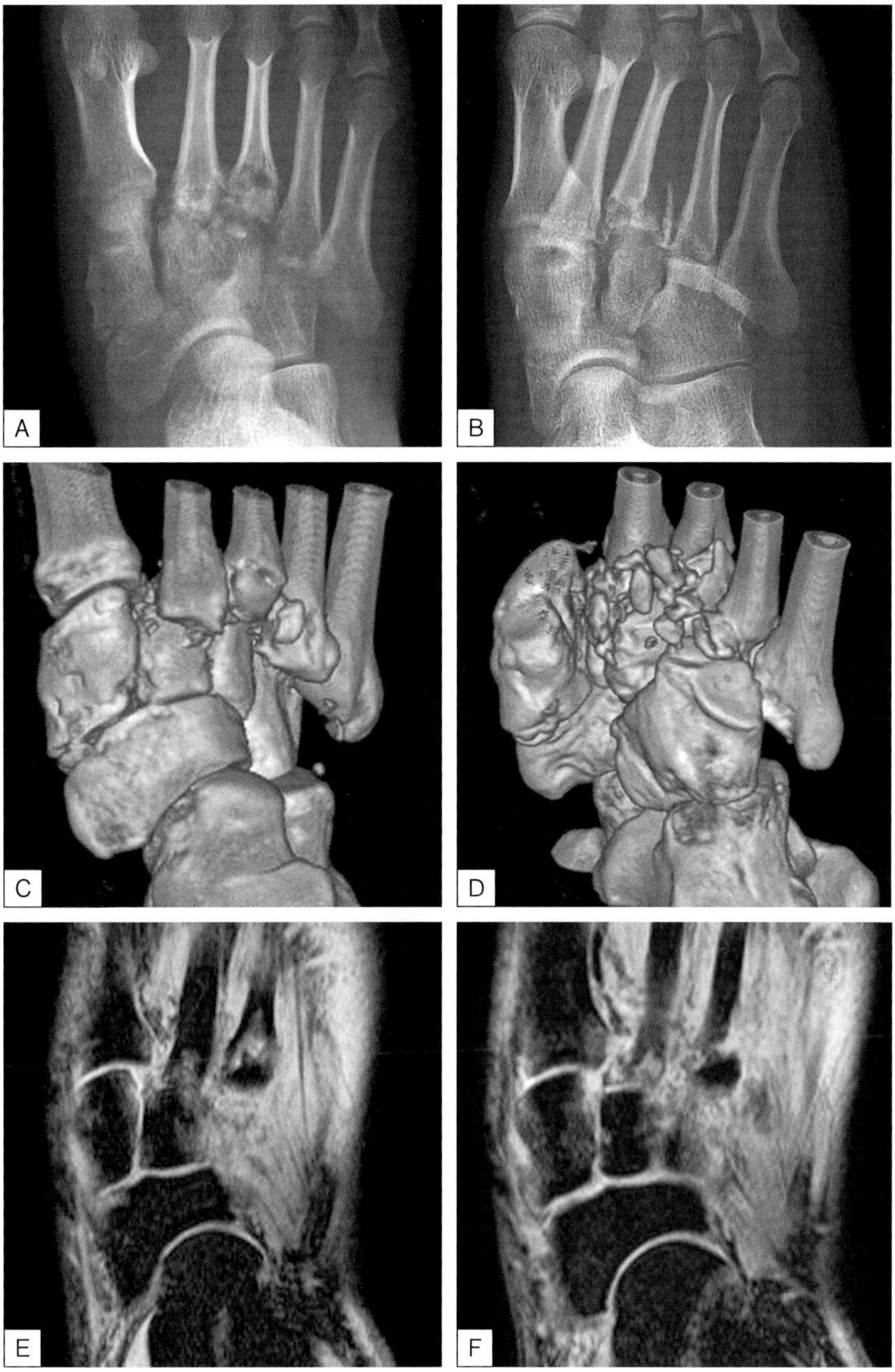

图 6-4-37　Lisfranc 损伤

男性,34 岁,右足车轧伤。A、B. X 线平片示第二～第五跖骨向外侧明显移位,第一、第二跖骨基底间隙增宽,第二、第三跖骨基底粉碎骨折;C、D. CT VR 重建示跗跖关节 A 型脱位,第一～第五跖骨向背外侧明显移位,第一、第二跖骨基底间隙增宽,以及第二～第五跖骨基底的碎裂骨片;E、F. 连续 MRI 冠状面 PDWI FS 示断裂的 Lisfranc 韧带,第二、第三跖骨基底的骨折,周围软组织水肿

【诊断要点】

①病变多见于青壮年运动人群,多由足部扭伤所致;②又称跖跗关节脱位,是跖跗关节向背侧的同向或分离性脱位;③足部 X 线正、侧位片即可满足明显跖跗关节脱位的诊断,正位片示跖楔骨同向或分离移位,侧位片示足背侧轮廓不整;④CT 显示跖跗关节脱位的能力优于 X 线平片,可探索到小至 1mm 的轻微脱位,可清晰显示骨折碎片;⑤MRI 可显示斜行 Lisfranc 韧带的撕裂及邻近滑膜炎、骨髓水肿,对轻微病变的检出比较敏感。

【鉴别诊断】

(1) 足舟骨骨折:可累及舟楔或跟骰关节,足舟骨变形。

(2) 距下关节扭伤:距下关节和距舟关节脱位,多伴有外踝扭伤。

(朱占英　刘淼　周敏　吕彪　章建华　高琪)

第七章 骨坏死与骨软骨病

第一节 股骨头骨骺缺血坏死

股骨头骨骺缺血坏死见图 7-1-1、图 7-1-2。

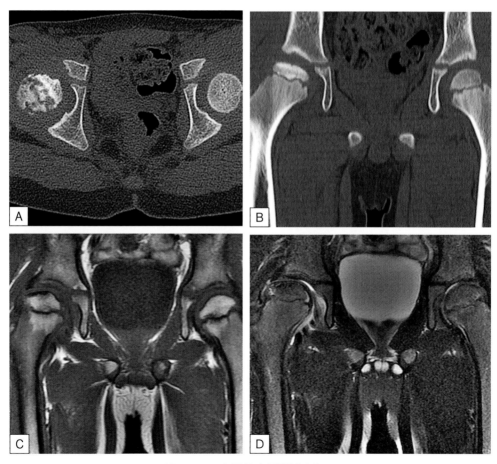

图 7-1-1 右股骨头骨骺缺血坏死

男性,6 岁,右髋疼痛、跛行。A、B. 双髋关节 CT 横断面、冠状面示右股骨头骨骺扁平、压缩、碎裂,密度增高,内有低密度带;C、D. 双髋关节 MRI 冠状面 T_1WI、T_2WI FS 示右股骨头骨骺较左侧变扁,关节面不光整

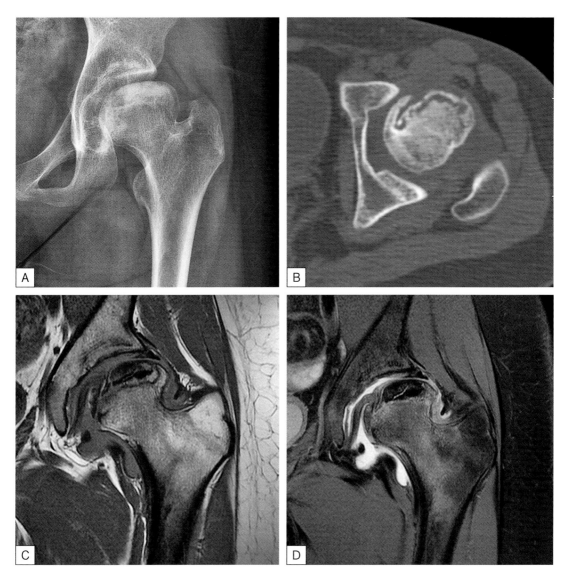

图 7-1-2　左股骨头骨骺缺血坏死

女性,13 岁,左髋损伤后疼痛、跛行。A. 左髋关节正位示左股骨头塌陷变扁,骨骺密度增高不均;B. 左髋关节 CT 横断面(示左股骨头前部塌陷,骨皮质连续性中断,内见斑片状低密度影,关节间隙稍变窄);C、D. 左髋关节 MRI 冠状面 T_1WI、PDWI FS 示左股骨头形态异常,见不规则斑片状长 T_1、短 T_2 信号

【诊断要点】

①病变好发于 3~14 岁男孩,以 5~9 岁最多见,常有外伤史;②主要症状为髋部疼痛、乏力和跛行,可有间歇性缓解;③X 线和 CT 示患侧股骨头骨骺较对侧小,股骨头骨骺前上方或全部塌陷变扁,内部可出现骨折线,表现为新月形低密度透光区(新月征);④MRI 是诊断股骨头骨骺缺血坏死的最有效影像学检查方法,典型表现为股骨头骨骺变扁不规则,并呈长 T_1、短 T_2 信号改变,周围骨质可见骨髓水肿。

【鉴别诊断】

（1）化脓性髋关节炎：早期可见髋关节周围软组织肿胀，关节间隙增宽，病变进展迅速，随后出现关节组成骨骨质破坏，关节间隙变窄甚至消失。

（2）髋关节结核：骨质破坏，邻关节骨质疏松，较早期即出现关节间隙变窄。

第二节　股骨头缺血坏死

股骨头缺血坏死见图 7-2-1~图 7-2-4。

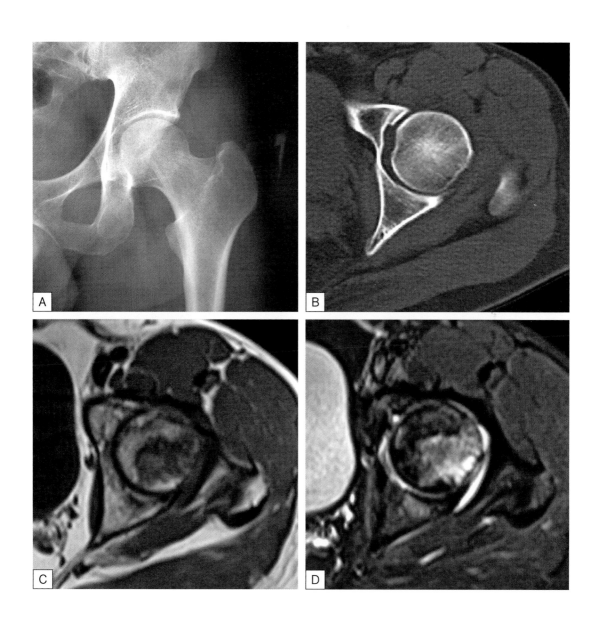

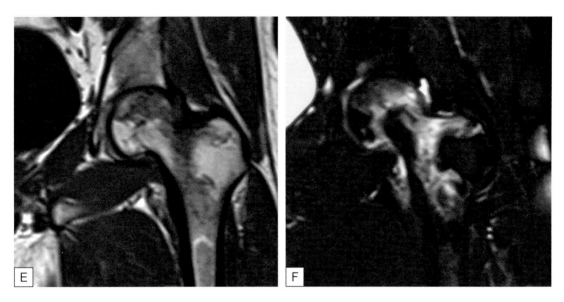

图 7-2-1　左股骨头缺血坏死（Ⅰ期）

男性，32 岁，左髋疼痛伴活动受限 1 个月，有大量饮酒史。A、B. X 线平片及 CT 横断面示左股骨头形态正常，未见骨质异常；C~F. MRI 横断面及冠状面 T_1WI、T_2WI FS 示左股骨头下线样低信号，股骨头、颈斑片状水肿信号影，左髋关节少量积液样信号

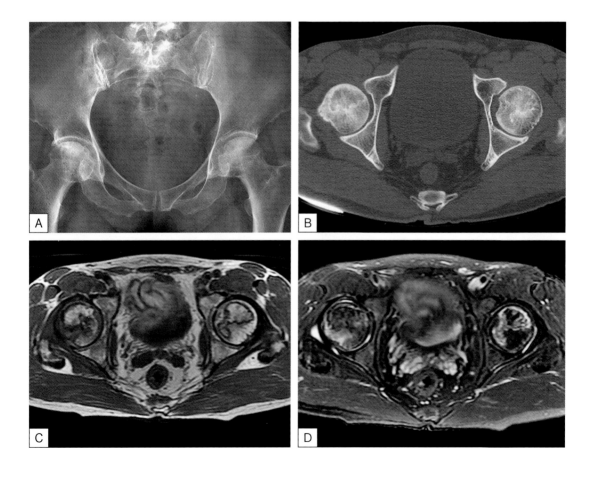

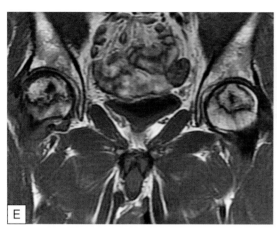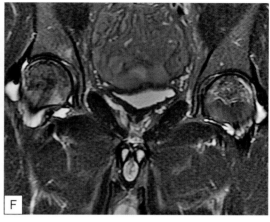

图 7-2-2　双股骨头缺血坏死（Ⅱ期）

男性，40 岁，双腹股沟区间歇性疼痛，进行性加重。A. X 线正位示双股骨头略变扁，双股骨头中上部见斑片状密度增高影及低密度透光区；B. CT横断面示双侧股骨头前部带状高密度硬化线，围绕成地图状，内呈"磨玻璃样"改变；C~F. MRI 横断面 T_1WI、T_2WI FS、冠状面 T_1WI、T_2WI FS 示双股骨头内环绕股骨头前上部的低信号线，与 CT 上的硬化线相对应，其内见斑片状水肿信号及脂类信号

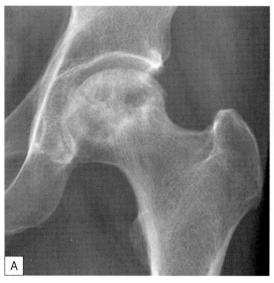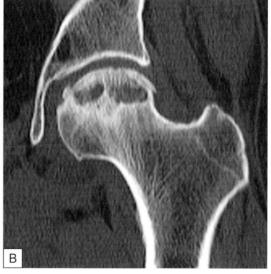

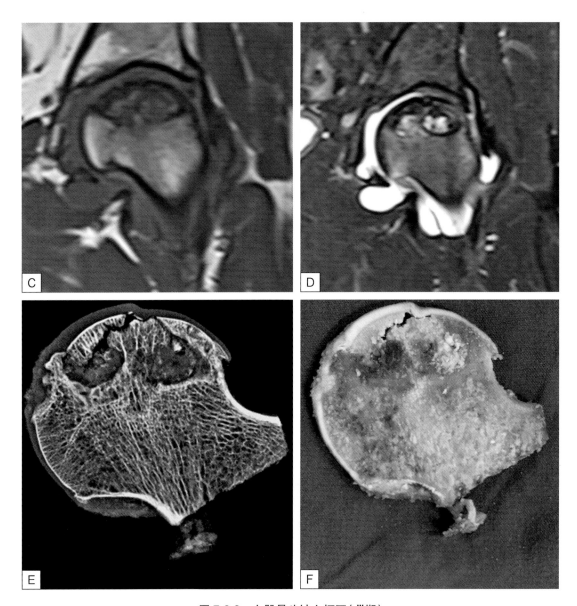

图 7-2-3　左股骨头缺血坏死（Ⅲ期）

男性，43 岁，左腹股沟区间歇性疼痛，进行性加重。A. X 线正位示左股骨头密度不均匀，关节面塌陷；
B. CT 冠状面示左侧股骨头密度不均，骨质硬化，见囊状低密度，关节面塌陷；C、D. MRI 冠状面 T$_1$WI、
T$_2$WI 示左股骨头形态稍欠佳，见稍长 T$_1$、混杂 T$_2$ 信号，关节腔内积液；E. 股骨头标本断面平片示股骨头
上缘塌陷，软骨下骨碎裂，坏死区与正常交界区骨质硬化；F. 股骨头标本断面示软骨下骨碎裂，局部软骨
尚连续

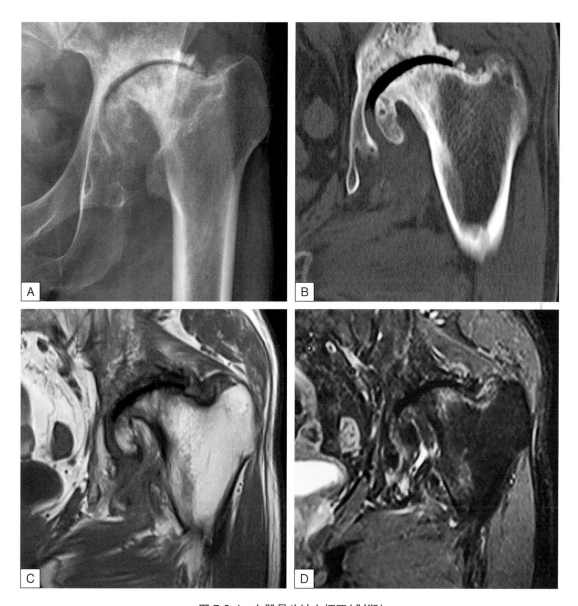

图 7-2-4　左股骨头缺血坏死（Ⅳ期）

男性，67 岁，左侧股骨头缺血坏死伴髋部疼痛 5 年。A. X 线平片示左股骨头变扁，关节间隙变窄，密度增高；B. CT 冠状面示左股骨头变扁，骨质硬化，左髋臼缘骨质硬化，左髋关节间隙变窄；C、D. MRI 冠状面 T_1WI、T_2WI FS 示左股骨头变扁，髋臼变形，关节间隙明显变窄

【诊断要点】

①病变好发于 30~60 岁男性,50%~80% 患者最终双侧受累,多由髋部外伤、皮质激素治疗或酗酒所致,后两者可导致双侧受累;②主要症状和体征为腹股沟区或股骨头大转子区疼痛、压痛、活动受限、跛行等及"4"字试验阳性,严重会导致肢体短缩、肌肉萎缩和屈曲、内收畸形;③X 线和 CT 显示股骨头前上部高密度硬化区内裂隙样低密度透光区,周围出现条带状或类圆形低密度区,低密度区外侧多伴有并行的高密度硬化带;"新月征"即 X 线平片示与关节面平行的弧线低密度带,位于关节面下方;股骨头塌陷可见股骨头皮质成角、"台阶征""双边征""裂隙征"等;④MRI 显示股骨头内地图样或半月形异常信号,坏死区周边呈现线样 T_1WI 低信号,称为"线样征",有时在 T_2WI 上可见低信号带内侧出现并行的高信号带,呈"双线征",骨质增生硬化为低信号,肉芽纤维组织修复为高信号;⑤股骨头缺血坏死患者双侧坐骨股骨间隙易不等宽,可伴发坐骨股骨撞击综合征。

【鉴别诊断】

(1) 退行性骨关节病所致囊性灶:局限于承重区关节面下骨质,无明显股骨头形态改变。

(2) 骨岛:孤立的圆形硬化区,密度高,呈"伪足样"改变。

(3) 暂时性骨质疏松:与股骨头缺血坏死所致骨髓水肿信号类似,但无"双线征",短期复查可恢复正常。

第三节　腕月骨缺血坏死

腕月骨缺血坏死见图 7-3-1~图 7-3-3。

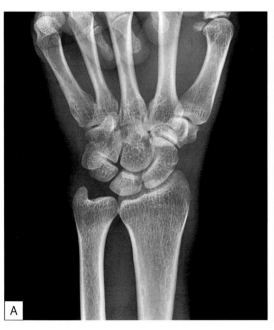
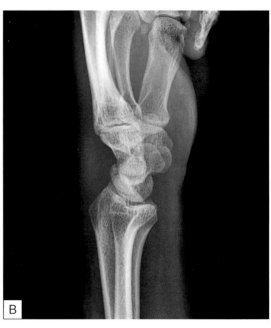

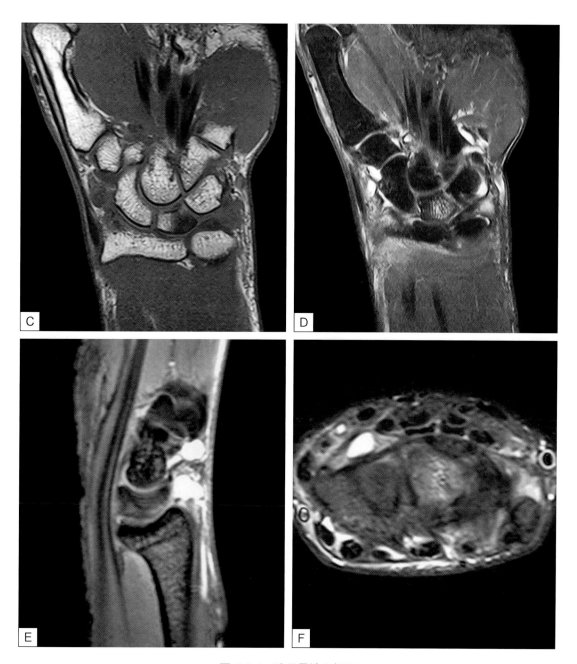

图 7-3-1　腕月骨缺血坏死

男性,39 岁。左腕疼痛数月,既往有外伤史。A、B. X 线平片示腕关节骨质未见明显异常;C~F. MRI 冠状面 T_1WI、T_2WI FS、矢状面及横断面 T_2WI FS 显示月骨呈长 T_1、长 T_2 信号,呈斑片状水肿信号

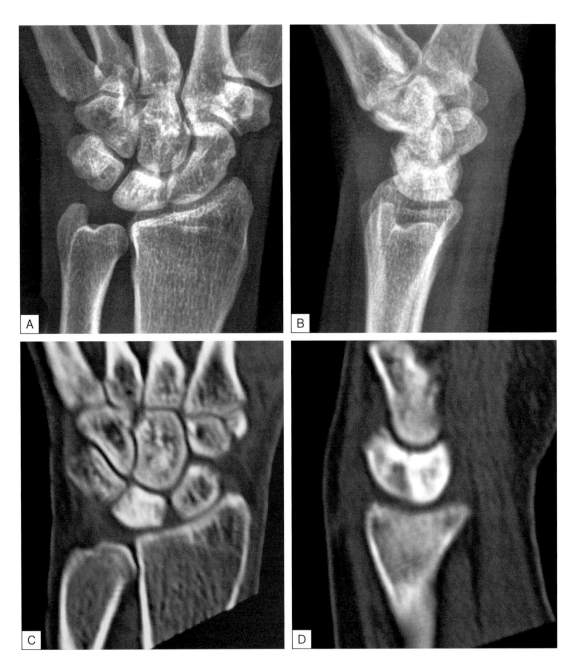

图 7-3-2 腕月骨缺血坏死

女性,50 岁,左腕疼痛半个月就诊。A、B. X 线平片示月骨密度增高、骨质硬化;C、D. CT 平扫冠状面、矢状面示月骨密度不均、骨质硬化,月骨上缘可见碎裂

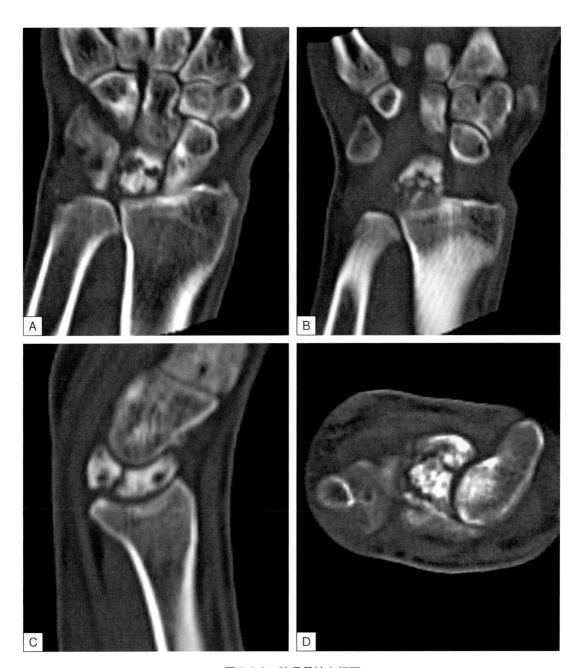

图 7-3-3 腕月骨缺血坏死

男性,45 岁,右腕部疼痛活动受限 1 年余。A~D. CT 平扫冠状面(A、B)、矢状面(C)、横断面(D)示月骨密度不均、骨质硬化,月骨碎裂

【诊断要点】

①好发于 20~30 岁男性,右腕多见。普遍认为与慢性损伤、骨折有关。②早期表现为腕部疼痛,可持续数日,后可缓解。晚期症状复发,出现运动障碍、疼痛及肿胀。③X 线及 CT 显示月骨密度增高、体积缩小,边缘尚光滑;随着症状加重,骨质密度呈不均匀碎裂状。月骨变扁,关节间隙可增宽。晚期可出现创伤性关节炎。④MRI 最敏感,可明确早期缺血性改变,呈长 T_1、长 T_2 信号。同时 MRI 也可以判断治疗效果和病程的转归。

【鉴别诊断】

(1) 月骨骨折:常有明显的外伤史,且骨折线光滑锐利,骨质密度较均匀。

(2) 月骨结核:可见月骨骨质破坏,且周围腕骨常受累。

第四节　足舟骨缺血坏死

一、儿童足舟骨缺血坏死

儿童足舟骨缺血坏死见图 7-4-1~图 7-4-3。

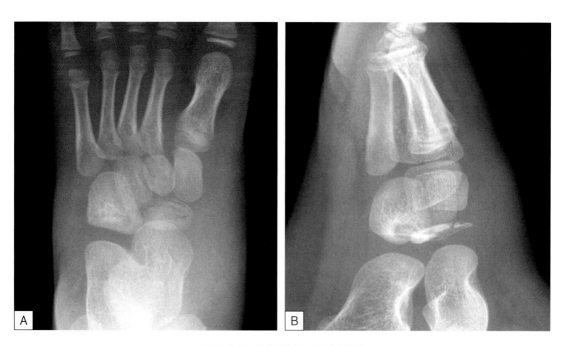

图 7-4-1　儿童足舟骨缺血坏死

女性,5 岁,左足疼痛 2 个月余。A、B. 足 X 线平片显示足舟骨变扁,密度增高,局部可见碎裂

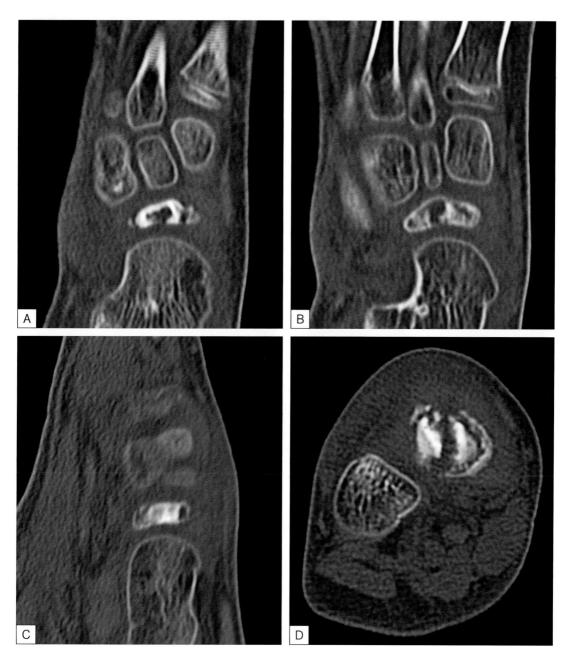

图 7-4-2　儿童足舟骨缺血坏死

男性,8 岁,左足内侧疼痛 1 个月,行走加重。A~D.足部 CT 平扫冠状面(A、B)、矢状面及横断面(C、D)示足舟骨变扁,密度增高,结构乱,局部可见碎裂

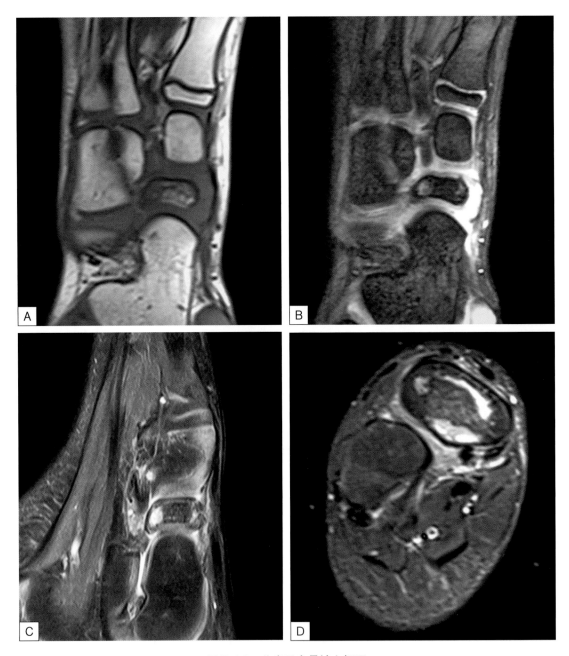

图7-4-3　儿童足舟骨缺血坏死

男性,7岁,左足中部疼痛2个月,运动后加重,休息后无明显缓解。A~D. 足部MRI冠状面T_1WI、T_2WI FS、矢状面及横断面T_2WI FS示足舟骨略扁,呈混杂长T_1、长T_2信号,其内结构乱,T_1WI可见线样低信号

【诊断要点】

①足舟骨的骨化中心常于 3~5 岁出现；儿童足舟骨缺血坏死又称 Kohler 病，好发于 3~7 岁儿童，多见于男孩；②双侧发病占 1/3~1/2；足内侧中部局部疼痛或触痛，可间歇性跛行，严重足弓塌陷；③此病多为自限性，通常可自愈，最快 6 个月内修复，多数需要 1~3 年；绝大多数患者在足部发育成熟以前舟骨可完全恢复正常，不留任何畸形或残疾；④X 线足舟骨出现硬化、碎裂、变扁，严重侧位见足内侧纵弓塌陷变形；CT 较 X 线早发现骨骺外形增大、密度增高，或伴不规则软组织密度区，足舟骨周围关节间隙增宽；足舟骨 MRI T_1WI 信号减低，T_2WI FS 信号增高。

【鉴别诊断】

(1) 在儿童正常发育期间，足舟骨可出现暂时性多发化骨核，边缘粗糙不整，均匀性密度增高以及多点骨化等征象，为正常变异，不要将非常致密的骨化中心误认为是坏死。

(2) 跗骨融合、足副舟骨等：均为足舟骨发育异常，距舟骨融合、副舟骨可出现足中部疼痛，X 线、CT 检查一般可确诊。

二、成人足舟骨缺血坏死

成人足舟骨缺血坏死见图 7-4-4、图 7-4-5。

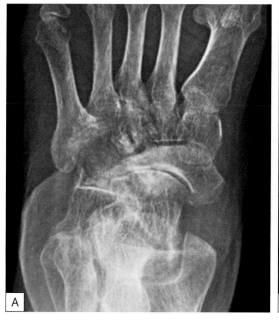
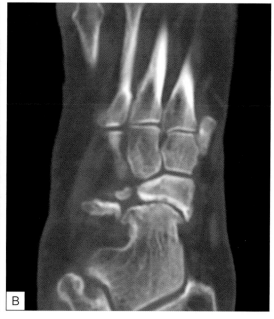

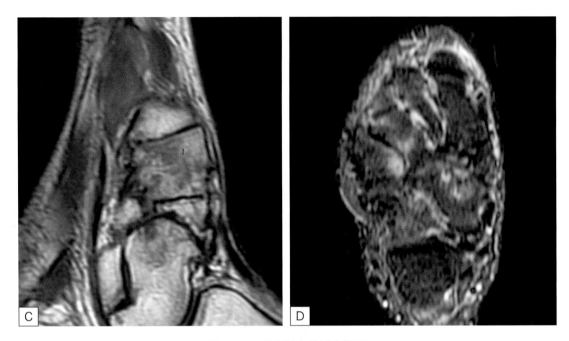

图 7-4-4   成人足舟骨缺血坏死

女性,75 岁,左足背疼痛 20 余年。A. 左足正位示足舟骨外侧部压缩变扁呈楔形;B. CT 冠状面示足舟骨外缘变扁呈楔形改变,骨质密度增高;C. MRI 矢状面 T_1WI 示足舟骨变形,内部信号减低;D. MRI 横断面 STIR 示足舟骨内见片状不均匀高信号影

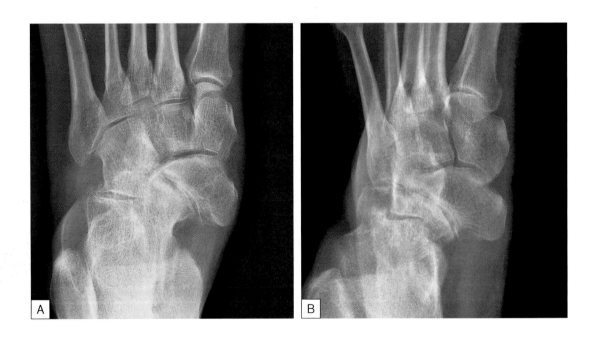

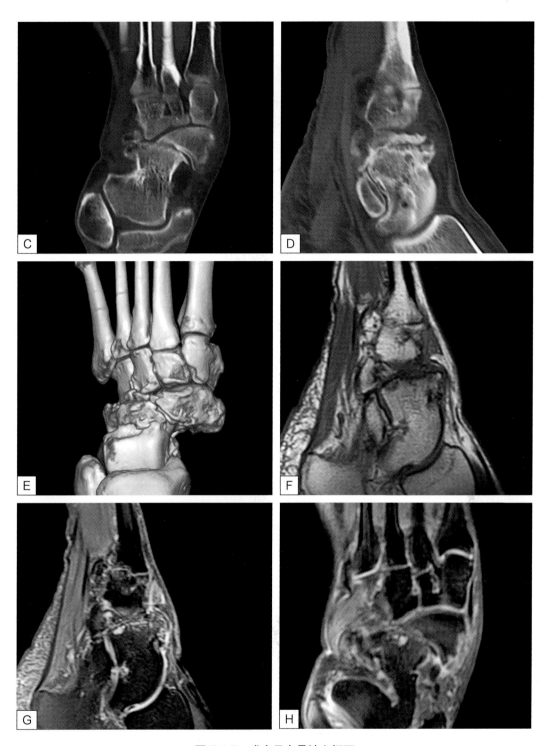

图 7-4-5 成人足舟骨缺血坏死

女性,46 岁,左足背疼痛 10 余年。A、B. X 线平片示足舟骨外侧部压缩变扁呈楔形,足舟骨内移,距舟关节增生、硬化明显;C~E. 足 CT 冠状面、矢状面、VR 重建示足舟骨楔形改变,骨质密度增高,足舟骨内移,距骨头与外侧楔骨相关节,距舟关节增生、硬化明显;F~H. MRI 矢状面 T_1WI、T_2WI FS 及冠状面 T_2WI FS 示足舟骨外缘变扁呈楔形,距舟关节面软骨缺失,软骨下骨可见囊变,周围软组织肿胀

【诊断要点】

①成人足舟骨缺血坏死又称 Muller-Weiss 病,多见于中老年女性,因足舟骨血液灌注不足,且承受距骨、内侧楔骨对其的挤压应力,易发生应力骨折以及缺血性坏死。②影像表现为足舟骨外侧部压缩变扁呈楔形、"逗号状"或"水滴状",同时伴有足舟骨外侧或整个骨质密度增高,后期可碎裂成典型的 2 块,即较小的背外侧骨块及较大的跖内侧骨块。③距骨头及足舟骨骨质明显增生,导致距舟关节突起。④根据患足在负重侧位 X 线平片上的距骨轴线与第一跖骨轴线的交角(Meary 角)和畸形程度,将 Muller-Weiss 病分为 5 期:Ⅰ期,存在不易察觉的距下关节内翻,X 线显示正常或有少许改变,MRI 和 CT 有阳性发现;Ⅱ期,距下关节内翻,有高弓足的表现,Meary 角指向足背,距骨头向足背侧半脱位,跗骨管和跗骨窦呈现孔洞样影像,距骨头与跟骨前突的重叠区域减小;Ⅲ期,足弓开始降低,后足持续内翻,足舟骨碎裂或压缩,Meary 角接近 0°,距骨头和楔骨之间的距离明显减小;Ⅳ期,后足内翻畸形明显,足弓明显降低,足舟骨进一步被压缩,Meary 角指向足底;Ⅴ期,足舟骨被完全挤压出,形成"距楔关节"。

【鉴别诊断】

(1) 足舟骨骨折:急性足舟骨骨折由高能量轴向暴力所致,多有明显的骨折征象,如骨折断端分离,边缘锐利。

(2) Kohler 病:好发于 3~7 岁儿童,男孩多见。在儿童正常发育期间,足舟骨可出现暂时性多骨化中心,表现为边缘粗糙不整、均匀性密度增高及多点骨化等征象。

第五节　第二跖骨头缺血坏死

第二跖骨头缺血坏死见图 7-5-1、图 7-5-2。

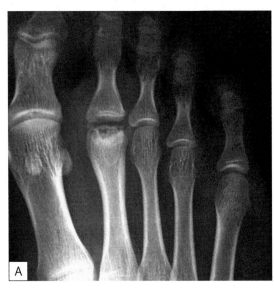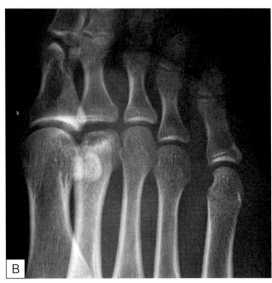

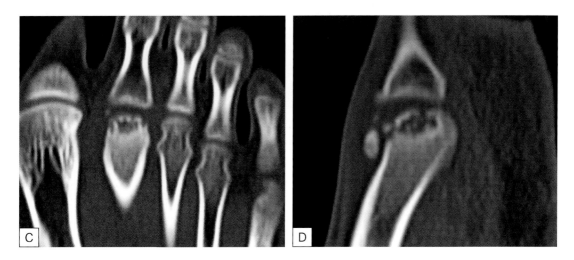

图 7-5-1　第二跖骨头缺血坏死

男性,16岁,第二跖趾关节疼痛半年。A、B. X线平片示第二跖骨头塌陷,密度增高;C、D. CT冠状面、矢状面示第二跖骨头塌陷,密度不均,关节面碎裂

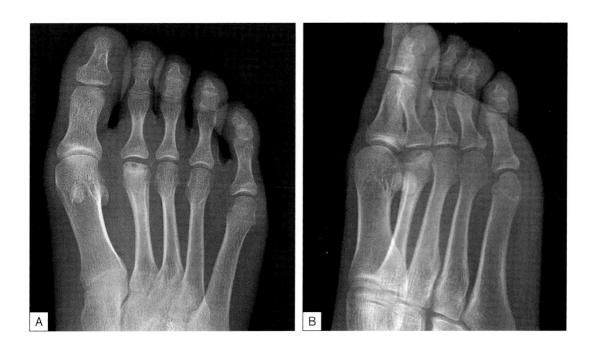

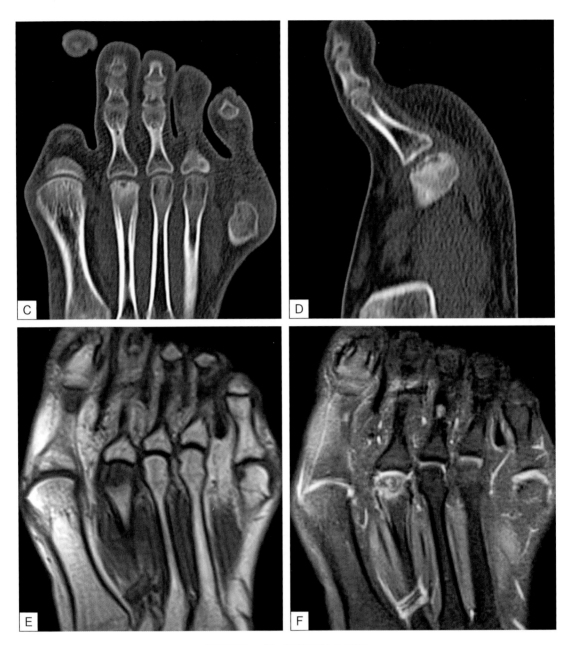

图 7-5-2 第二跖骨头缺血坏死

女性,14岁,第二跖趾关节疼痛3个月。A、B. X线平片示第二跖骨头塌陷,密度不均,局部骨质硬化伴囊变;C、D. CT 冠状面、矢状面示第二跖骨头塌陷,密度不均,关节面碎裂;E、F. MRI 冠状面 T_1WI、T_2WI FS 示第二跖骨头变扁,局部呈长 T_1、长 T_2 信号

【诊断要点】

①跖骨头缺血性坏死又称 Freiberg 病或跖骨头骨软骨病,本病较为罕见,好发于 11~17岁的青少年女性,多发于第二跖骨头,也可见于第三、第四跖骨头。②X 线早期可无明显表现,后期可表现为跖骨头变扁,内部见斑片状硬化和透亮影,关节面下见蛇形或弧形硬化线,

晚期则表现为背侧出现不稳定碎片。③MRI 表现为骨髓水肿,关节面下可见蛇形或弧形低信号线,后期可表现为跖骨头形态发生改变,关节面出现碎骨片。

根据 Smillie 分期将 Freiberg 病分为 5 期,不同时期对应的 X 线特点如下。

Ⅰ期:多为正常。

Ⅱ期:跖骨头密度不均匀增高,内可见囊性变,跖骨头有变扁、变平趋势,跖趾关节间隙尚正常。

Ⅲ期:跖骨头增大、增宽,关节面不光整,可见中央凹陷,边缘模糊或致密。

Ⅳ期:继发性骨关节病改变,跖骨干增粗,近节趾骨底扁平、增宽,跖趾关节间隙增宽甚至半脱位,关节腔内游离体形成。

Ⅴ期:跖骨头增大,变扁、变平,骨质致密,关节面轮廓可部分恢复,关节间隙变窄。

【鉴别诊断】

(1) 跖骨头或颈部骨折:有明确的外伤史,骨折线多位于 Freiberg 病的近端。

(2) 足跖板断裂:X 线平片可见跖趾关节背侧半脱位,MRI 显示足跖板不连续和/或冗长,软骨下骨髓水肿较明显。

第六节　骨　梗　死

骨梗死见图 7-6-1~图 7-6-3。

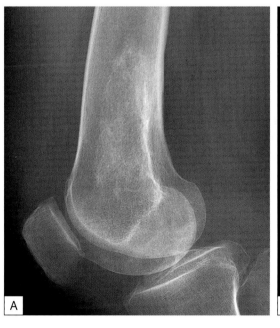
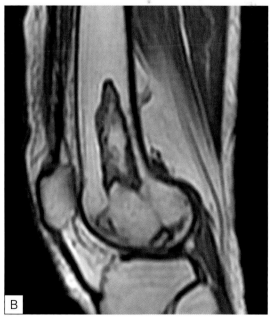

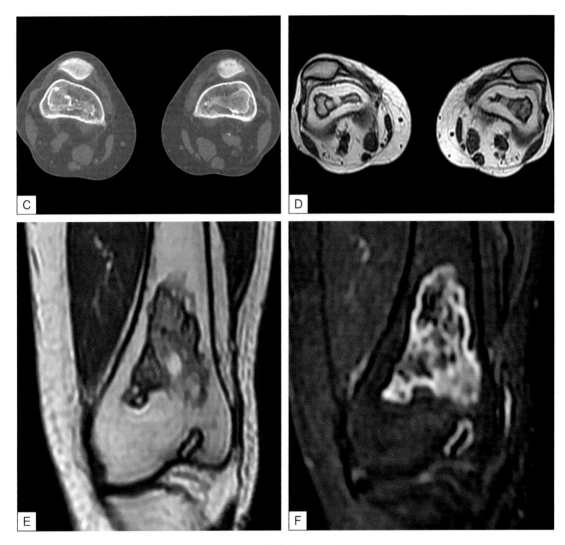

图 7-6-1 骨梗死

女性,30 岁,自幼服用激素,双下肢隐痛 3 年。A. X 线侧位示左股骨下段斑点状、圆圈状致密硬化影;C. CT 横断面示双侧股骨下段条带状高密度硬化线,围绕成地图状;D. MRI 横断面 T_1WI 示双股骨下段髓腔内地图状混杂 T_1 信号,周围环绕以长 T_1 信号线;B、E、F. 冠状面 T_1WI、T_2WI FS(E、F)、矢状面 T_1WI(B)示左股骨下段髓腔内地图状混杂 T_1、T_2 信号,周围环绕以长 T_1、短 T_2 信号线

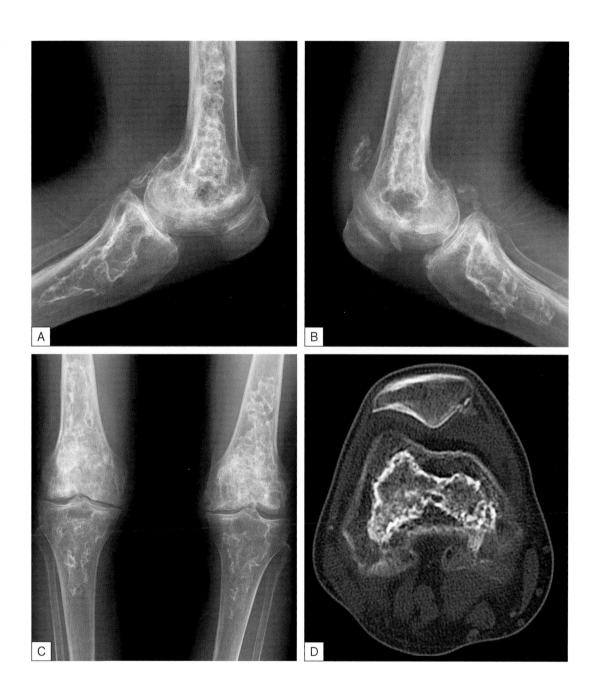

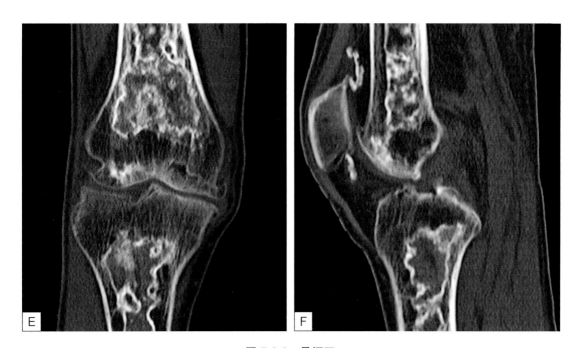

图 7-6-2　骨梗死

男性,51岁,自幼服用激素,双下肢隐痛3年。A~C.X线侧位示双膝关节骨髓腔内斑片状、片状致密硬化影; D~F.CT示双膝关节条带状高密度硬化线,围绕成地图状

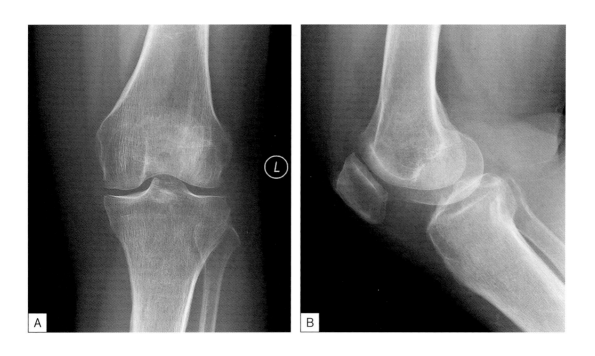

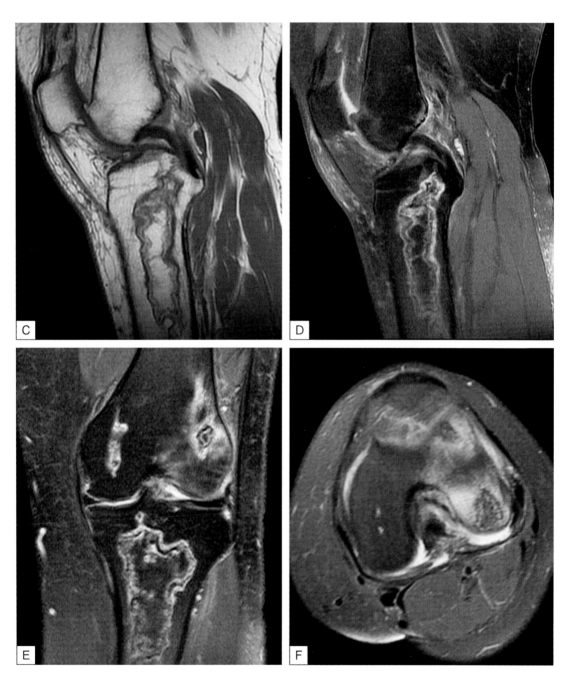

图 7-6-3 骨梗死

男性,57 岁,左膝疼痛不适活动受限。A、B. X 线平片示左胫骨上段、股骨下段密度欠均匀;C~F. MRI 平扫 $T_1WI(C)$、$T_2WI\ FS(D、E)$示左股骨下段及胫骨上段地图状混杂 T_1、T_2 信号,横断面 $T_2WI\ FS(F)$示左股骨下段混杂 T_2 信号

【诊断要点】

①病变主要发生于骨干和干骺端,多由潜水减压病、镰状细胞贫血、戈谢病(Gaucher disease)、尼曼-皮克病(Niemann-Pick disease)、动脉硬化、血管炎及化学治疗所致;②主要症状为四肢肌肉关节疼痛、活动障碍,急性骨梗死剧烈疼痛;③X线和CT显示骨端松质骨内(股骨中下段、胫骨中上段好发)条带状及斑点状高密度影,且条带状高密度硬化多围绕成环形或不规则地图状;④MRI显示梗死灶呈地图状混杂 T_1、T_2 信号,周围见部分长 T_1、短 T_2 低信号包绕,如病变周围为 T_2WI 高信号包绕,则多因病灶周缘充血水肿所致。⑤骨外形不变,一般周围软组织无肿胀。

【鉴别诊断】

(1) 内生软骨瘤:多见于四肢短管骨,呈圆形或卵圆形,内部见斑点状钙化;MRI破坏区内部可见透明软骨信号。

(2) 骨纤维结构不良:多为单骨发病,病变部位呈"磨玻璃样"或囊状膨胀性改变。

(3) 血液病骨髓浸润:血液病骨髓浸润也可导致 MRI 信号广泛改变,但无骨梗死疾病表现出的地图样边缘。

第七节   剥脱性骨软骨炎

剥脱性骨软骨炎见图 7-7-1、图 7-7-2。

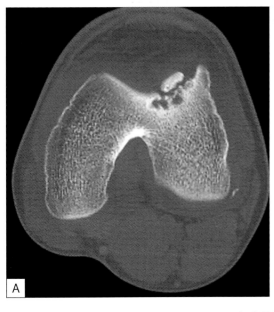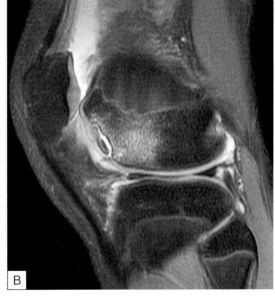

图 7-7-1   左膝关节剥脱性骨软骨炎

男性,23 岁,左膝关节疼痛 4 年,局部肿胀。A. CT 横横断面示左股骨外侧髁前缘局限性骨质缺损,前方见条块状"游离"骨块;B. MRI 矢状面 PDWI FS 示外侧髁前方分离骨块周围环绕水肿样高信号影

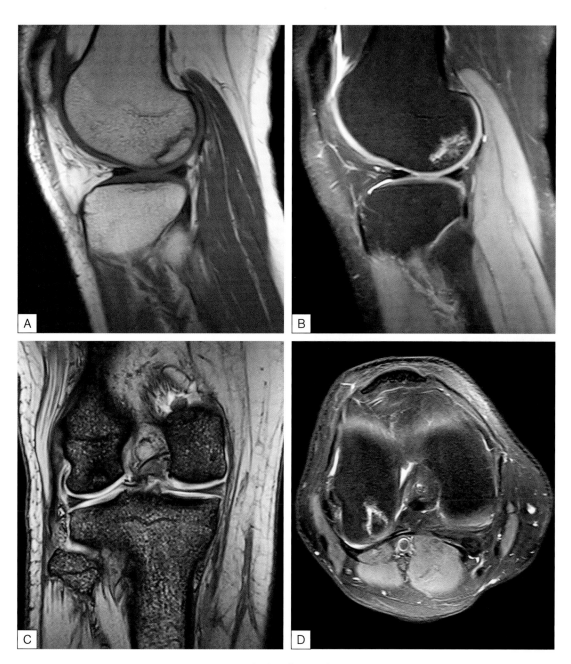

图 7-7-2　右膝关节剥脱性骨软骨炎

男性,22 岁,右膝关节疼痛 2 年,局部肿胀。A~D. MRI 平扫 T₁WI 矢状面、PDWI FS 矢状面、冠状面、横断面示外侧髁后方尚未游离骨块周围环绕水肿样高信号影

【诊断要点】

①病变好发于青少年男性,多与外伤、关节过度使用及遗传因素有关,是发生于关节凸面的局限性关节软骨下骨质缺血坏死;②本病好发于股骨内外侧髁,主要症状为关节疼痛、活动受限、弹响、绞锁等;③X 线和 CT 表现:早期,可见关节软骨下高密度或正常密度骨块,呈圆形、卵圆形、边缘锐利,长径大小为数毫米至数厘米,周围骨密度减低;后期,当骨块脱落形成关节内游离体时,原骨块所在处可留有局限性骨质缺损,周围见高密度硬化边;④MRI 有助于剥脱性骨软骨炎的早期诊断及分期。

【鉴别诊断】

退行性骨关节病:多见于老年人,病变范围广泛,游离体为骨赘脱落,无骨质缺损。

第八节　胫骨结节骨软骨病

胫骨结节骨软骨病见图 7-8-1～图 7-8-3。

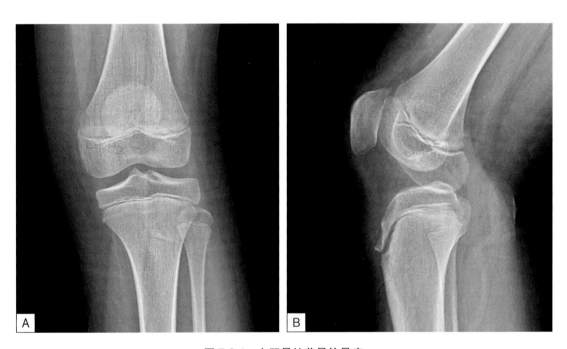

图 7-8-1　左胫骨结节骨软骨病

女性,13 岁,左膝局部疼痛 1 个月,左膝胫骨前压痛明显。A. X 线正位示胫骨近端干骺端重叠处局部密度略高,似可见透亮线影;B. 侧位示胫骨结节骨骺不规则,骨骺线增宽,局部可见碎裂骨片影,前方髌韧带增厚、肿胀

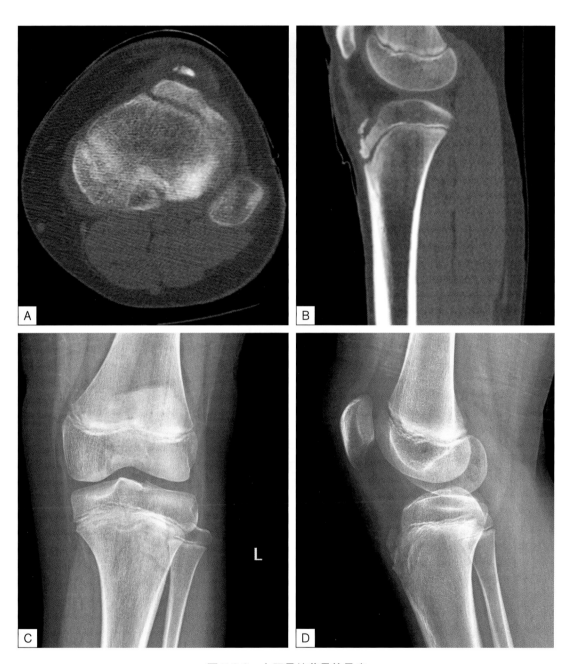

图 7-8-2　左胫骨结节骨软骨病

男性,14 岁,外伤后就诊。A、B. CT 横断面及矢状面示胫骨结节形态不规则,局部可见碎骨片影,髌韧带局部肥厚,周围软组织肿胀不明显;C. 3 个月后复诊,X 线正位示胫骨近端干骺端重叠处局部密度略高,似可见透亮线影;D. 侧位示胫骨结节骨骺不规则,局部可见碎裂骨片影,边缘较光滑,前方髌韧带增厚

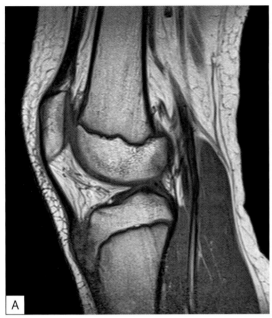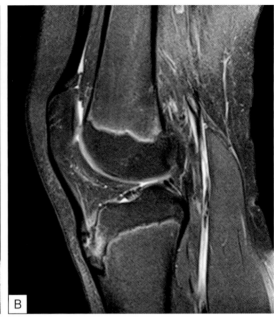

图 7-8-3　左胫骨结节骨软骨病

男性,15 岁,左膝外伤疼痛半年,胫骨前压痛。A、B. MRI 矢状面 T_1WI、T_2WI FS 示胫骨结节处斑片状长 T_1、长 T_2 信号,边界模糊,前方髌韧带完整性欠佳,局部增粗,亦可见斑片状长 T_1、长 T_2 信号

【诊断要点】

①本病又称胫骨结节骨软骨炎,多发于 10~15 岁的青少年,男性多于女性,多为单侧发病,亦可双侧发病(约占 30%),好发于喜爱剧烈运动(如跑跳、球类运动等)的中学生,发病缓慢;②最初主诉为行走时间较长或活动锻炼后膝前方髌韧带附着处疼痛,经休息后可缓解。此后疼痛逐渐加剧,做能引起股四头肌收缩或牵拉股四头肌的动作均能引起疼痛;③X 线及 CT 显示胫骨结节骨骺处一个或数个游离的碎骨片影,胫骨结节前方软组织肿胀及髌韧带肥厚;④MRI 可见胫骨结节处水肿、碎裂及周围骨质水肿,髌韧带形态、信号异常。

【鉴别诊断】

(1) 胫骨结节撕脱骨折:有明确急性外伤病史,局部软组织肿胀更明显;行 X 线检查可见胫骨结节撕脱移位。

(2) 骨骺变异:可在部分青少年行 X 线检查时偶然发现,表现为局部出现多个骨骺,一般由多个骨化中心形成所致,局部无任何不适症状,多可鉴别。

(张欲翔　刘淼　赵建　赵静品)

第八章 骨关节化脓性感染

第一节 急性化脓性骨髓炎

急性化脓性骨髓炎见图 8-1-1~图 8-1-7。

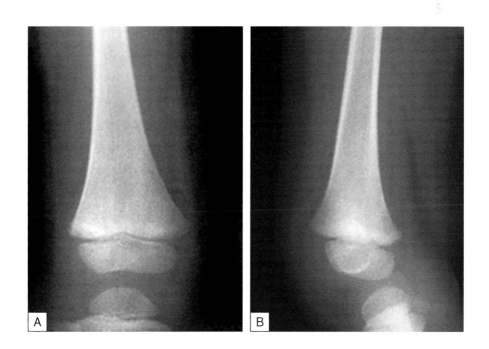

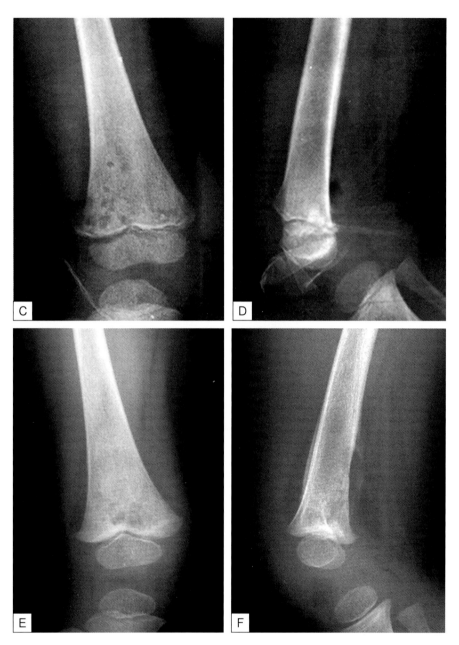

图 8-1-1　急性化脓性骨髓炎

男性,4 岁,右膝肿痛 7 天。A、B. X 线平片示右股骨远端骨质未见明显异常,股骨周围软组织略肿胀;C、D. 第 18 天后 X 线平片示股骨远侧干骺端斑点样骨质破坏,似虫蚀样改变,未见明显骨膜反应,周围软组织肿胀;E、F. 第 30 天后 X 线平片示股骨远侧干骺端大片状骨质破坏,周围可见骨膜反应,后方骨膜掀起,周围软组织肿胀

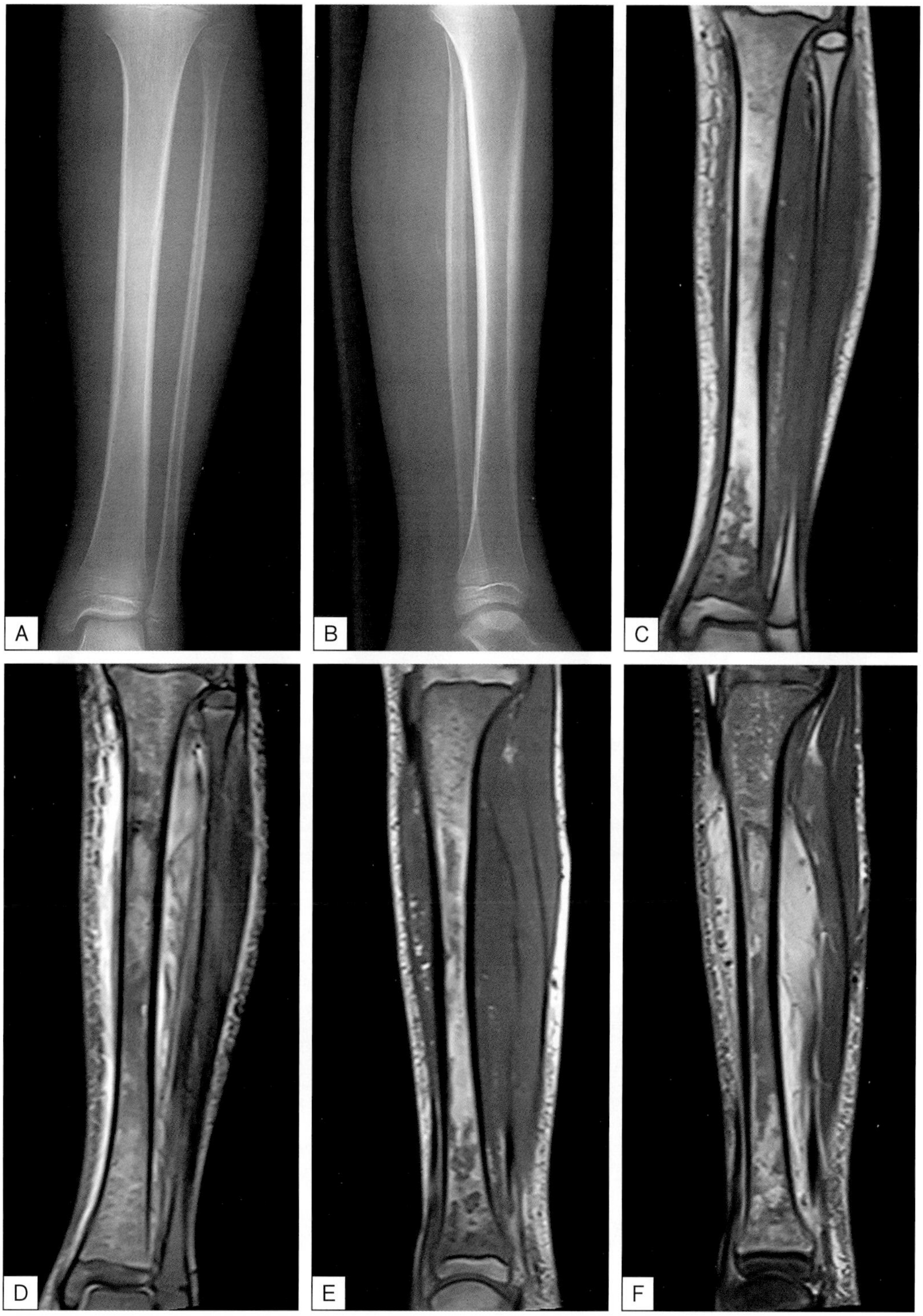

图 8-1-2 急性化脓性骨髓炎

女性,10 岁,左小腿肿痛 1 周。A、B. X 线平片示左胫骨骨质未见明显异常,周围软组织肿胀,肌间隙不清;C~F. MRI 冠状面 T_1WI、T_2WI FS(C、D)和矢状面 T_1WI、T_2WI FS(E、F)示胫骨骨干骺端及骨干及髓腔斑片状 T_1WI 低信号,病灶区 T_2WI 呈高信号,骨皮质尚连续,周围软组织呈弥漫性长 T_1、长 T_2 信号

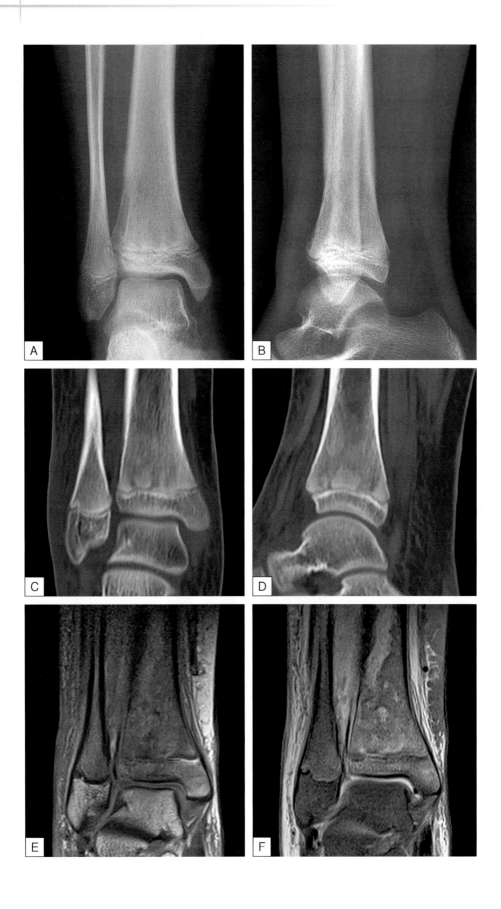

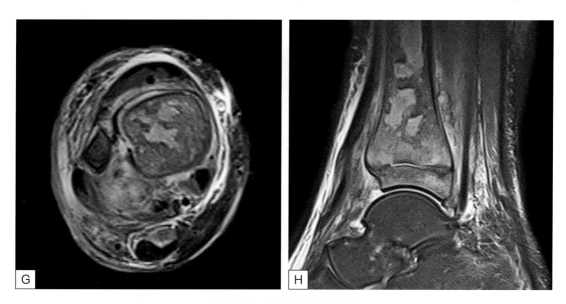

图 8-1-3　急性化脓性骨髓炎

女性,11 岁,右小腿下段肿痛 10 天。A~D. X 线平片及 CT 冠状面、矢状面示胫骨远侧干骺端密度欠均匀,可见纵行条状、斑点样骨质破坏,密度减低;E~H. MRI T_1WI(E)、T_2WI FS(F~H)示胫骨远侧干骺端及髓腔斑片状长 T_1、长 T_2 信号,周围软组织弥漫性肿胀

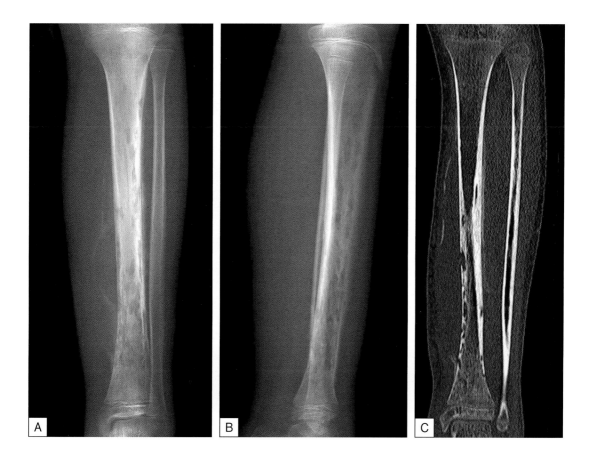

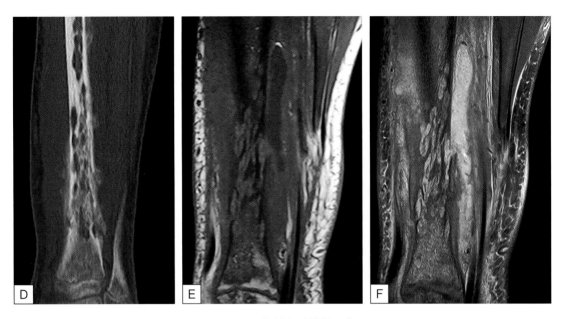

图 8-1-4   急性化脓性骨髓炎

男性,9岁,左小腿肿痛 20 余天。A~D. X 线平片及 CT 冠状面示左侧胫骨骨干及干骺端弥漫性骨质破坏,可见多发小条状死骨形成,骨皮质破坏、断裂,周围可见骨膜反应,内侧骨膜掀起,其下方呈液体密度,周围软组织肿胀;E、F. MRI 矢状面 T_1WI、T_2WI 示胫骨远侧骺端及髓腔斑片状长 T_1、长 T_2 信号,其内多发条状死骨,均呈 T_1、T_2 低信号,周围可见骨膜反应,周围脓肿形成,呈长 T_1、长 T_2 信号,周围软组织弥漫性肿胀

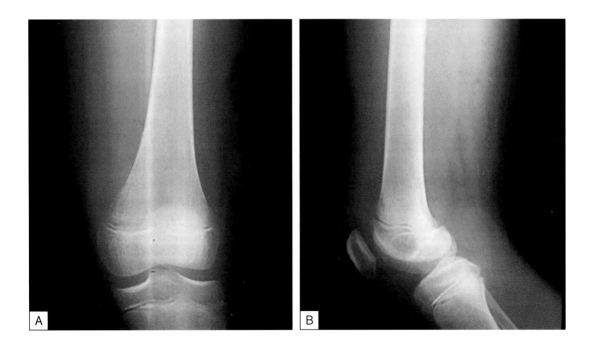

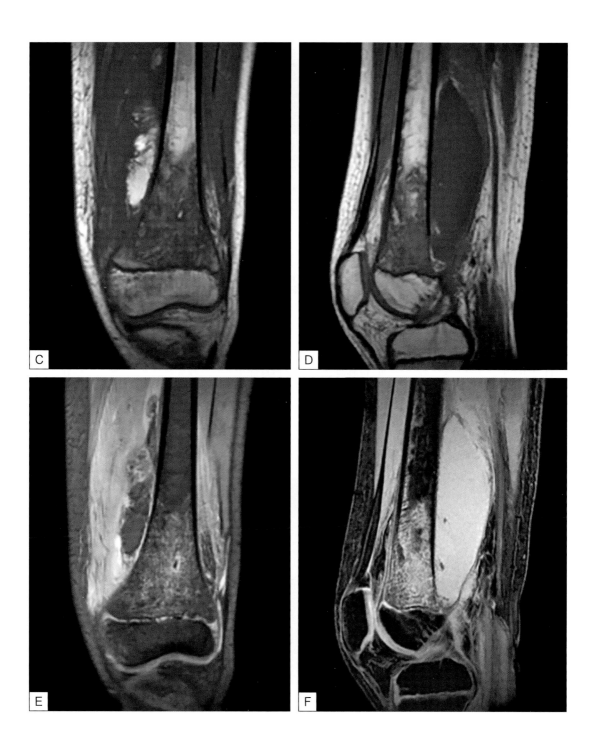

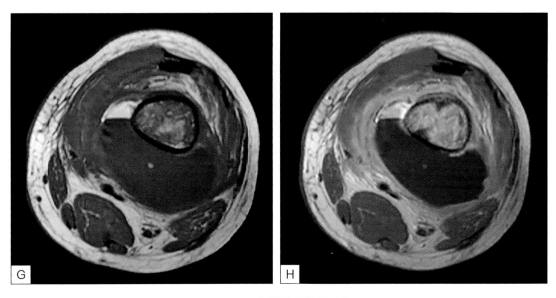

图 8-1-5   急性化脓性骨髓炎

男性,13岁,左大腿肿痛1周。A、B. X线平片示股骨远侧干骺端内侧局部密度略低,周围软组织略肿胀;
C~H. MRI 平扫 T_1WI 冠状面、矢状面、横断面(C、D、G)示股骨干骺端髓腔骨质破坏,后方可见脓肿形成,
股骨内侧软组织处可见 T_1 高信号,T_2WI FS 冠状面、矢状面(E、F)示股骨干骺端髓腔骨质破坏,呈 T_2 高信号,
后方脓肿形成,股骨内侧 T_1 高信号区 T_2 FS 呈明显低信号,考虑脂肪组织,增强扫描(H)示股骨髓腔、脓肿
壁及周围软组织明显强化,后方脓腔未见强化

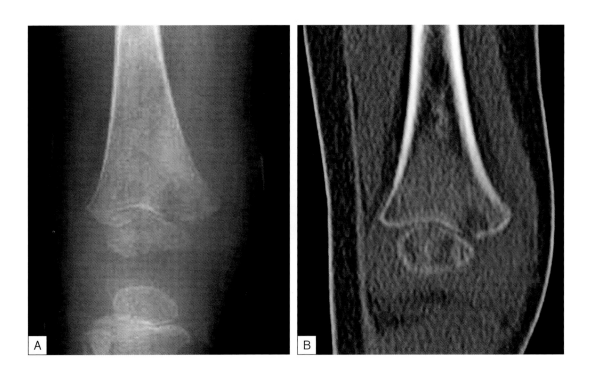

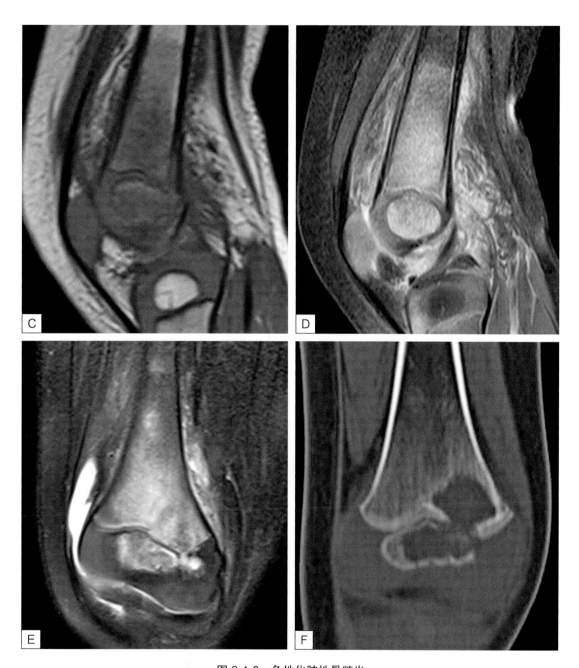

图 8-1-6　急性化脓性骨髓炎

男性,1.5 岁,右大腿肿痛 10 天。A. X 线平片示股骨远侧干骺端内侧骨质破坏,周围软组织肿胀;B. CT 冠状面示股骨干骺端内侧骨质破坏,骨骺软骨板受累;C~E. MRI 平扫 T$_1$WI 矢状面(C)、T$_2$WI FS 冠状面、横断面(D、E)示股骨干骺端及骨骺处骨髓大范围水肿,骨质破坏累及骨骺软骨板,周围软组织肿胀;F. 保守治疗 6 周后,CT 冠状面示股骨干骺端及骨骺处骨质破坏范围明显增大,周围骨质稍硬化,周围软组织肿胀

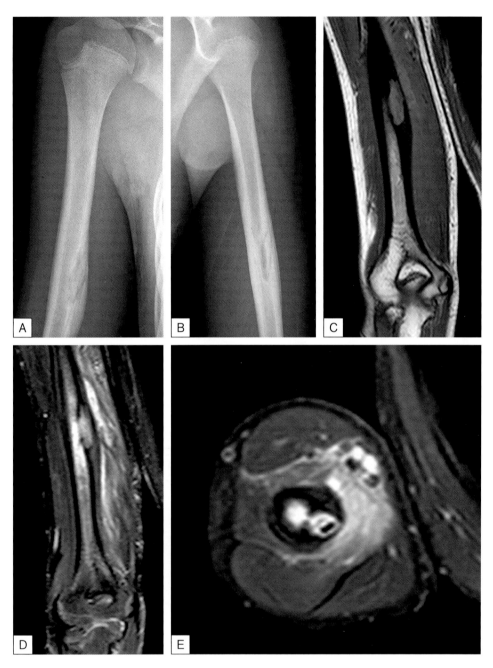

图 8-1-7 急性化脓性骨皮质脓肿（累及骨髓）

男性，14 岁，右上臂肿痛 2 个月。A、B. X 线平片示右肱骨干内侧骨皮质处椭圆形骨质破坏区，其内可见条状死骨，其周围可见致密骨膜新骨形成梭形包壳；C~E. MRI 冠状面 T_1WI 及 T_2WI FS（C、D）示右肱骨干内侧骨皮质脓腔呈 T_2WI 高信号、T_1WI 等信号，边界清楚，肱骨干髓腔及病灶周围软组织呈大片状类似信号改变，边缘模糊，行钆剂增强扫描横断面（E）示骨皮质脓腔、骨髓腔及周围软组织异常信号灶明显强化，同时，骨皮质脓腔内可见部分死骨片

【诊断要点】

①病变多见于儿童及青少年,起病急骤,进展迅速,症状明显;②病变好发于长骨干骺端,也可见于骨干;③早期X线平片表现阴性或仅见软组织肿胀;随后出现骨质破坏、死骨及骨膜增生,病变周围软组织肿胀或伴脓肿形成,少数干骺端病变可穿破骺板累及骨骺,甚至破坏关节软骨而侵入关节;④CT对小的骨质破坏病灶的显示有明显优势;⑤MRI可显示髓腔内和骨周软组织的炎性浸润,对周围脓肿显示有优势,特别是能准确评价局部脂肪受累范围,对观察邻近关节是否受累亦较敏感。

【鉴别诊断】

(1) 尤因肉瘤:好发于长骨骨干,呈中心性、浸润性破坏,边缘模糊,髓腔扩张,无死骨形成,骨膜反应呈"洋葱皮"样或放射状,CT、MRI显示髓腔内正常髓腔为软组织肿瘤替代,对放疗高度敏感,临床上有低热、白细胞增高等表现但抗炎治疗无效。

(2) 朗格汉斯细胞组织细胞增生症:好发于长骨骨干或干骺端,病变部位呈囊状或溶骨性破坏,边缘清楚或模糊,周围骨质有不同程度增生硬化,常见层状骨膜增生,MRI可显示穿破骨皮质的软组织肿块和病灶周围组织的水肿反应。

第二节　慢性化脓性骨髓炎

慢性化脓性骨髓炎见图 8-2-1~图 8-2-5。

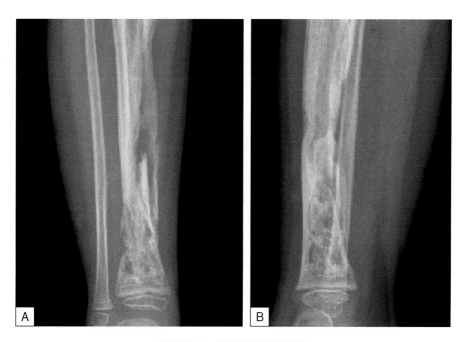

图 8-2-1　慢性化脓性骨髓炎

男性,5岁,胫骨骨髓炎治疗后复查。A、B. X线平片示胫骨中下段骨质破坏,其内可见大块死骨,周围骨质硬化,骨性包壳形成

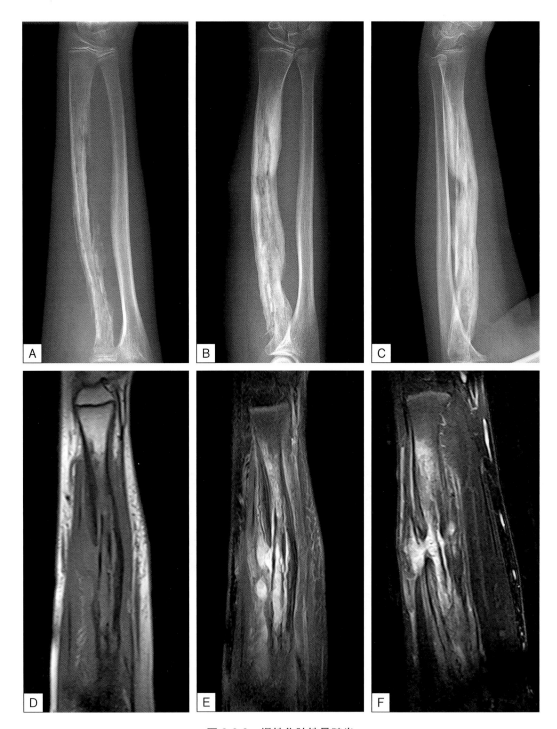

图 8-2-2   慢性化脓性骨髓炎

男性,14 岁,前臂发热肿胀 3 周。A. X 线平片示桡骨干、干骺端髓腔及皮质处多发骨质破坏,可见"袖口"样骨膜反应;B、C. 发病半年后复查,X 线平片示桡骨中段大块死骨,周围骨质硬化,骨性包壳形成,骨性包壳背侧可见低密度影的瘘孔;D~F. MRI 矢状面 T_1WI、T_2WI FS 示桡骨髓腔内死骨均呈条状低信号,死骨周围可见脓腔包绕,呈长 T_1、长 T_2 信号,骨性包壳处均呈 T_1、T_2 低信号,骨性包壳背侧、桡侧瘘孔处可见髓腔内脓腔突向软组织

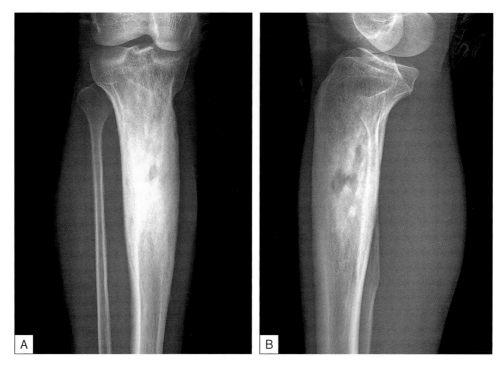

图 8-2-3　慢性化脓性骨髓炎

男性,33 岁,右小腿肿痛 2 年。A、B. X 线平片示右胫骨上段呈梭形增粗,骨皮质增厚、硬化,髓腔密度增高,边缘模糊,其内可见不规则骨质破坏区及条状死骨,右小腿软组织肿胀,肌间隙消失

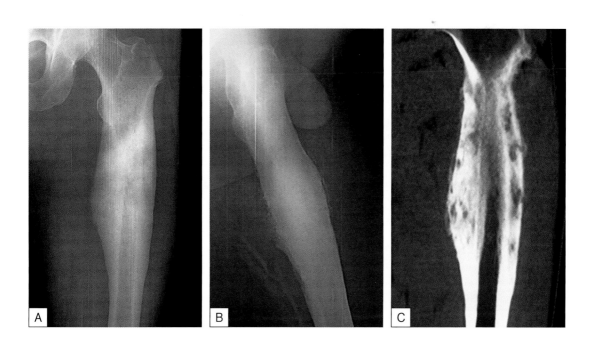

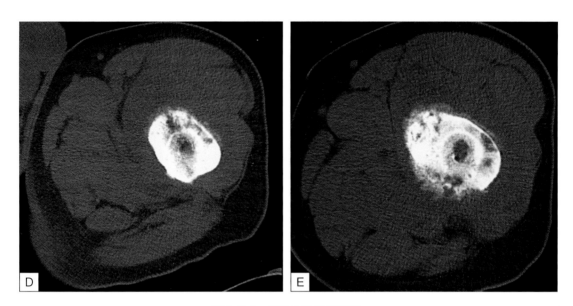

图 8-2-4　慢性化脓性骨髓炎

男性,50岁,左大腿疼痛1年。A、B.X线平片示左股骨中上段呈梭形增粗,骨皮质增厚、硬化,髓腔密度增高,边缘模糊;C~E.CT冠状面及横断面示左股骨中上段皮质不均匀增厚,边缘可见不规则骨膜反应,周围软组织肿胀

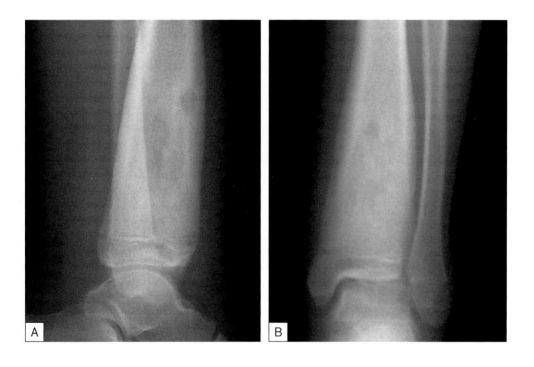

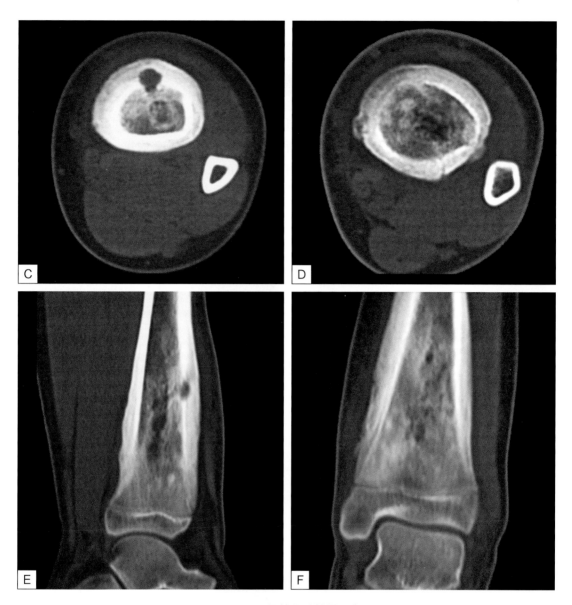

图 8-2-5　慢性化脓性骨髓炎

男性,17 岁,左小腿疼痛半年。A、B. X 线平片示胫骨下段呈梭形增粗,骨皮质增厚、硬化,局部皮质内可见低密度区,髓腔密度增高,边缘模糊;C~F. CT 横断面、矢状面及冠状面示胫骨下段皮质不均匀增厚,前缘局部骨皮质破坏,胫骨周围可见不规则骨膜反应,髓腔密度增高,周围软组织肿胀

【诊断要点】

①急性化脓性骨髓炎如果治疗不及时或治疗不彻底,骨内遗留的感染病灶或死骨迁延超过 3 个月即转为慢性化脓性骨髓炎,患者抵抗力低下时可出现急性发作;②病变主要表现为范围广泛的、浓密的骨质增生硬化,其内可见类圆形慢性脓腔和边缘清楚的死骨,急性发作时可见边缘模糊的骨破坏区,骨膜增生广泛可形成骨包壳,引起病变周围软组织肿胀;③CT 可显示骨质增生硬化病灶中的骨破坏和死骨;④MRI 有助于寻找慢性骨髓炎中的残留活动病灶。

【鉴别诊断】

(1) 慢性硬化性骨髓炎:好发于长骨骨干,骨干梭形增粗,呈局限或广泛的骨质硬化,骨膜增生,皮质增厚,边缘光滑,髓腔狭窄、闭塞,硬化区一般无骨质破坏,亦无死骨形成,病变与正常骨质分界不清。

(2) 骨样骨瘤:好发于长骨骨干皮质内,瘤巢呈圆形或类圆形,瘤巢内可出现钙化,骨内外膜广泛增生硬化致骨干梭形增粗,以瘤巢所在处最明显,甚至掩盖瘤巢。CT 可显示不易发现的瘤巢,MRI 可显示病灶及髓腔和病变周围软组织的水肿反应。

第三节　化脓性关节炎

化脓性关节炎见图 8-3-1~图 8-3-3。

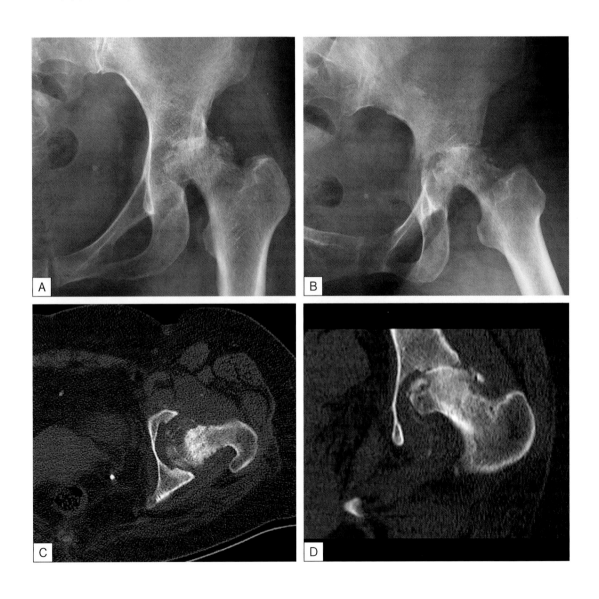

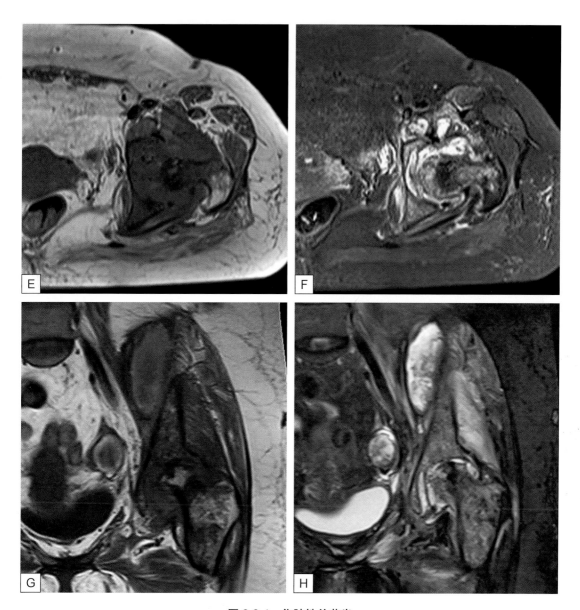

图 8-3-1 化脓性关节炎

女性,48 岁,左髋疼痛 3 个月,间断发热,疼痛加重伴关节活动受限 1 周。A~D. X 线平片及 CT 横断面、冠状面示左侧髋臼及股骨头处骨质破坏,股骨头变扁,密度不均,呈散在分布的斑点样高密度,髋关节间隙明显变窄,关节囊肿胀;E~H. MRI 横断面 T$_1$WI、T$_2$WI FS、冠状面 T$_1$WI 及 T$_2$WI FS 示左侧髋关节及周围软组织内弥漫性 T$_1$WI 低信号、T$_2$WI 高信号影,边缘模糊,关节囊内可见大量液体样信号影,左侧髂窝处可见囊状液体信号

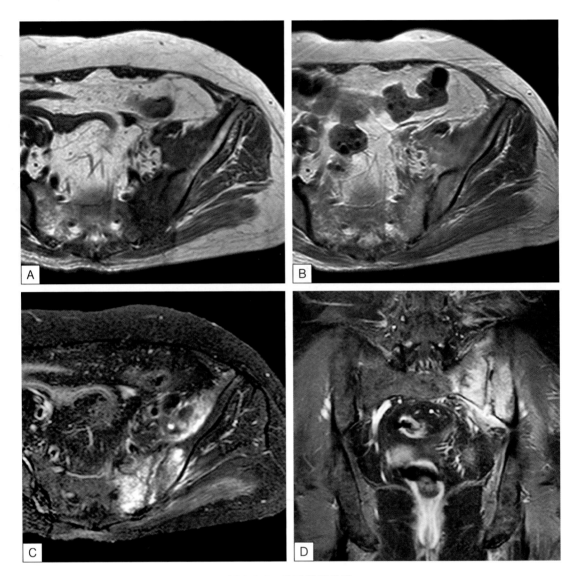

图 8-3-2　化脓性关节炎

女性,60 岁,左侧腰骶部疼痛 1 个月。A~D. MRI 横断面 T_1WI、T_2WI 及 T_2WI FS(A~C)示左侧骶髂关节及其周围软组织内片状 T_2WI 高信号、T_1WI 等低信号影,边缘模糊,行钆剂增强扫描冠状面 MRI(D)示病变明显均匀强化

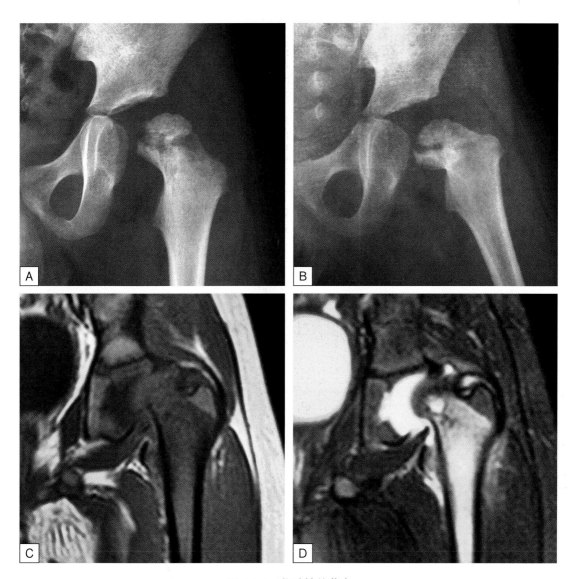

图 8-3-3　化脓性关节炎

男性,3 岁,发热伴左髋疼痛 40 余天。A、B. X 线平片示左股骨头向外上方移位,股骨头颈密度不均匀减低,左髋关节囊肿胀,关节间隙增宽;C、D. MRI 冠状面 T₁WI 及 T₂WI FS 示左股骨头颈及股骨近段及周围软组织内弥漫性 T_1WI 低信号、T_2WI 高信号影,边缘模糊,关节囊内可见大量液体样信号影

【诊断要点】

　　①病变常见于儿童和中年人,男性多于女性,起病急骤、进展快、症状重;②病变好发于膝、髋等承重关节;③病变早期表现为软组织肿胀,关节附近骨质出现骨质疏松,关节软骨被破坏后导致关节间隙狭窄,继而发生骨性关节面破坏和不规则骨硬化,以关节承重区最为明显,感染严重时常累及骨端及干骺端,导致关节出现骨性强直、病理性脱位或半脱位;④CT可显示骨性关节面的破坏和硬化程度;⑤MRI 可显示关节软骨破坏、滑膜增厚、关节积液等征象,增强扫描可显示关节周围炎性肉芽组织的分布情况。

【鉴别诊断】

滑膜型关节结核:起病缓慢、症状轻微,临床上多有肺结核病史。关节附近可出现骨质疏松,发生于关节处的骨质破坏一般从关节边缘开始,关节承重区的软骨通常受累较晚,关节间隙可长期保持,关节周围肌群萎缩。

第四节　化脓性脊椎炎

化脓性脊椎炎见图 8-4-1、图 8-4-2。

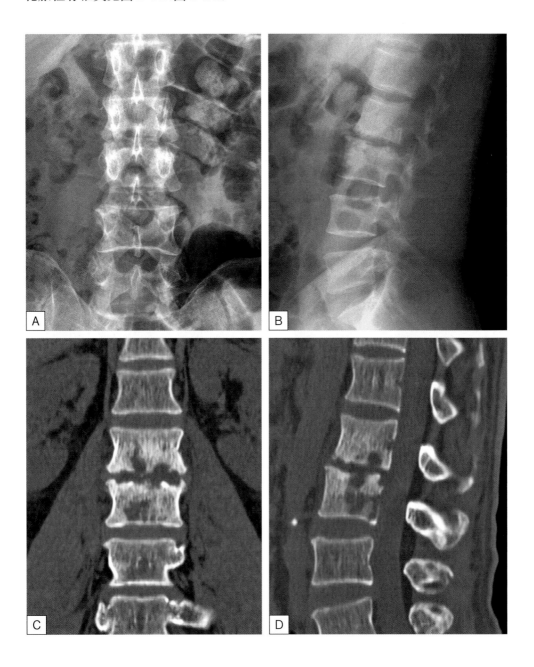

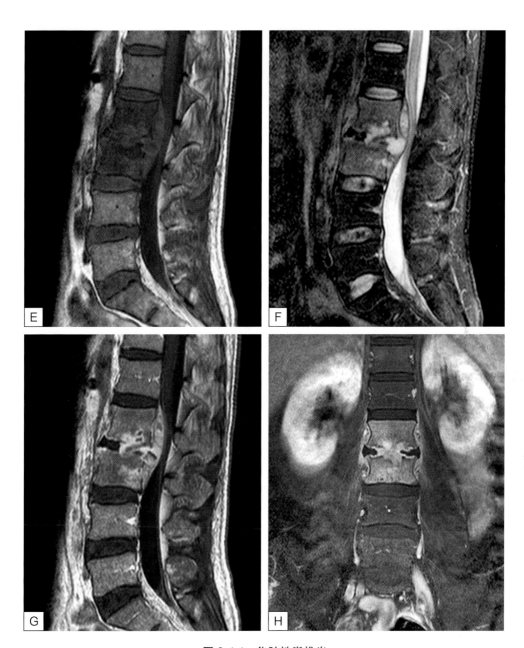

图 8-4-1　化脓性脊椎炎

男性,56 岁,腰痛 2 个月余。A、B. X 线平片示第二、第三腰椎椎间隙狭窄,椎体相对缘毛糙,第二、第三腰椎椎体骨质硬化,第二腰椎椎体稍向后移位;C、D. CT 冠状面及矢状面示第二、第三腰椎椎体可见多发"鼠咬状"骨质破坏区和片状骨质硬化区;E~H. MRI 矢状面 T_1WI、T_2WI FS(E、F)示第二、第三腰椎椎体呈弥漫性信号异常,第二、第三腰椎椎间盘破坏,增强扫描矢状面及冠状面 T_1WI(G、H)示第二、第三腰椎椎间隙、椎体及椎管内硬膜外炎性肉芽组织明显强化,局部可见环形强化小脓腔形成,第二、第三腰椎水平椎管狭窄,马尾神经受压

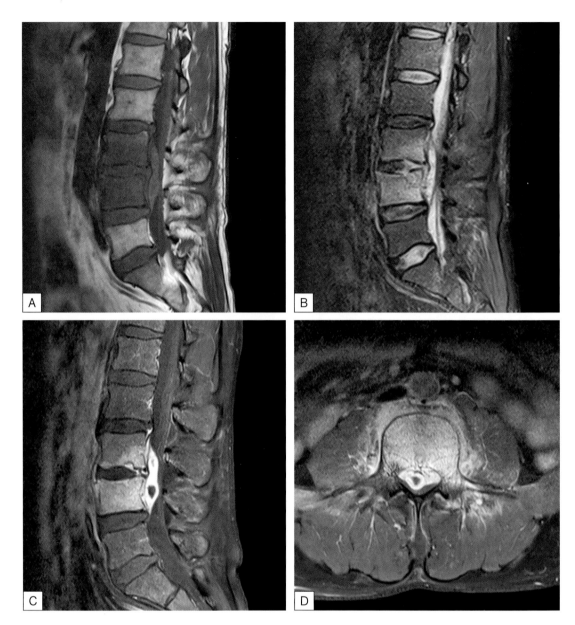

图 8-4-2　化脓性脊椎炎

男性,42 岁,腰痛 1 个月余。A、B. MRI 矢状面 T_1WI、T_2WI FS 示第三、第四腰椎椎体呈弥漫性信号异常,第三、第四腰椎椎间盘破坏,椎体后方硬膜外可见梭形异常信号;C、D. 增强扫描矢状面及横断面 T_1WI 示第三、第四腰椎椎间隙、椎体及椎管内硬膜外炎性肉芽组织明显强化,局部可见小脓腔形成,第三、第四腰椎水平椎管狭窄

【诊断要点】

①病变多见于成年男性,进展迅速、疼痛显著,发病多与脊柱外化脓性病灶、泌尿系统感染、外伤、手术及侵入性检查有关;②病变好发于腰椎,其次为胸椎;③病变节段椎间隙狭窄,椎体终板破坏且伴有明显的椎体骨质增生硬化;④CT可显示骨质破坏的细节和骨质硬化的范围;⑤MRI可显示病变的分布情况及椎管受累的严重程度。

【鉴别诊断】

(1) 脊椎结核:病变进展相对缓慢、症状轻微,临床上多有肺结核或泌尿系统结核病史。病变以慢性、进行性、局限性骨质破坏为主,增生硬化少见,可见沙砾样钙化及死骨,椎旁常见冷脓肿形成,前纵韧带下流注脓肿常引起下位椎体前缘骨破坏,附件受累少见,遗留疾病常为脊柱成角畸形。

(2) 布氏杆菌性脊椎炎:为人畜共患性、地区性传染病,临床上多有相关职业史、病畜接触史。椎间盘及椎体终板破坏导致椎间隙狭窄,引起相邻椎体上下缘骨质破坏伴有明显骨质增生硬化,很少形成椎旁脓肿,可出现椎旁韧带钙化或骨化并可累及小关节。

(陈永忠　王勇　贾晓英　张泽坤)

第九章　骨关节结核

第一节　脊　椎　结　核

脊椎结核见图 9-1-1~图 9-1-7。

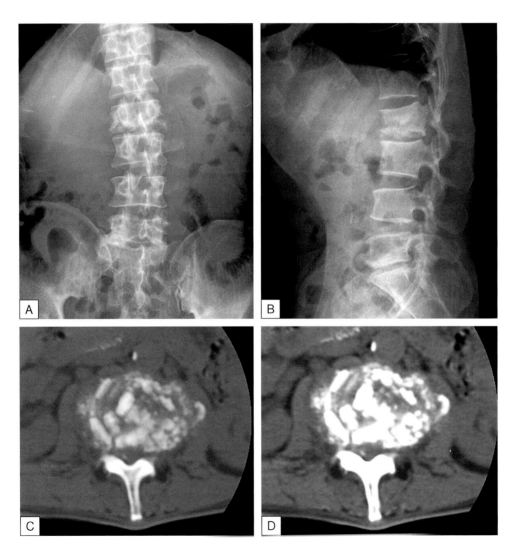

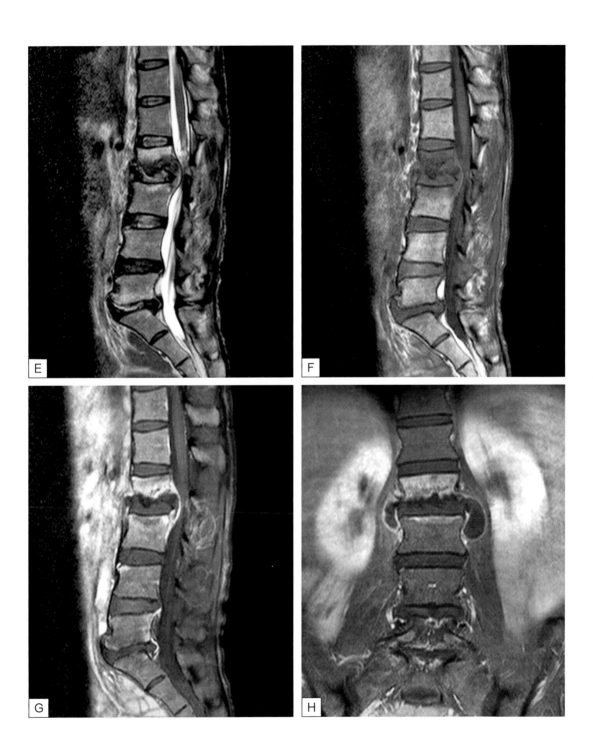

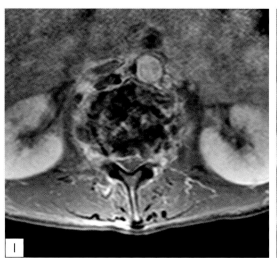
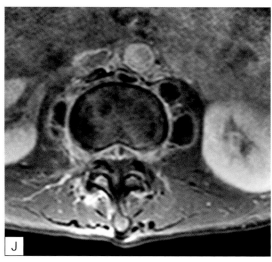

图 9-1-1 脊椎结核

男性,52岁,腰痛半年。A、B. X线平片示第二腰椎椎体下部骨质破坏,密度不均,第二、第三腰椎椎间隙狭窄,椎旁软组织肿胀;C、D. CT横断面骨窗及软组织窗示第二腰椎椎体下部骨质破坏、多发沙砾样钙化及死骨;E~J. MRI矢状面 T_2WI、T_1WI 及增强扫描矢状面、冠状面、横断面示第二腰椎椎体信号异常,下部骨质破坏,累及第二、第三腰椎椎间盘及第三腰椎椎体上部,椎旁软组织肿胀、明显强化,可见冷脓肿形成,脓肿壁环形强化,第二、第三腰椎水平椎管狭窄,马尾神经受压

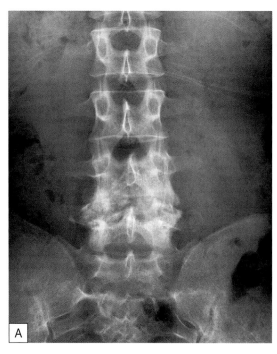
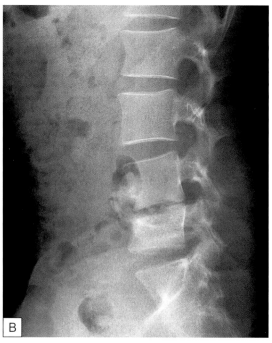

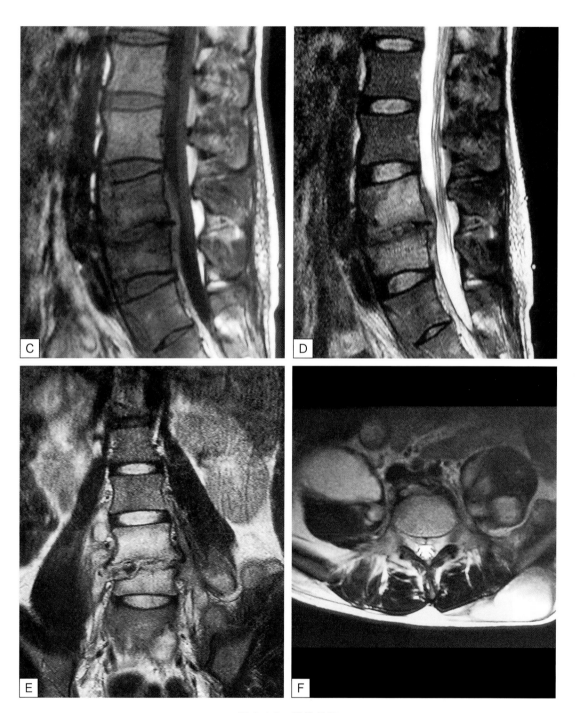

图 9-1-2　脊椎结核

男性,24 岁,腰背部疼痛 1 年,发现左骶髂关节肿物 3 个月。A、B. X 线平片示第四、第五腰椎椎体相对缘骨质破坏,密度不均,第四、第五腰椎椎间隙狭窄,椎旁软组织肿胀;C~F. MRI 矢状面 T_1WI、T_2WI 及冠状面、横断面示第四、第五腰椎椎体信号异常,椎体相对缘骨质破坏,椎旁软组织肿胀,两侧腰大肌及左臀部可见冷脓肿形成,第四、第五腰椎水平椎管狭窄

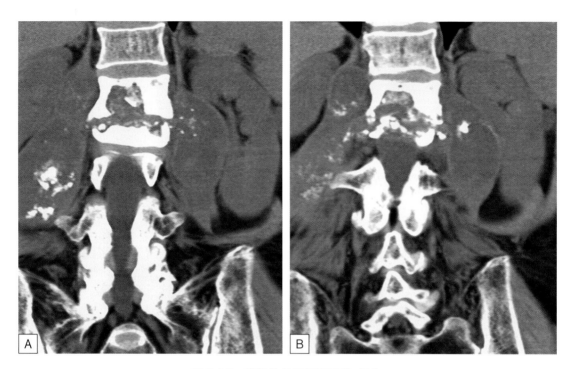

图 9-1-3　脊椎结核伴椎旁脓肿、钙化

男性,40岁,腰痛伴左下肢疼痛2年。A、B. CT 冠状面示第二、第三腰椎椎体相对缘骨质破坏,密度不均,破坏区散在分布斑点样死骨,第二、第三腰椎椎间隙狭窄,椎旁软组织肿胀,脓腔形成,脓腔内散在分布斑点样钙化,肾脏受压移位

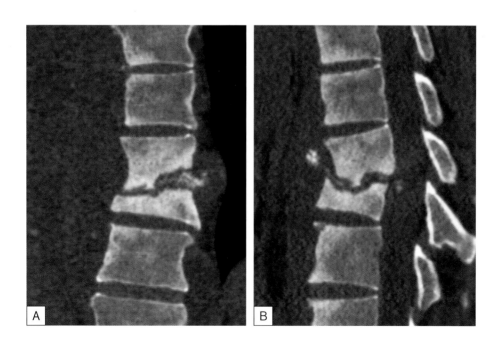

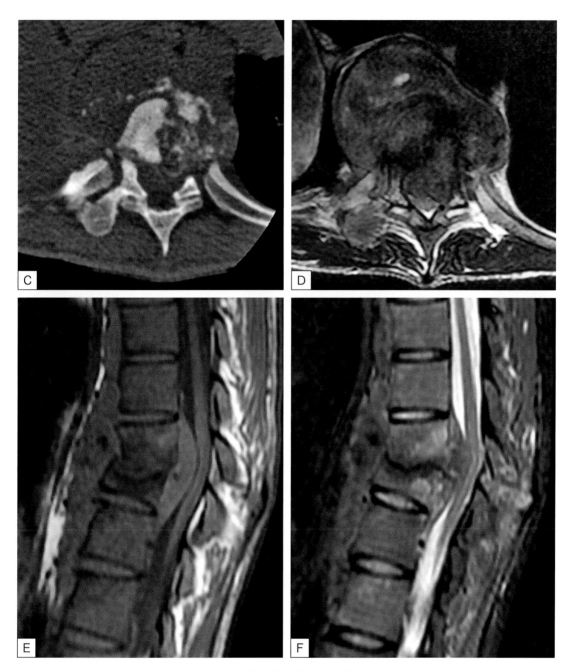

图 9-1-4　脊椎结核伴椎旁脓肿、钙化

男性,29 岁,活动后气喘 6 个月,病情加重伴咳嗽、咳痰及背痛 1 个月。A~C. CT 冠状面、矢状面及横断面示第九、第十胸椎椎体相对缘骨质破坏,密度不均,破坏区散在分布斑点样死骨,第七~第十二胸椎椎体多发硬化,第九、第十胸椎椎间隙狭窄,椎旁大范围脓肿形成;D~F. MRI 横断面 T_2WI、矢状面 T_1WI、矢状面 T_2WI FS 示第九、第十胸椎椎体相对缘骨质破坏、后凸成角,椎间隙狭窄,椎旁大范围脓肿形成,脓腔内呈不均匀稍短 T_2 信号,脓肿突入椎管,椎管变窄引起脊髓受压

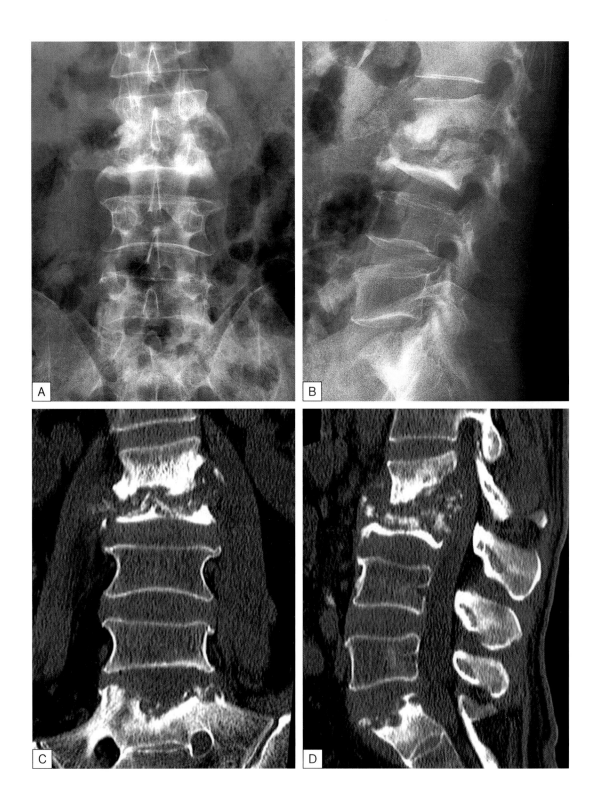

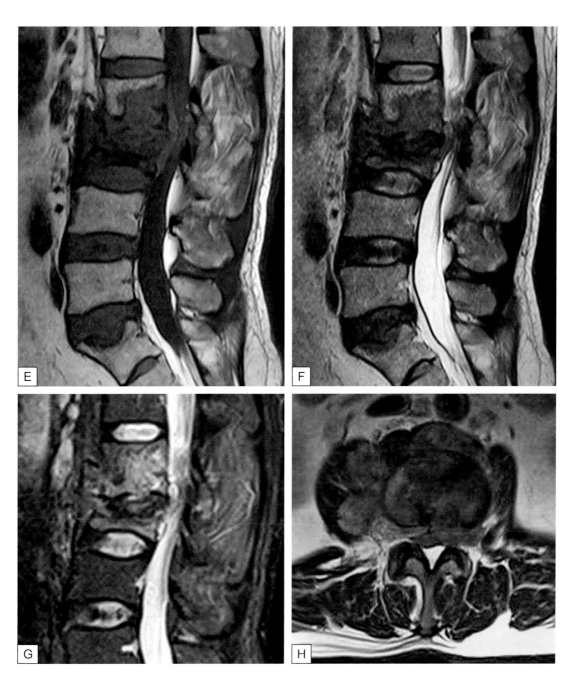

图 9-1-5 多节段脊椎结核

男性,51 岁,腰部疼痛伴双下肢麻木无力 4 个月。A、B. X 线平片示第二、第三腰椎椎体相对缘骨质破坏,椎间隙变窄,第一骶椎椎体上缘密度不均;C、D. CT 冠状面、矢状面示第二、第三腰椎椎体相对缘、第一骶椎椎体上缘骨质破坏,密度不均,骨质硬化,破坏区散在分布斑点样死骨,椎间隙狭窄,椎旁脓肿形成;E~H. MRI 矢状面 T_1WI、T_2WI、T_2WI FS、横断面 T_2WI 示第二、第三腰椎椎体相对缘、第一骶椎椎体上缘骨质破坏,椎间隙狭窄,椎旁脓肿形成,脓腔内呈不均匀稍短 T_2 信号,脓肿突入椎管导致椎管变窄

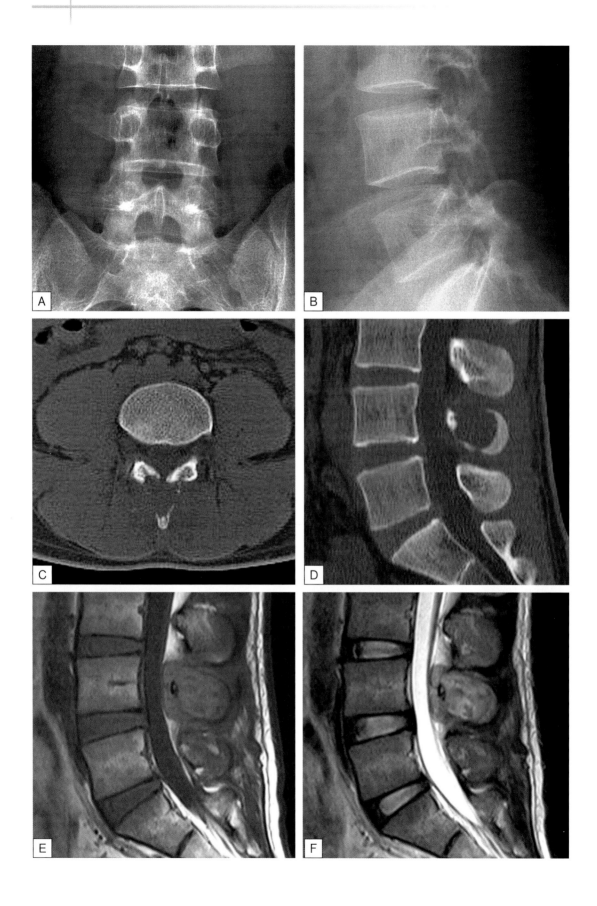

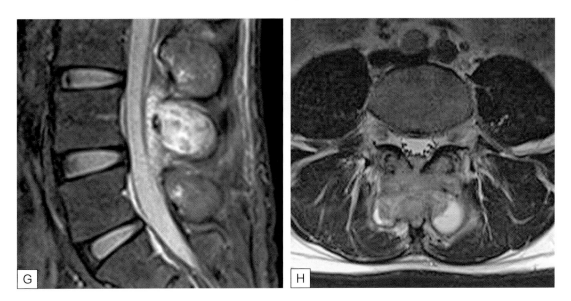

图 9-1-6 脊椎附件结核

男性，25 岁，腰背部疼痛 3 个月。A、B. X 线平片示第四腰椎棘突轮廓显示不清；C、D. CT 横断面、矢状面示第四腰椎棘突溶骨性骨质破坏，边界尚清，周围软组织肿胀；E~H. MRI 矢状面 T_1WI、T_2WI、T_2WI FS、横断面 T_2WI 示第四腰椎棘突骨质破坏，呈 T_1 稍高信号、T_2 高信号，周围有脓肿形成

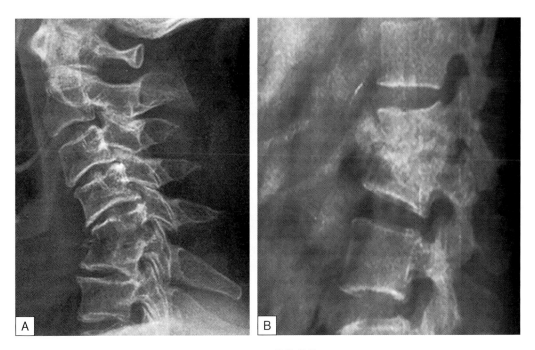

图 9-1-7 脊椎结核

男性，45 岁，颈部疼痛半年余，双上肢麻木 1 个月。A. X 线平片示第五、第六颈椎椎体相对缘骨质破坏，密度不均，椎间隙变窄消失，颈椎后凸畸形，椎前软组织肿胀明显。男性，32 岁，腰部疼痛 1 年余，双下肢憋胀 3 个月。B. X 线平片示第三、第四腰椎椎体相对缘骨质破坏，密度不均，椎间隙变窄消失，局部椎管变窄，腰椎后凸畸形

【诊断要点】

①病变多见于成人,进展缓慢、症状轻微,临床上多有肺结核或泌尿系统结核病史;②病变好发于腰椎;③X线平片显示椎体结构破坏及椎间隙狭窄;④CT显示骨质破坏的范围,沙砾样钙化、死骨的出现及椎旁脓肿的形成;⑤MRI显示骨结构、椎间盘、椎管的受累程度及椎旁冷脓肿的波及范围。

【鉴别诊断】

(1)化脓性脊椎炎:多见于成年男性,临床症状重,椎间盘破坏明显,椎体骨质破坏与硬化并存,炎性肉芽组织强化较均匀,硬膜外脓肿较常见。

(2)骨转移瘤:临床上有原发肿瘤病史,易累及附件结构,虽椎体结构破坏明显但椎间盘保留,可有软组织肿块,无椎旁冷脓肿。

(3)骨质疏松骨折:常见于老年人,临床上有全身多骨骨质疏松的表现,以单椎体骨折常见,椎间盘一般不受累,无骨质破坏,无椎旁脓肿。

第二节　关 节 结 核

关节结核见图9-2-1~图9-2-8。

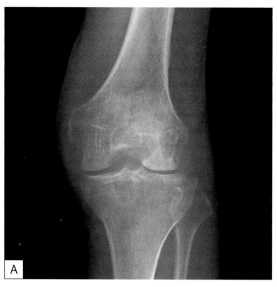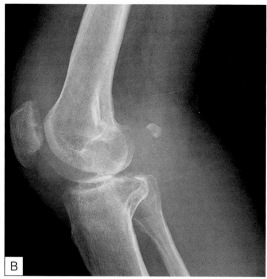

图9-2-1　左膝关节结核(滑膜型)

男性,60岁,左膝关节疼痛半年。A、B. X线平片示左膝诸骨呈轻度骨质疏松表现,关节囊明显肿胀,胫股关节边缘非承重面、股骨髁及胫骨髁后部骨质呈侵蚀性破坏

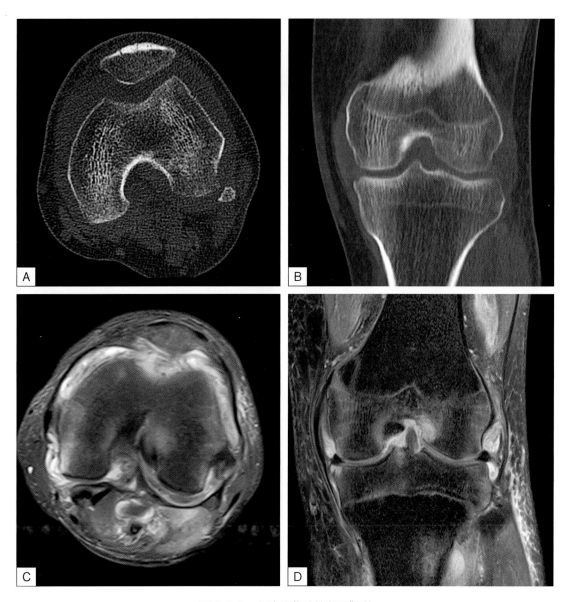

图 9-2-2　左膝关节结核(滑膜型)

男性,39 岁,左膝关节疼痛 9 个月。A、B. CT 横断面、冠状面示股骨、胫骨非承重部位轻度骨质疏松,胫骨内侧平台边缘骨呈侵蚀状,关节囊肿胀;C、D. MRI 横断面、冠状面 PDWI FS 示股骨、胫骨软骨下骨髓水肿,胫骨内侧平台边缘骨呈侵蚀性破坏,关节囊明显肿胀,滑膜明显增厚

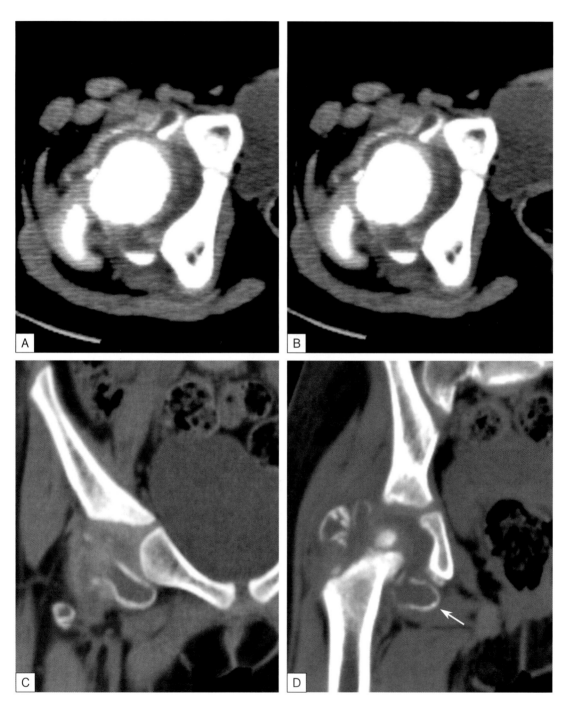

图 9-2-3 右髋关节结核(滑膜型)

女性,5 岁,跛行及右髋关节疼痛 1 年余。A~D. CT 横断面(A、B)及冠状面(C、D)示右髋关节囊明显肿胀,脓肿形成,边缘可见弧形钙化(箭)

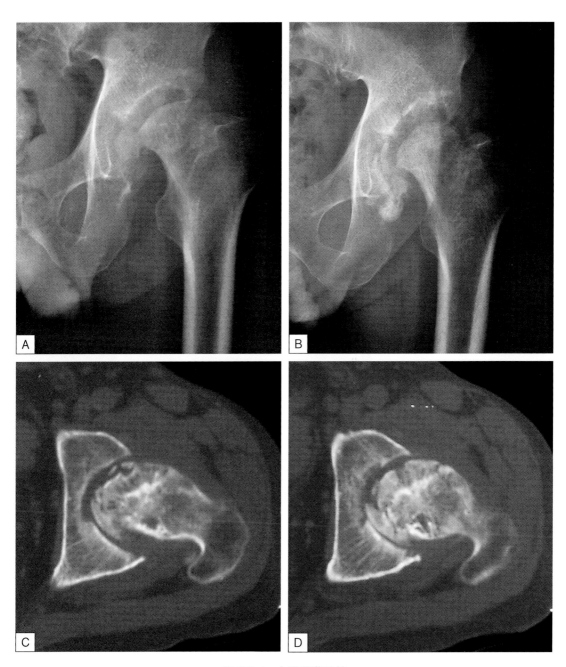

图 9-2-4　右髋关节结核

男性,60 岁,间断发热 3 年,伴左髋关节疼痛 3 个月。A、B. 1 个月前及当前 X 线平片示左髋关节骨质疏松,髋臼缘及股骨头处可见骨质破坏,边缘毛糙,关节腔内可见团片状高密度影,关节囊肿胀、间隙增宽,病变有所进展;C、D. 1 个月前及当前 CT 横断面示左股骨头变扁、碎裂,关节囊肿胀

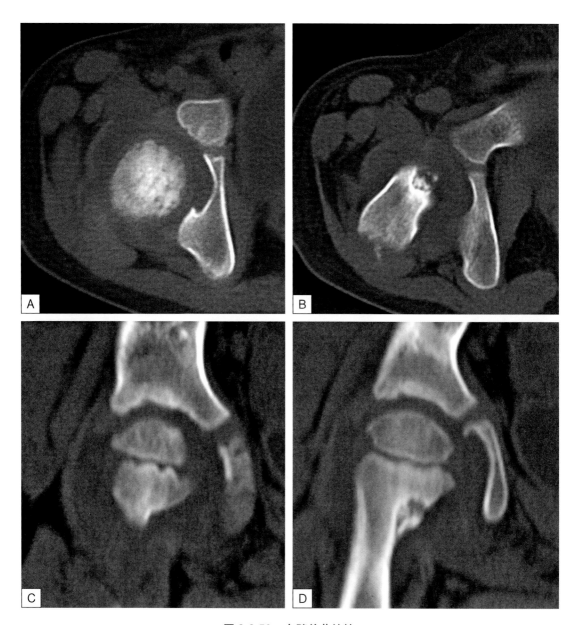

图 9-2-50　右髋关节结核

男性,5 岁,右膝关节疼痛 1 年,查体右髋关节"4"字征阳性。A~D. CT 平扫及重建示右髋关节囊明显肿胀,右股骨颈可见骨质破坏,边缘稍硬化,局部可见沙砾样死骨

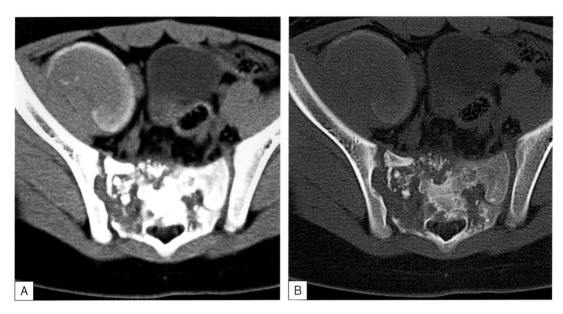

图 9-2-6　右侧骶髂关节结核

男性,8 岁,右下腹疼痛 4 个月。A、B. CT 横断面示右侧骶髂关节骨质破坏,骶骨破坏区内散在分布斑点样死骨,右侧髂窝区脓肿中央呈低密度信号影,脓壁呈环状高密度信号影,边界清楚

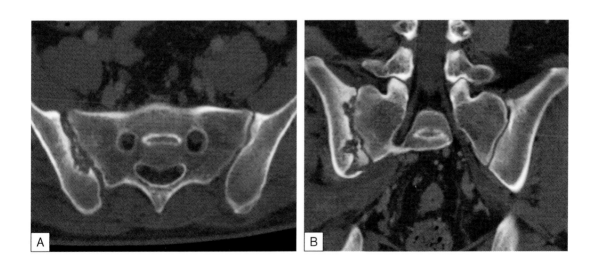

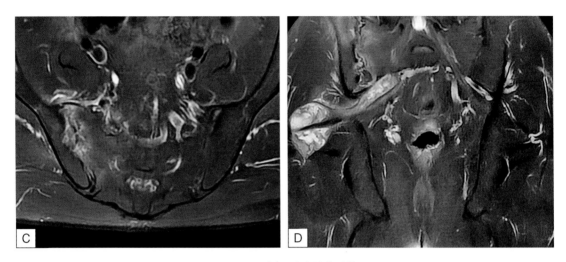

图 9-2-7　右侧骶髂关节结核

男性,26 岁,间断右侧下腰部疼痛 2 周。A、B. CT 横断面、冠状面示右侧骶髂关节骨质破坏,髂骨破坏区内散在分布斑点样死骨;C、D. MRI 横断面及冠状面 T_2WI FS 示右侧骶髂关节骨质破坏,骶髂关节呈不均匀长 T_2 信号影,沿梨状肌走行形成脓肿,呈不均匀长 T_2 信号影

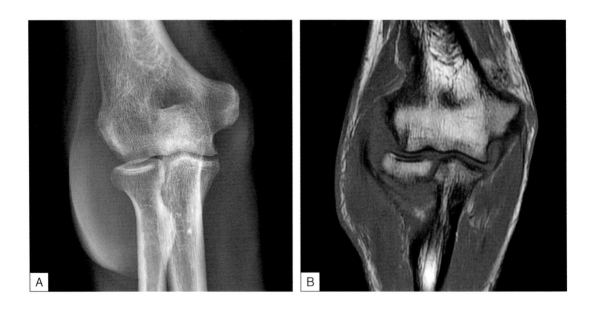

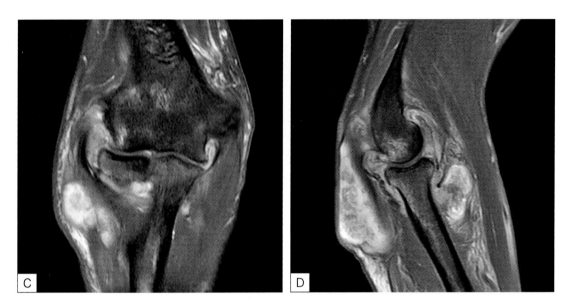

图 9-2-8 右肘关节结核

男性,80 岁,右肘发现肿块 6 个月且肿块逐渐增大。A. X 线平片示肘关节外侧软组织椭圆形高密度影;B~D. MRI 平扫冠状面 T_1WI、冠状面 PDWI FS、矢状面 PDWI FS 示肘关节骨端软骨下多发骨髓水肿,关节边缘明显,关节滑膜增厚,肘关节后外侧有皮下脓肿形成,呈不均匀长 T_2 信号

【诊断要点】

①该病起病隐匿,病程较长;②该病好发于髋、膝、踝等大关节,分滑膜型关节结核和骨型关节结核两种,以前者多见;③X 线平片显示关节周围软组织肿胀,关节间隙增宽或不对称性变窄,关节端骨质疏松,较少出现硬化,关节边缘可见“鼠咬状”骨破坏,边缘锐利,死骨少见;④CT 可显示骨破坏的部位、大小及关节囊积液的程度;⑤MRI 可显示滑膜增生、关节积液、关节软骨和软骨下骨破坏及骨髓水肿的程度。

【鉴别诊断】

(1) 化脓性关节炎:病变进展迅速,临床表现为病变早期关节软骨破坏、关节间隙狭窄甚至消失,关节面破坏常以承重部位为著,病变晚期可形成骨性强直。

(2) 色素沉着绒毛结节性滑膜炎(pigmented villonodular synovitis,PVNS):好发于膝关节和踝关节,病程长,临床表现为滑膜增厚形成结节或肿块;股骨或胫骨内外髁边缘有侵蚀性、溶骨性破坏,一般无硬化边,亦无死骨或骨膜增生,滑膜病变出现 T_2WI 低信号含铁血黄素对诊断有帮助。

第三节 骨 结 核

骨结核见图 9-3-1~图 9-3-4。

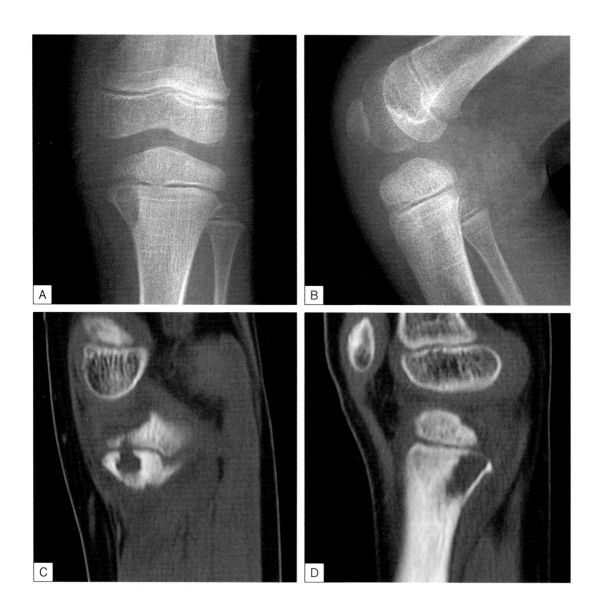

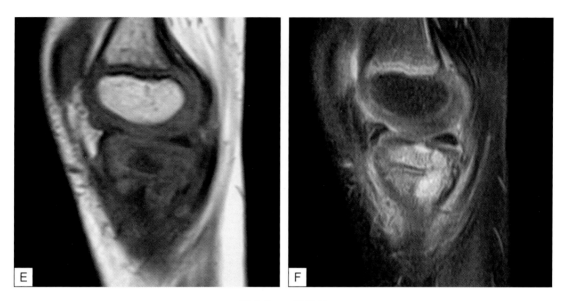

图 9-3-1 骨结核

女性,6 岁,左膝疼痛 3 个月余。A、B. X 线平片示胫骨内侧干骺端椭圆形骨质破坏,破坏区跨越骨骺软骨板,胫骨内侧骨骺密度减低;C、D. CT 冠状面、矢状面示胫骨内侧干骺端骨质破坏,破坏区跨越骨骺软骨板侵及骨骺;E、F. MRI 矢状面 T_1WI、T_2WI 示胫骨干骺端破坏,呈等 T_1、长 T_2 信号,病变侵及骨骺,关节软骨未见明显异常,周围软组织肿胀

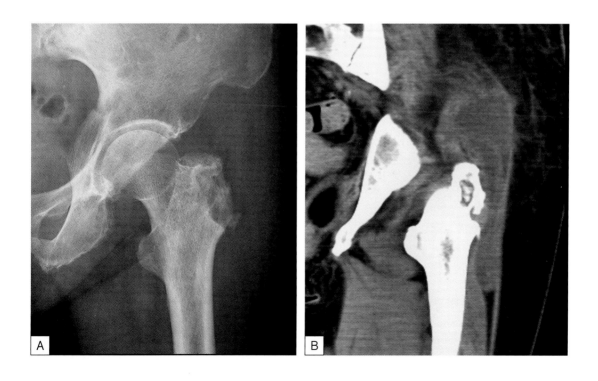

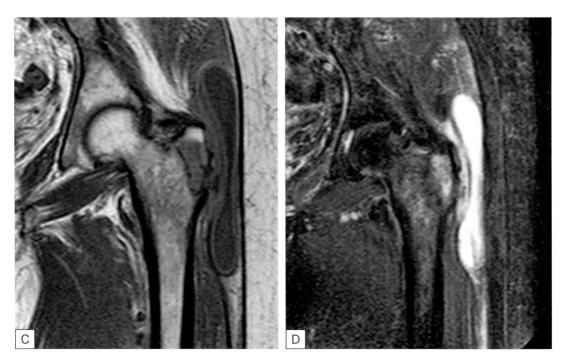

图 9-3-2　骨结核（边缘型）

女性，82岁，左髋部疼痛半年。A. X线平片示左侧股骨大粗隆边缘"虫蚀样"骨质破坏伴薄层硬化边，局部可见钙化点和小的死骨片；B. CT冠状面示左侧股骨大粗隆骨质缺损伴沙砾样钙化，大粗隆外侧可见脓肿呈低密度信号影，其下部可见点状钙化；C、D. MRI冠状面 T₁WI 及 FS-T₂WI 示左侧股骨大粗隆骨质缺损及其周围骨髓水肿，大粗隆外侧冷脓肿呈 T₂WI 高信号、T₁WI 低信号，脓肿壁较薄

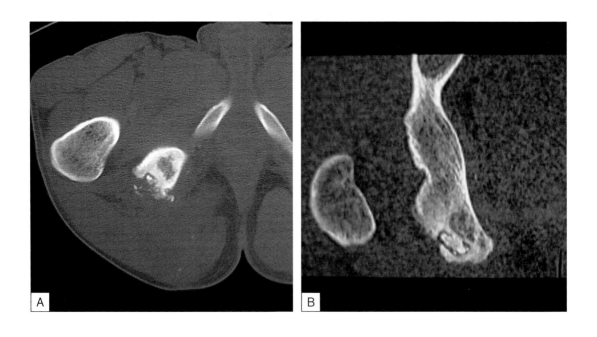

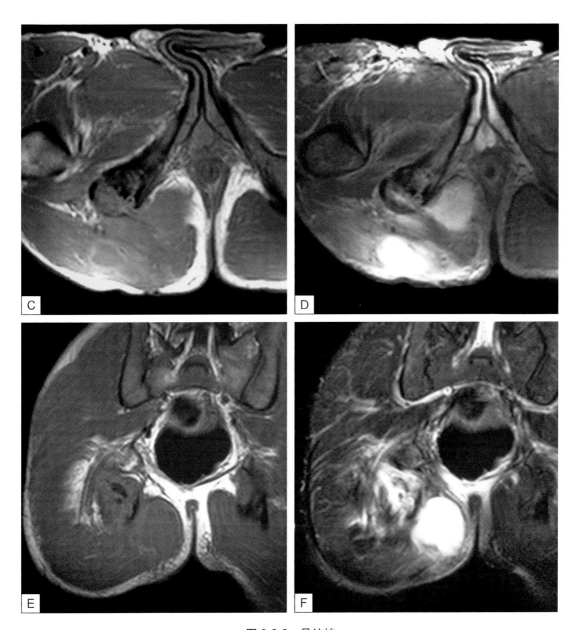

图 9-3-3　骨结核

男,34 岁,右臀部疼痛 10 余天。A、B. CT 横断面及冠状面示右侧坐骨结节骨质破坏,并见沙砾样死骨,右臀部可见脓肿呈低密度信号影,其内可见点状钙化;C~F. MRI 横断面及冠状面 T_1WI、T_2WI FS 示右侧坐骨结节骨质破坏,右臀部侧冷脓肿呈 T_1WI 低信号、T_2WI 高信号

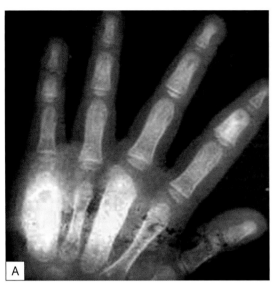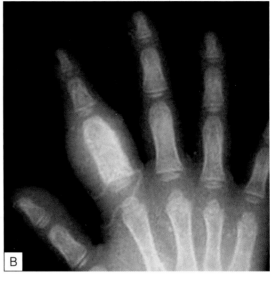

图 9-3-4　骨结核

A、B. X 线平片示左手第三、第五掌骨,示指中节指骨及右手示指近节指骨骨干增粗,骨质硬化,呈膨胀性改变,周围软组织肿胀

【诊断要点】

①病变多见于儿童和青少年,症状轻微、病程较长;②病变好发于管状骨骨骺和干骺端,一般为单侧发病,分为中心型病变和边缘型病变两种,发生于干骺端的结核两种类型均有,骨骺结核则多为中心型;③X 线平片显示中心型病变形成横跨骺线的破坏区,边缘部分硬化,为该病的特征性表现;边缘型病变多见于骺板愈合后的干骺端,表现为局部骨质侵蚀、凹形骨质缺损,可伴有薄层硬化边;④CT 可显示骨质破坏的范围、沙砾样钙化及死骨的出现;⑤MRI 可显示骨破坏周围骨质改变、冷脓肿累及的范围和邻近关节受累的情况,对骨髓水肿及周围软组织肿胀的显示敏感。

【鉴别诊断】

(1) 骨囊肿:好发于骨干或干骺端,病变常呈中心性生长,其长径与骨干长轴一致,边缘清晰锐利,腔内无死骨或钙化,亦无骨膜增生。

(2) 软骨母细胞瘤:好发于青少年,病变一般位于骨骺区,病灶较小,多呈圆形或类圆形,有硬化边,边缘清楚,瘤内可见斑点状、环状钙化。

(3) 骨巨细胞瘤:多见于 20~40 岁成人,好发于长骨骨端或骨突部,病变常呈偏向性、膨胀性生长,边缘多较清晰,一般无硬化边,无骨膜增生,瘤内亦无死骨或钙化。

(4) 内生软骨瘤:病变多呈偏心性、膨胀性生长,内见多发点状、弧状、环状钙化,少有骨膜反应。

(陈永忠　王勇　贾晓英　张泽坤)

第十章 骨肿瘤与肿瘤样病变

第一节 骨 瘤

骨瘤见图 10-1-1~图 10-1-3。

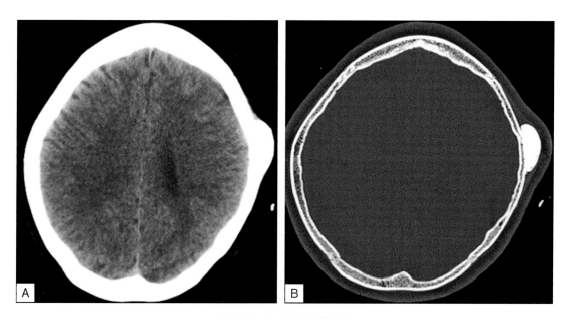

图 10-1-1 左侧顶骨骨瘤

女性，39 岁，自幼左侧头皮包块，无疼痛。A、B. CT 横断面示左侧顶骨骨性密度肿块，表面光滑，基底部与颅骨外板关系密切，颅骨未见骨质破坏，周围未见软组织肿块形成

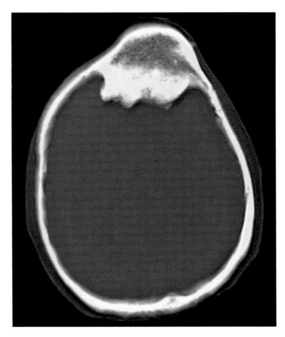

图 10-1-2　额骨骨瘤

男性,62 岁,额部发现质硬肿物 30 余年。CT 骨窗示
额部正中偏左与颅骨内外板相连的向颅内、外突出
的骨性密度影,边缘清楚,内部呈松质骨样密度

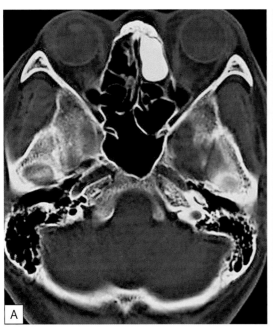

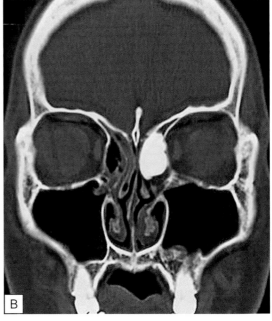

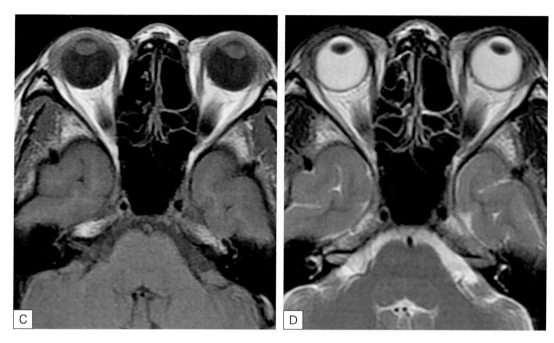

图 10-1-3　筛窦骨瘤

男性,40 岁,眼球突出、复视伴疼痛 20 余天。A、B. CT 骨窗横断面和冠状面示左侧前组筛窦局部筛板消失,见团块状致密影,边缘清楚;C、D. MRI 横断面 T_1WI、T_2WI 示左侧前组筛窦局部团块状极低信号区,边缘清楚

【诊断要点】

①病变可发生于任何年龄段,一般无症状,多于检查时偶然发现;②病变部位多为单纯骨性肿块,位于骨表面(外生性)或骨内(内生性);③肿块边界清楚,无邻近骨质破坏和软组织肿块;④根据骨瘤的密度,通常将骨瘤分为密质型、松质骨型和混合型;⑤颅骨是骨瘤的好发部位,其中松质骨型骨瘤因骨组织多少的不同,骨质密度差异较大。

【鉴别诊断】

(1) 骨样骨瘤:通常症状明显,临床有周围软组织炎症反应的表现,多有瘤巢。

(2) 骨软骨瘤:病变部位通常位于软骨化骨,一般以长骨多见,有软骨帽。

(3) 颅骨脑膜瘤:病变部位通常增生硬化明显,有软组织肿块且有明显的脑膜增厚和强化。

(4) 额骨内板增生症:常见于停经后的妇女,临床表现为额骨内板明显增厚并呈不规则"波浪状"。

(5) 朗格汉斯细胞组织细胞增生症:常见于青少年,临床有疼痛症状,病变部位颅骨通常无明显膨胀,有"穿凿样"骨质破坏,边缘清楚,常伴周围软组织肿块和肿胀。

(6) 表皮样囊肿:病变部位通常位于颅缝位置,边缘清楚、光滑有硬化,CT 显示囊内呈低密度但较混杂。

第二节　骨样骨瘤

骨样骨瘤见图 10-2-1、图 10-2-2。

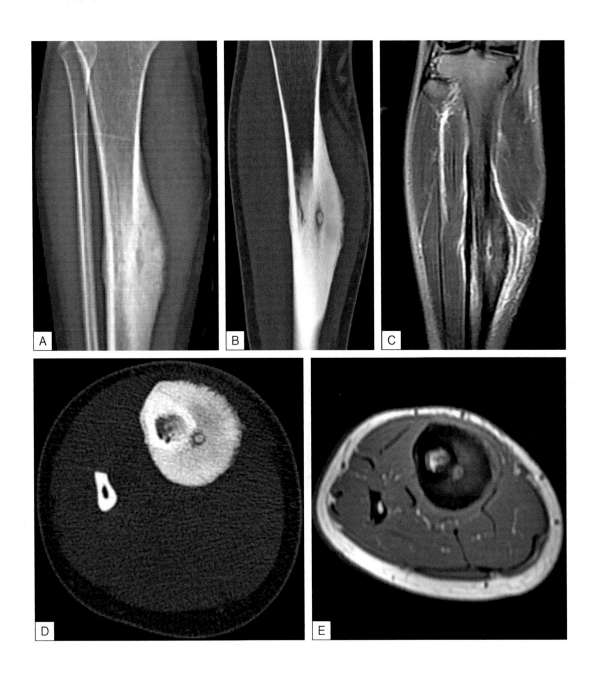

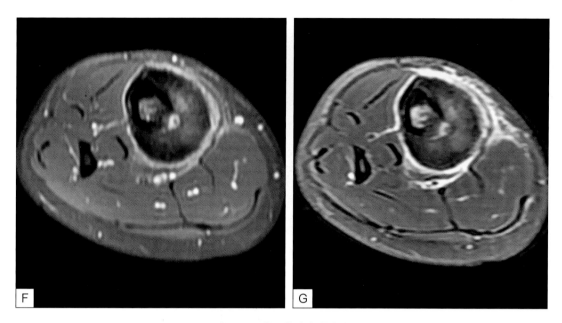

图 10-2-1　右胫骨中段骨样骨瘤

女性,14 岁,右小腿疼痛不适、发现肿块 1 周。A. X 线平片示右侧胫骨中段内侧骨皮质广泛性增厚,其中可见透亮区;B、D. CT 冠状面及横断面示偏侧性骨皮质增厚,其中可见透亮区和透亮区中央钙化,骨髓腔明显狭窄,未见明确软组织肿块形成;C、E～G. MRI 冠状面 T$_1$WI(C)示增厚骨皮质中央低信号结节,结节在横断面 T$_2$WI 上(E、F)呈稍高信号,可见环绕胫骨的带状高信号,边界不清,增强 T$_1$WI(G)示中央结节明显强化,骨髓腔和周围软组织呈带状强化

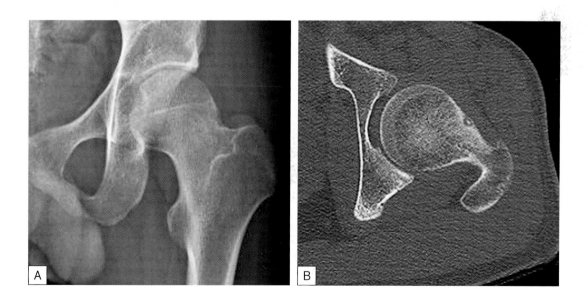

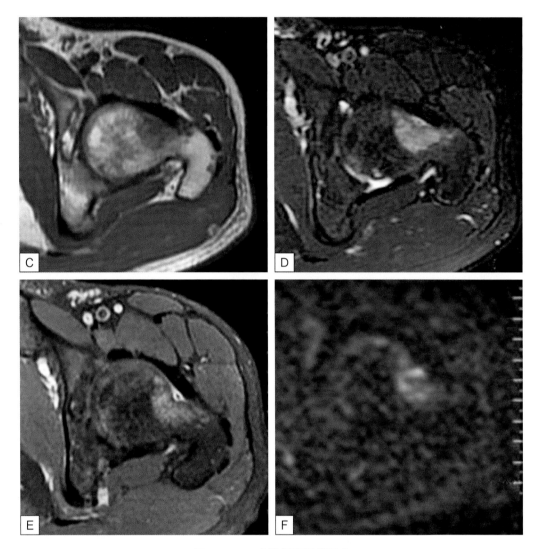

图 10-2-2　左股骨颈骨样骨瘤

男性,18 岁,左侧髋关节疼痛 5 个月。A、B. X 线平片及 CT 横断面示左侧股骨颈外侧皮质增厚,其中可见微小卵圆形透亮区内点状高密度影,周边骨皮质增厚,无明确软组织肿块形成;C~F. MRI 横断面 T_1WI、T_2WI FS 及 DWI 示病灶呈长 T_1、长 T_2 信号影,周围可见广泛骨髓水肿,弥散呈稍高信号

【诊断要点】

①病变可发生于任何年龄,以 5~24 岁的青少年男性多见。②70% 以上的病变发生在长管状骨,一般下肢骨多于上肢骨,骨干多于干骺端,骨骺和关节内少见;其中,关节囊内骨样骨瘤好发于股骨颈。③剧烈的持续性疼痛、夜间痛是其典型临床症状;位于关节囊内的骨样骨瘤有其不同的临床特点,通常表现为关节酸胀,疼痛症状不明显,也不表现出典型的夜间痛,患者症状与活动无关。④典型的影像学表现为病灶呈中央圆形或卵圆形透亮区(瘤巢),大小一般不超过 1.5cm,中心发生钙化,病灶区周围出现广泛性骨皮质增厚及软组织肿胀。关节囊内骨样骨瘤的影像学表现与典型骨样骨瘤不同,其病灶一般较小,无明显骨膜增生,

因此容易漏诊。但通常可见邻近关节区多量关节囊积液。MRI 显示明显而广泛的骨髓水肿，对诊断有重要意义。⑤注射造影剂后骨样骨瘤的瘤巢区可强化，以 MRI 显示最佳。

【鉴别诊断】

（1）慢性骨髓炎：患骨常呈广泛性增生硬化，一般无瘤巢。

（2）皮质内脓肿：影像学表现与骨样骨瘤类似，但无瘤巢钙化，MRI 对其鉴别有帮助，中央脓肿一般不强化。

（3）疲劳性骨折：患者通常有明确病史且与骨样骨瘤的疼痛方式不同。影像学表现为皮质常呈环形增厚，隐约可见骨折线，一般无瘤巢和瘤巢钙化。

（4）朗格汉斯细胞组织细胞增生症：与骨样骨瘤相比，其骨质破坏和软组织肿块常较明显。

（5）滑膜炎：关节囊内骨样骨瘤常因关节囊内出现大量积液而被误诊为滑膜炎。MRI 发现骨髓水肿对诊断有提示价值，仔细寻找微小的瘤巢对明确诊断很重要。

第三节 骨母细胞瘤

骨母细胞瘤见图 10-3-1~图 10-3-3。

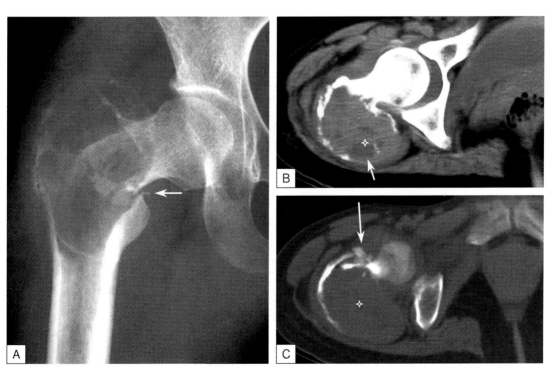

图 10-3-1 右股骨骨母细胞瘤

女性，29 岁，右髋疼痛 1 年余，加剧伴活动障碍 20 天。A. X 线平片示右股骨上段、大转子囊样膨胀性骨质破坏，边界尚清楚，硬化不明显，有菲薄的骨壁存在。股骨颈病理性骨折（箭）；B、C. CT 横断面示病变区为膨胀性骨质破坏，骨壁有部分缺如，髓腔被软组织密度影所取代，密度不均，CT 值为 36~57Hu，其中可见多个小囊变区，周围骨质有轻度局限性硬化，骨外未见软组织肿块，关节囊内见少量积液。股骨颈病理性骨折清晰显示（箭）

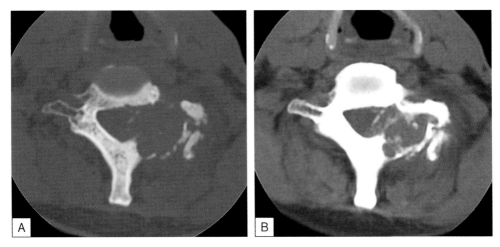

图 10-3-2　第七颈椎椎体骨母细胞瘤

男性,68 岁,颈部疼痛 4 年伴左上肢麻木无力 1 个月。A、B. CT 横断面示第七颈椎椎体左侧椎弓膨胀性骨质破坏区,边界清楚,其内可见点片状钙化,周围骨质增生硬化,骨皮质破坏,累及邻近椎管

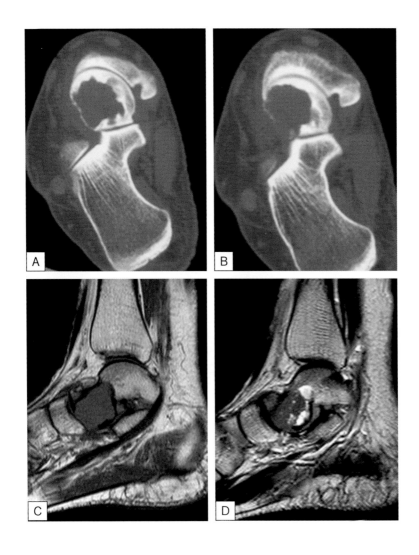

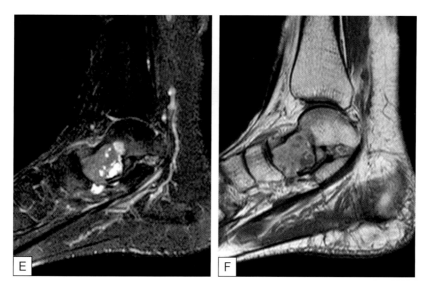

图 10-3-3 右距骨骨母细胞瘤合并动脉瘤样骨囊肿

女性,41 岁,右踝部扭伤 1 年。A、B. CT 横断面示距骨中心轻度膨胀性骨质破坏,病灶边缘骨质轻度硬化,可见骨嵴,骨壳不完整,病灶内呈软组织密度伴点片状钙质样高密度影;C~E. MRI 矢状面示病灶内呈不均匀性长 T_1、长 T_2 信号,可见液-液平面;F. 增强 MRI 示病灶内明显强化

【诊断要点】

①70% 的骨母细胞瘤见于 10~30 岁的青少年,男女发病率约为 2∶1。②其中,局限性疼痛是其最常见的临床表现,疼痛通常较轻,无骨样骨瘤夜间加重的表现及服用水杨酸类药物后缓解的特点。③该病好发于脊柱、长管状骨、颅面骨及手足骨,椎体附件是其好发部位,肿瘤常呈偏心性生长并累及椎体附件;其中,发生在长骨部位的病变又以股骨和胫骨常见,75% 的病变发生在骨干,其余见于干骺端,骨骺罕见。④根据影像学表现的不同,可将该病分为溶骨性骨母细胞瘤、成骨性骨母细胞瘤和混合性骨母细胞瘤。其中,发生在长管状骨处的肿瘤以溶骨性骨母细胞瘤较为多见,肿瘤多起源于髓腔,呈囊样膨胀性骨质破坏,为圆形或椭圆形,边界清楚,常有钙化,周围骨质伴有轻度增生硬化。⑤"单侧骨皮质插入征"是诊断骨母细胞瘤的有价值的征象之一。⑥CT 显示病灶内出现钙化对诊断有较大价值。⑦MRI 显示广泛骨髓水肿和邻近关节积液、软组织肿胀等对诊断有较大帮助。

【鉴别诊断】

(1)骨巨细胞瘤:常见于成人,发病年龄在 20~40 岁,好发于骨端关节面下。临床表现为病变骨膨胀明显,病灶中央因反复出血造成含铁血黄素沉积,MRI 可见斑片状低信号。

(2)动脉瘤样骨囊肿:常以膨胀性骨质破坏为主,病灶内部缺少实质成分,可见液-液平面。

(3)骨样骨瘤:成骨性骨母细胞瘤须与骨样骨瘤鉴别,后者病灶常 <1.5cm,具有明确的夜间疼痛和服用水杨酸类药物缓解的病史。

（4）转移瘤：发病年龄较大，通常有原发肿瘤史，肿瘤周围骨髓水肿少见。

（5）骨结核：常累及椎间盘和相邻椎体。

第四节　骨　肉　瘤

骨肉瘤见图 10-4-1~图 10-4-4。

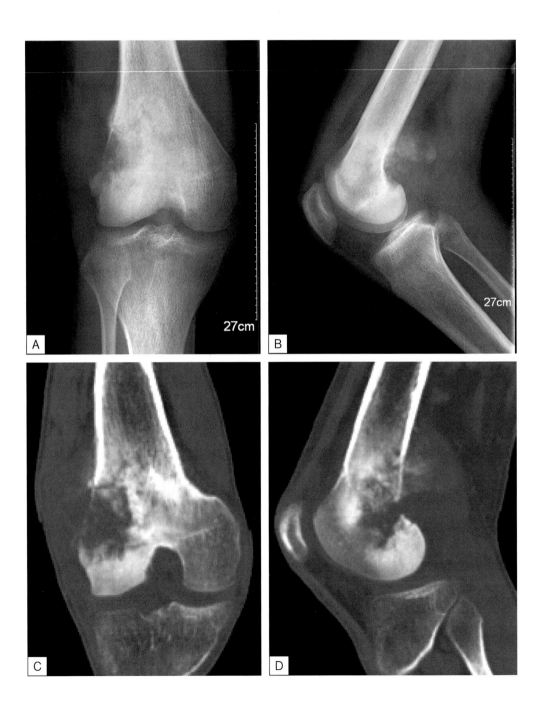

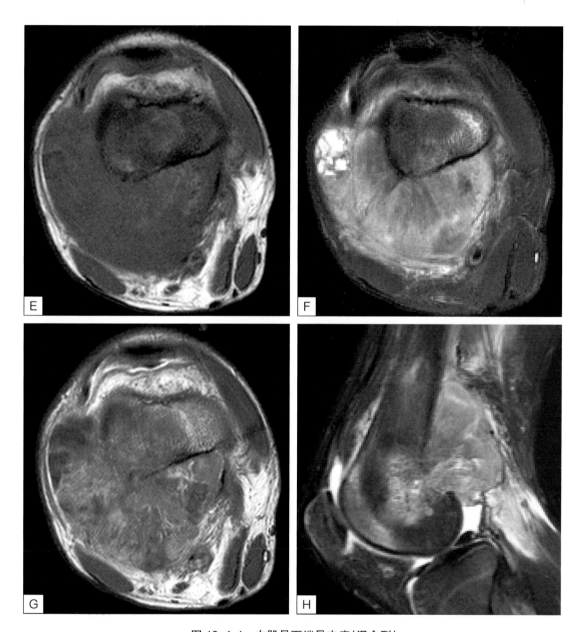

图 10-4-1 右股骨下端骨肉瘤（混合型）

男性，19 岁，右大腿疼痛伴功能障碍 2 个月。A、B. X 线平片示右股骨下端混合性骨质破坏，其中内后方皮质缺损，伴软组织肿块和致密瘤骨影形成；C、D. CT 冠状面及矢状面示骨质破坏区边界不清，伴软组织肿块和针状骨膜反应；E~H. MRI 横断面 T_1WI 及 T_2WI FS（E、F）显示软组织肿块更加清楚，增强扫描横断面及矢状面 T_1WI（G、H）示股骨后肿块明显不均匀强化

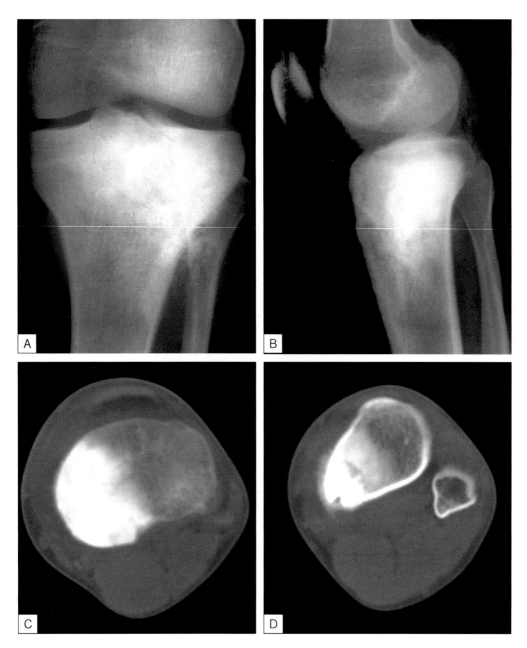

图 10-4-2 左胫骨骨肉瘤（成骨型）

男性,20 岁,左膝关节内侧肿痛伴功能障碍 3 个月。A、B. X 线平片示左胫骨近端骨质增生硬化,呈象牙质样改变,外侧软组织内见少量致密瘤骨影;C、D. CT 横断面示髓腔内致密瘤骨形成,无明显溶骨性骨质破坏,骨表面有短簇垂直骨针,周围有软组织肿块形成

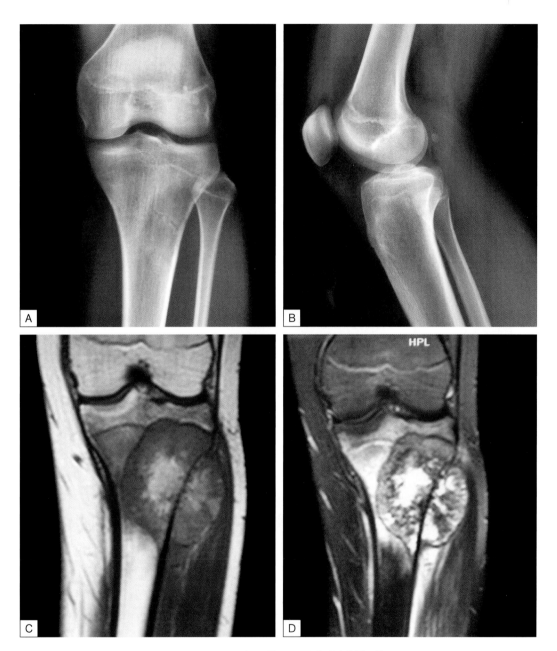

图 10-4-3 左胫骨近端骨肉瘤(溶骨型)

男性,17 岁,左小腿近端疼痛 1 个月余。A、B. X 线平片示左胫骨干骺端外侧密度呈不均匀性减低,边缘不清;C、D. MRI 冠状面示病变呈混杂长 T_1、长 T_2 信号,外侧皮质受侵变薄,其外可见软组织肿块影,与肿瘤信号相似;胫骨近端骨骺受侵呈长 T_1、长 T_2 信号;病变周围干骺端及骨骺呈长 T_1、长 T_2 骨髓水肿信号

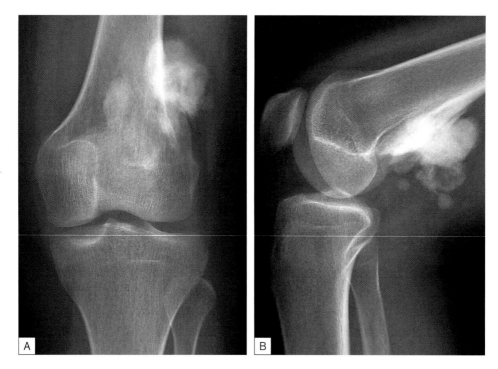

图 10-4-4　左股骨远段骨旁骨肉瘤

女性,22 岁,左膝疼痛 3 个月。A、B. X 线正侧位示左股骨干骺端后方皮质旁可见团块状高密度影,局部骨皮质增厚,髓腔内未见明显异常

【诊断要点】

①骨肉瘤好发于青少年,其中 75% 的病例见于 10~25 岁,男女发病率为 2∶1。主要临床表现为局部疼痛、肿胀、肤温升高和运动受限。②骨肉瘤常见发病部位是四肢长骨(80%),尤其以股骨、胫骨及肱骨多见,50%~75% 的骨肉瘤发生在膝关节周围,少见部位有颅骨、肋骨、肩胛骨、锁骨、胸骨、尺骨、桡骨和手足骨等。③起源于骨表面的骨肉瘤有三个亚型:骨旁骨肉瘤、骨膜骨肉瘤和骨表面高度恶性骨肉瘤,其中以骨旁骨肉瘤较为常见,约占原发性骨肿瘤的 1.7%。骨旁骨肉瘤是一种低度恶性骨肉瘤,平均发病年龄为 31.3 岁,明显高于普通骨肉瘤,以女性多见。该病好发于四肢长骨,依次为股骨、肱骨、胫骨。骨旁骨肉瘤的发病部位有一定的倾向性,在股骨远端,50%~70% 的骨肉瘤起源于股骨后方骨皮质;在胫骨、肱骨和腓骨,绝大多数骨肉瘤发生于近侧干骺端。临床上多数患者表现为无痛性逐渐增大的肿块,约 1/3 的患者可出现邻近关节活动受限,多数患者病程在 1 年以上;④根据骨质破坏程度和瘤骨形成多少的不同 X 线表现,可将骨肉瘤分为溶骨型骨肉瘤、成骨型骨肉瘤及混合型骨肉瘤。其中以混合型骨肉瘤最常见,典型表现为边界不清的骨质破坏伴有骨内外肿瘤新生骨形成,其骨皮质被突破,在骨旁形成软组织肿块,可见 Codman 三角或放射状骨膜反应;CT 在显示肿瘤骨的分布,软组织肿块及其与邻近血管、神经的关系,骨髓腔受累程度及范围等方面有较大的优势;MRI 显示软组织肿块和肿瘤骨内蔓延范围最佳;⑤骨旁骨肉瘤的影像

学表现有其特征性,典型表现为高密度卵圆形或类圆形肿块,边界清晰,呈分叶状,宽基底肿块与患骨的外层骨皮质相贴,骨皮质常有增厚,可见一条细窄的透亮线将骨皮质和瘤骨的主要部分分离。随着肿瘤的生长蔓延,透亮线可逐渐显示不清。

【鉴别诊断】

(1) 尤因肉瘤:发病年龄较骨肉瘤更小,病变好发于长骨骨干,以溶骨性破坏为主,进展迅速。

(2) 骨髓炎:以成骨为主的骨肉瘤需与慢性骨髓炎鉴别,通常后者的累及范围较广,但不具有软组织肿块,可见脓腔。

(3) 上颌骨骨肉瘤需与以下病变鉴别:①筛窦肿瘤侵犯上颌骨,后者通常软组织肿块较明显,骨质呈轻度膨胀表现;②转移瘤,颅面骨肿瘤转移较少见,常为纯溶骨性骨质破坏,骨膜反应和成骨现象少见;③海绵状血管瘤,骨质因受压改变,可有轻度膨胀,但不发生骨质破坏。

(4) 骨旁骨肉瘤需与以下病变鉴别:①骨化性肌炎,通常有外伤病史,主体位于软组织内,表现为周围高密度、中央低密度的"蛋壳样"改变,部分骨化性肌炎邻近骨皮质,需要与本病鉴别;②骨痂,通常有外伤史,环绕骨折部位生长,一般无软组织成分。

第五节 骨软骨瘤

骨软骨瘤见图 10-5-1、图 10-5-2。

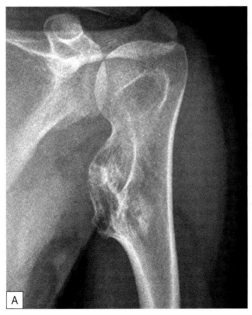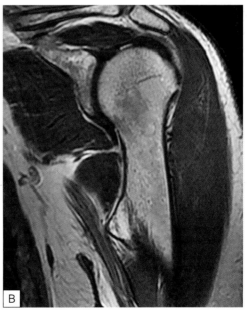

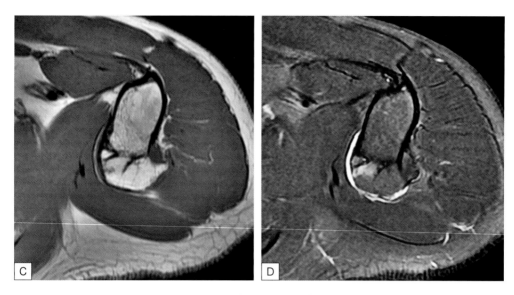

图 10-5-1　左肱骨近段骨软骨瘤

男性,23 岁,发现左上臂内侧局部肿块数日。A. X 线平片示肱骨近段宽基底骨性肿块,表面欠光整,可见斑片状钙化;B~D. MRI 冠状面 T_1WI 及横断面 T_1WI、T_2WI FS 示肿块内部为骨髓信号,并与肱骨骨髓腔交通,表面软骨帽菲薄,无明确软组织肿块形成

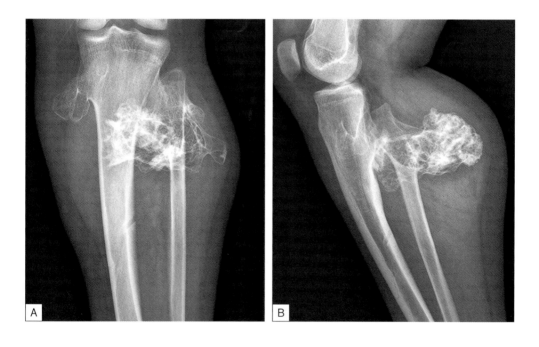

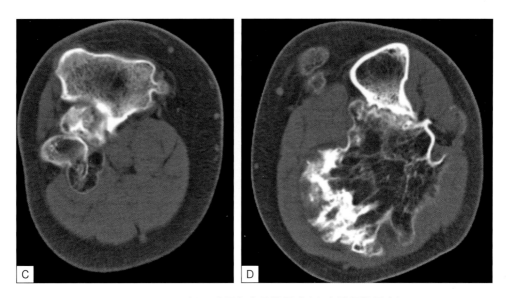

图 10-5-2　双侧胫腓骨多发骨软骨瘤（多发性骨软骨瘤）

男性，16 岁，自幼双膝多发肿块。A、B. X 线平片示胫腓骨近端多发性外生骨疣，邻近骨质受压变形；C、D. CT 横断面示双侧骨疣与患骨髓腔交通，表面不光滑，可见局部软组织密度影和斑点状钙化

【诊断要点】

①骨软骨瘤是最常见的良性骨肿瘤，多数无症状，一般于检查时偶然发现，肿瘤较大者可表现为局部质硬肿块；②病变多发生在长管状骨，典型部位为干骺端，并背向关节生长；③肿瘤皮质与母骨连续，髓腔交通；④CT 和 MRI 可以显示瘤体表面的软骨帽，并以 MRI 显示最佳；⑤多发性骨软骨瘤为常染色体显性遗传性骨病，表现为全身多处质硬肿块和骨骼变形等，其影像学检查的重点是早期发现、诊断肿瘤恶变。

【鉴别诊断】

(1) 软骨肉瘤：部分骨软骨瘤可恶变为软骨肉瘤，临床表现为软骨帽增厚、骨质破坏并有软组织肿块形成。

(2) 牵引性骨赘：具有肌腱和韧带附着点钙化等类似骨软骨瘤的影像学表现。但根据发生部位、走行方向及骨髓腔不与母骨相通等的不同可鉴别。

(3) 肱骨髁上突：临床表现为肱骨髁上出现面向关节生长的骨疣，为正常变异。

第六节　内生软骨瘤

内生软骨瘤见图 10-6-1~图 10-6-3。

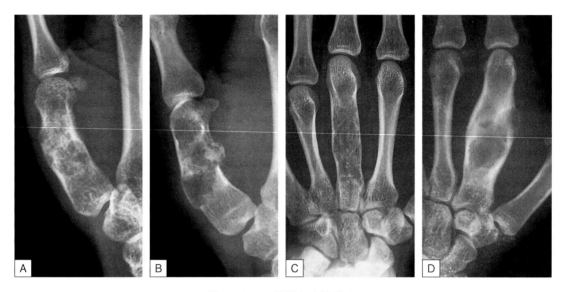

图 10-6-1　掌骨内生软骨瘤

A、B. X 线平片示右手第一掌骨骨质囊样破坏且明显膨大,边缘光滑锐利,其内可见片状高密度影;C、D. X 线平片示左手第三掌骨及第二掌骨骨质囊状膨胀性破坏,边缘硬化、可见骨嵴,邻近未见骨膜反应和软组织异常

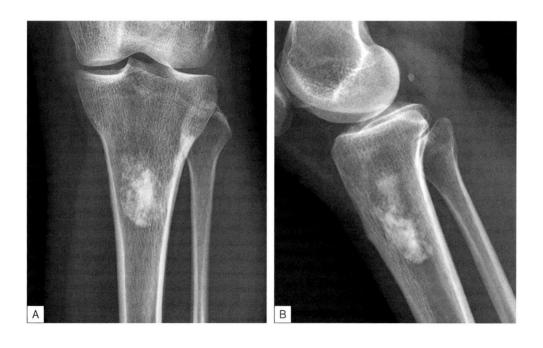

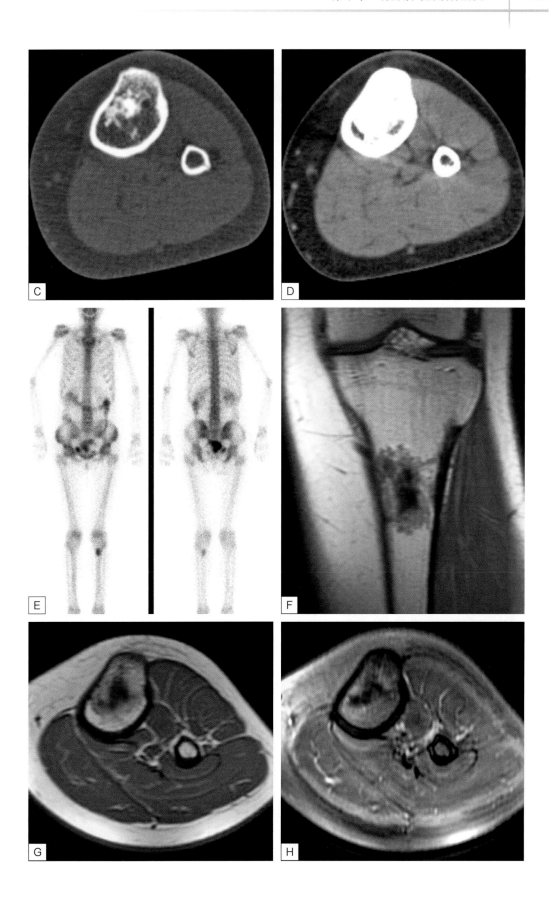

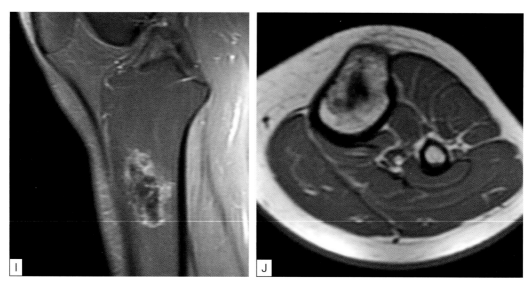

图 10-6-2　左胫骨近段内生软骨瘤

女性,51 岁,8 年前有外伤史,拍片发现胫骨病变。A、B. X 线平片示胫骨近段髓腔内片状高密度影,髓腔无扩大,骨质无破坏,未见骨膜反应;C、D. CT 横断面示髓腔内无定形钙化,未见软组织肿块影;E. ECT 示局部核素浓聚;F~H. MRI 冠状面 T_1WI 及横断面 T_1WI、T_2WI FS 示髓腔中央低信号区,无骨髓水肿和软组织肿块形成;I、J. 增强扫描矢状面及横断面示边缘强化影

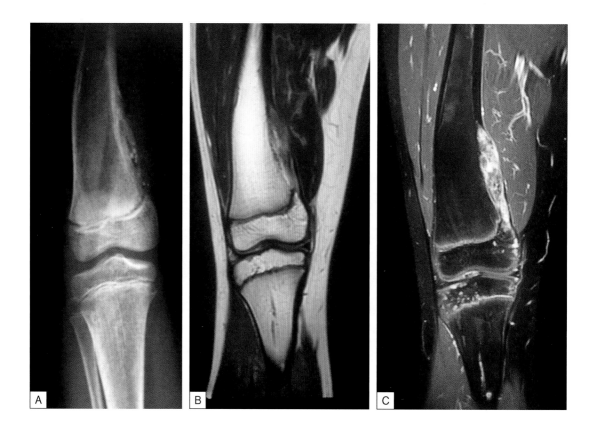

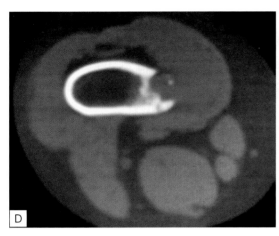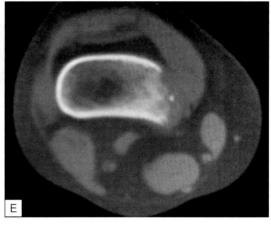

图 10-6-3　右股骨皮质旁软骨瘤

男性,12岁,右大腿下段肿痛8个月。A. X线平片示右股骨远端干骺端内侧骨皮质增厚,密度呈不均匀增高,可见斑点状高密度影,轻度硬化;B、C. MRI 冠状面 T_1WI 及 T_2WI FS 示股骨干骺端内侧皮质区可见梭形混杂长 T_1、长 T_2 信号,边界清晰,无骨髓水肿和软组织肿块;D、E. CT 横断面示股骨内侧骨皮质溶骨性骨缺损,呈低密度影,边界清楚、硬化,局部可见钙化

【诊断要点】

1. 内生软骨瘤　①该病常见于 20~40 岁的青年,男女发病率相似。②该病多发生在软骨化骨的骨骼,以手足短管状骨最多见,长骨内生软骨瘤的典型发生部位是肱骨、股骨和胫骨。③其临床症状多较轻微,发生于手足部位的病灶多表现为无痛性肿块。④手足短管状骨处的病灶多发生在骨干,X线表现为髓腔内边界清晰的圆形、椭圆形或呈分叶状的透亮区,骨皮质稍增厚、内层受侵蚀,病灶常有硬化边,少见骨膜反应。如病灶内见环状或斑点状钙化,则具有特征性。对于长骨,出现中心性或偏心性生长、边界清楚的溶骨性病灶,骨皮质内层侵蚀及病灶内钙化是其典型的 X 线表现。⑤CT 和 MRI 对显示肿瘤范围、判断是否恶变有更大价值。

2. 皮质旁软骨瘤　①是一种少见的良性软骨类肿瘤,起源于骨膜下骨皮质表面或骨膜内,由透明软骨所构成。②该病多见于男性,男女比例约为 2∶1,30 岁以下青年和青少年好发,其中以 10~20 岁年龄段最常见。③发生于肱骨近端、胫骨近端、股骨远端和掌骨处的病灶占大多数,典型的发病部位在管状骨的干骺端,偶见于扁平骨或不规则骨。④临床表现包括局部轻微疼痛、肿胀和可触及的肿块。⑤主要 X 线表现有:可见软组织肿块伴其下方骨皮质碟形凹陷或侵蚀;肿瘤基底部皮质凹陷、致密硬化;肿瘤与皮质表面交界处骨膜新生骨呈"唇样"或"风帆样"增厚、翘起;因骨皮质内陷和骨膜新生骨的出现而使髓腔变窄;肿瘤外围可见完整或不完整的薄壳;肿瘤内出现斑点状、环状钙化。

【鉴别诊断】

1. 内生软骨瘤

(1) 骨梗死:病变通常对称性出现,钙化位于病灶周边,MRI 可见典型"地图"样表现。

（2）骨内骨瘤：肿瘤通常较小，密度更高，边界更清楚。

（3）纤维结构不良：通常患骨形态发生改变，有膨大，病灶中央呈"磨玻璃"样改变。

（4）发生于坐耻骨交界处的软骨瘤需与以下病变鉴别：①骨折，需要与陈旧性骨折相鉴别，根据外伤史、骨痂形成及软组织肿胀等征象可鉴别；②朗格汉斯细胞组织细胞增生症，临床表现为有疼痛症状，周围软组织出现肿块及发生肿胀。

2. 皮质旁软骨瘤

（1）纤维结构不良：常为单侧发病，临床表现为骨质形态和密度改变，皮质无缺损。

（2）骨血管瘤：多为单骨或邻近多骨发病，常大范围累及骨髓腔和骨皮质，皮质可缺损，但无硬化边缘。

（3）非骨化性纤维瘤：常为单侧发病，有典型的发病部位，X线平片和CT可见局限性皮质缺损，后期可有钙化。

第七节　软骨黏液样纤维瘤

软骨黏液样纤维瘤见图 10-7-1、图 10-7-2。

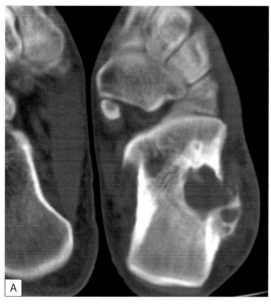
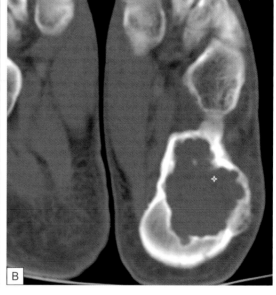

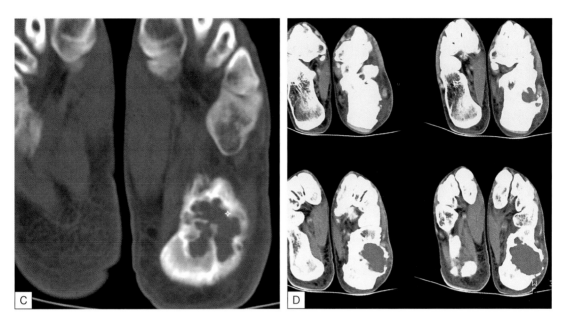

图 10-7-1　左跟骨软骨黏液样纤维瘤

男性,34岁,左跟骨疼痛5年,加重1年,查体无殊。A~D. CT横断面示左跟骨呈囊样膨胀性骨质破坏,骨壳尚完整,内壁极不光整且多粗大骨嵴,有较明显的硬化边。病灶中央为软组织密度影所充填,CT值为35~44Hu,周围软组织轻度肿胀

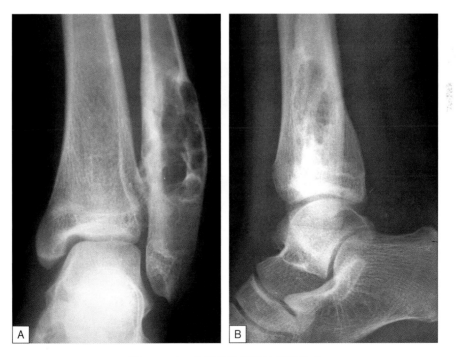

图 10-7-2　左腓骨软骨黏液样纤维瘤

女性,16岁,小腿下段肿痛2年余。A、B. X线平片示左腓骨下段多房性骨质破坏,其内可见较粗的分隔,稍膨胀,外侧部分皮质变薄但连续,未见明显断裂

【诊断要点】

①该病好发于 10~30 岁的青少年,男性略多于女性。②临床症状轻微,常因缓慢加重的局部疼痛、触痛、肿胀或肿块就诊。③下肢长骨是该肿瘤的好发部位,尤其是胫骨和股骨,约有 42% 的病变发生在膝关节上下,其他骨骼少见,如手足骨、脊柱、肋骨、胸骨、颅骨和锁骨等。发生在长骨的病变以骨端和干骺端多见。④X 线表现为局限性骨质破坏,边界清晰锐利,可见硬化边,膨胀的骨壳边缘呈分叶状或波浪状并有骨嵴突出,骨性间隔较粗大,出现"皂泡"样表现等。骨膜增生、钙化及病理性骨折少见。⑤CT 可显示病灶中心软组织影呈低密度或等密度,注射造影剂后强化不显著。

【鉴别诊断】

(1) 骨巨细胞瘤:病变多位于关节面下,无硬化边,多见囊性变、出血和坏死。

(2) 良性骨母细胞瘤:病变部位有硬化边、骨嵴不明显,囊内常见钙化,周围常发生炎性水肿。

(3) 跟骨脂肪瘤:X 线常见跟骨边缘规则的透亮区,中央呈斑块样钙化,CT 和 MRI 可资鉴别。

第八节　软骨母细胞瘤

软骨母细胞瘤见图 10-8-1、图 10-8-2。

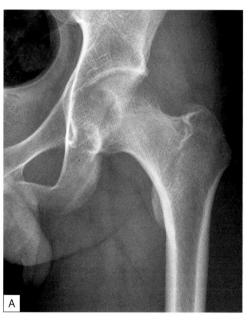
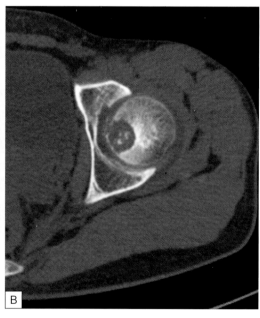

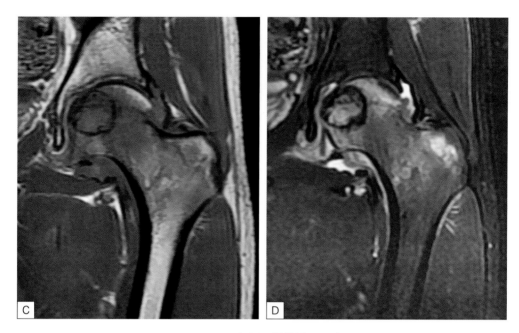

图 10-8-1　左侧股骨软骨母细胞瘤

男性,16 岁,髋关节疼痛数月。A. X 线平片示左侧股骨骨骺内类圆形低密度影,边界较清楚且有少许硬化;B. CT 横断面示病灶内斑点状钙化,周围骨质可见增生硬化;C、D. 冠状面 T_1WI、T_2WI FS 示病灶呈长 T_1、长 T_2 信号,信号欠均匀,股骨头和股骨颈处可见广泛骨髓水肿,髋关节积液

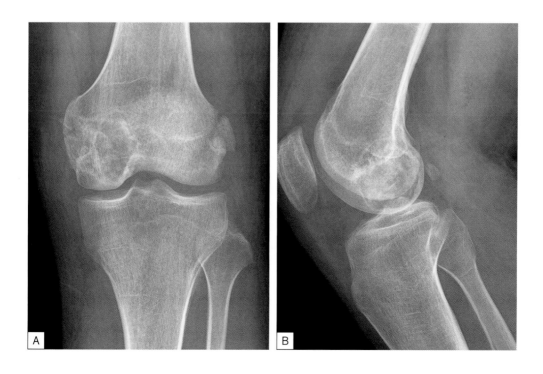

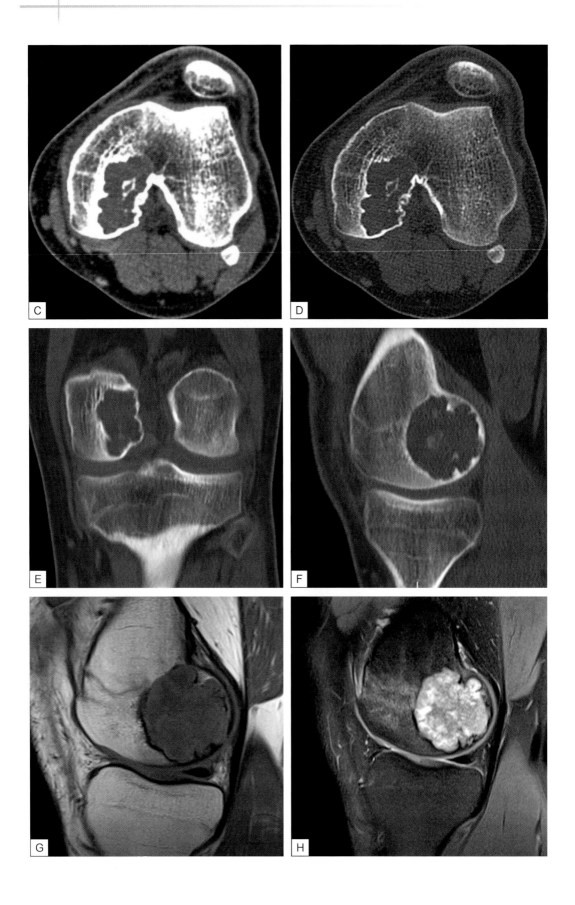

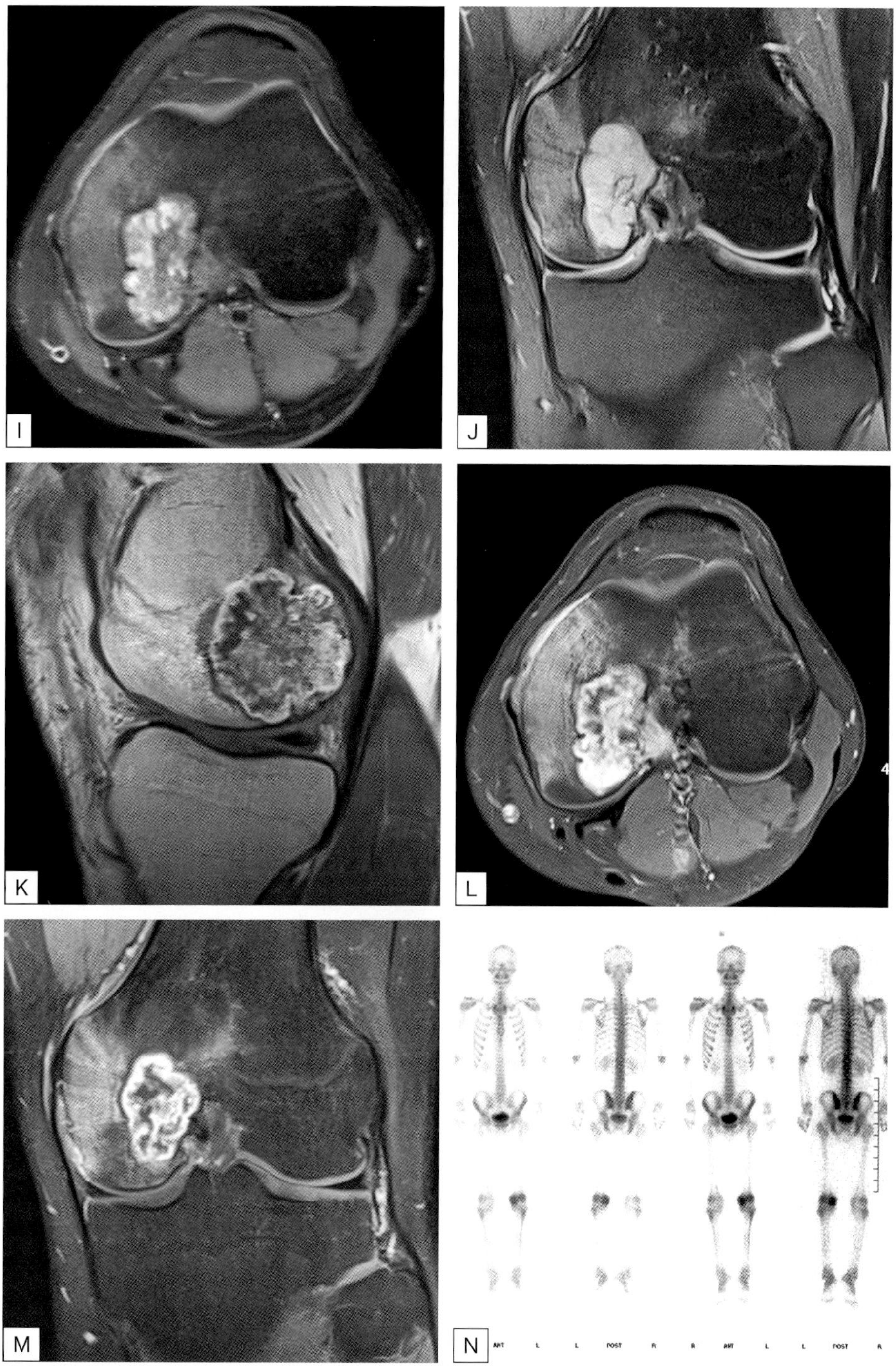

图 10-8-2　左股骨下端软骨母细胞瘤

男性,19岁,左膝关节疼痛1年余。A、B.左膝关节正侧位X线平片示股骨下端内侧髁囊样骨质破坏,可见硬化边,囊内可见钙化,无骨膜反应;C~F.CT横断面、冠状面和矢状面示左股骨下端内侧髁囊样骨质破坏,边界清楚、骨壳完整,有硬化边缘和骨嵴,病变区内可见钙化;G~J.MRI矢状面 T_1WI、矢状面、横断面和冠状面 T_2WI FS 示病灶呈长 T_1、长 T_2 信号改变,信号不均匀,病灶周围可见骨髓水肿;K~M.MRI矢状面、横断面和冠状面增强示病灶内呈不均匀、环形强化,周围骨髓水肿区亦可见明显强化;N.同位素骨显像示左股骨下端局部骨代谢活跃

【诊断要点】

①该病多见于骨骺闭合前的青少年;②病变好发于长骨骨骺,可累及骨性关节面或跨越骨骺板累及干骺端;③其典型X线表现包括:骨骺呈偏心性骨质破坏,边界清楚,呈圆形、椭圆形、分叶状或扇贝状分布,其1~2mm宽的硬化边将肿瘤与邻近骨质分隔,病灶内有程度不同的钙化,干骺端附近可见骨膜反应;④CT显示病灶内的钙化敏感,可提供定性诊断依据;⑤MRI可显示广泛骨髓水肿和邻近关节积液、软组织肿胀等征象,对诊断有较大帮助。

【鉴别诊断】

(1) 骨巨细胞瘤:发病年龄多在20~40岁,骨质膨胀明显。

(2) 动脉瘤样骨囊肿:膨胀明显,常见液-液平面,实质成分较少,周围水肿不明显。

(3) 骨结核:常累及关节造成关节结核,有脓肿和淡薄钙化。

第九节　软 骨 肉 瘤

软骨肉瘤见图10-9-1、图10-9-2。

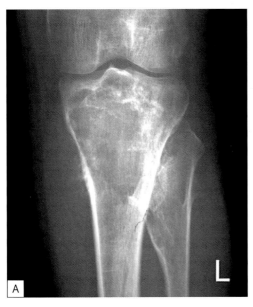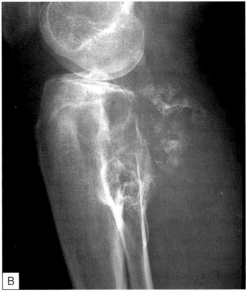

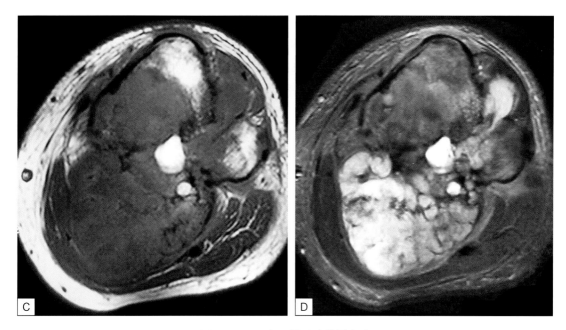

图 10-9-1 左胫骨近端软骨肉瘤

男性,45 岁,左胫骨上段发现肿物 30 余年,近半年生长迅速。A、B. X 线平片示左胫骨近端内后方不规则骨质破坏,周围可见大量环形、半环形及絮状钙化,并伴较大软组织肿块,邻近腓骨受累,另可见腓骨近端多个骨软骨瘤;C、D. MRI 示病灶呈不均匀长 T_1、长 T_2 信号,信号不均匀,X 线平片所示钙化影为低信号

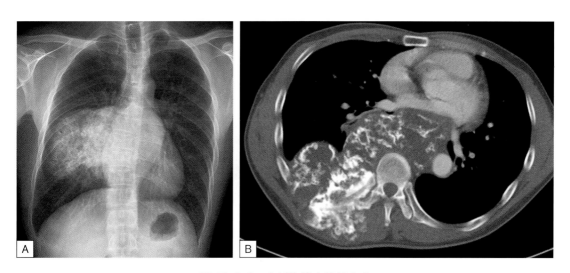

图 10-9-2 右侧胸椎旁软骨肉瘤

男性,42 岁,发现胸部肿物 2 周。A. X 线平片示右下肺大片密度增高影,边界清楚;B. CT 横断面示右侧背部以肋骨为中心的巨大肿块,形状不规则,肿块突入肺内、心后脊柱前间隙和背部软组织内。肿块密度混杂,其中可见大量片状、条索状钙化,肋骨局部骨质破坏

【诊断要点】

①软骨肉瘤以男性多见,常发生在 30~60 岁,平均年龄 46 岁。②疼痛和出现可触及的软组织肿块是其主要的临床表现,病程多为 1~2 年。③最为常见的发病部位在骨盆,其中髂骨最好发,其次是耻骨及坐骨、四肢长骨,长骨软骨肉瘤大多数见于干骺端,可向骨骺(骨端)蔓延。锁骨、肋骨、胸骨及手足短管状骨相对少见,肋骨、胸骨软骨肉瘤多起源于骨软骨连接处。④典型影像学表现为出现髓腔起源、纵向生长、轻微膨胀、多呈分叶状分布的溶骨性骨质破坏,骨质破坏的边缘多不清楚,可伴皮质增厚、骨内层皮质侵蚀、边缘不规则增生硬化、少量骨膜反应及软组织肿块。病灶内钙化较常见且为特征性改变。⑤CT 能更好地判断钙化的形态、密度及分布,低度恶性软骨肉瘤钙化的分布较均匀,而恶性度高者常相反;⑥MRI显示肿块主体呈长 T_1、长 T_2 信号;注射造影剂后常呈花环样强化,注射后无强化提示黏液样变,是软骨肉瘤的特征性信号变化。

【鉴别诊断】

(1) 骨肉瘤:区分肿瘤骨和钙化是鉴别两种疾病的关键,一般肿瘤骨无定形,边缘较不清楚,而钙化多呈条状、片状分布,边界较清楚。

(2) 转移瘤:少数转移瘤可以出现钙化或骨碎片残留,但以骨质破坏和软组织肿块为主。肿瘤常边界清楚,实体成分较多,坏死不彻底。

(3) 动脉瘤样骨囊肿:临床表现为肿瘤边缘清楚,常见液-液平面,软组织成分较少。

第十节   骨化性纤维瘤

骨化性纤维瘤见图 10-10-1。

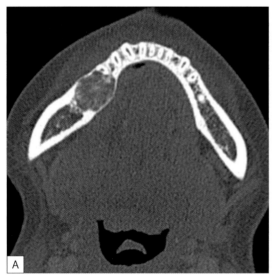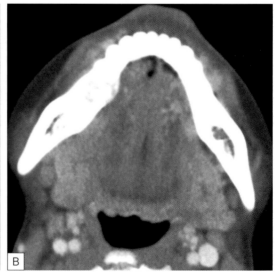

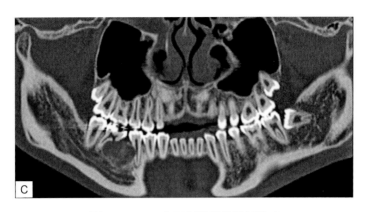

图 10-10-1 右下颌骨骨化性纤维瘤

女性,18 岁,龋齿检查时发现下颌骨病灶。A、B. CT 横断面示右侧下颌骨体部骨质破坏区
轻度膨胀,边界清楚,其中可见斑片状钙化;C. CT 曲面重建示病灶压迫并吸收邻近牙根

【诊断要点】

①该病常见于青年人,女性多于男性;②病变多发生于颌面骨,尤其以上、下颌骨多见;
③瘤体生长缓慢,早期无自觉症状,肿瘤增大后可造成面部畸形及牙移位;④典型 X 线表现
为边界清楚的骨质破坏区,其中密度不均匀,可见散在斑片状钙化。

【鉴别诊断】

(1) 造釉细胞瘤:临床表现为骨质膨胀明显,密度不均匀,破坏牙根。

(2) 牙源性囊肿:临床表现为骨质膨胀明显,呈囊性密度,边界清楚,牙根通常推移改变。

第十一节　非骨化性纤维瘤

非骨化性纤维瘤见图 10-11-1、图 10-11-2。

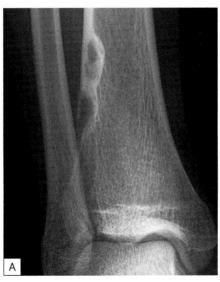
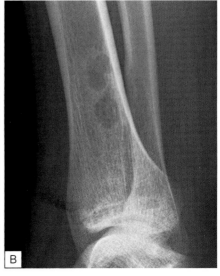

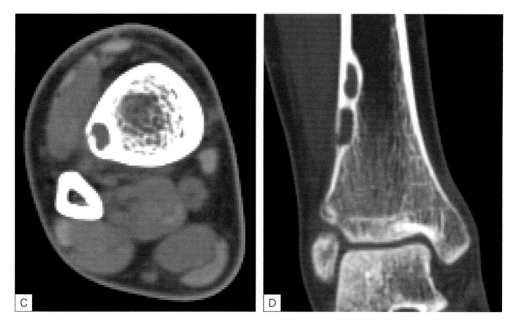

图 10-11-1　右胫骨下段外侧非骨化性纤维瘤

男性,16 岁,外伤摄片时发现右胫骨病灶2周。A、B. X线平片示右胫骨下段外侧呈囊样骨质缺损,
边缘明显增生硬化;C、D. CT 横断面及冠状面示病灶位于皮质内,中心为软组织密度影,未见骨
外软组织肿块形成,无骨膜反应

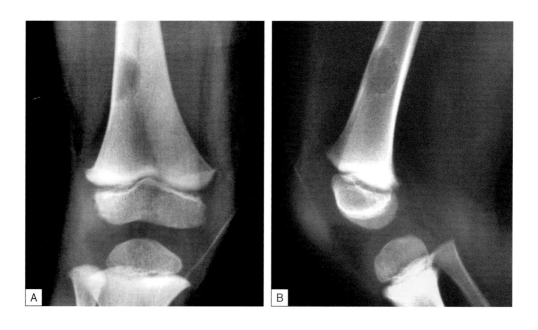

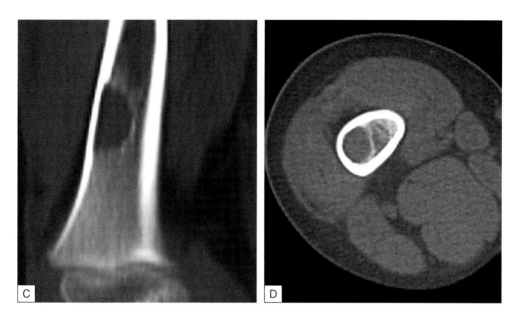

图 10-11-2 股骨远端非骨化性纤维瘤

男性,9岁,右大腿外伤发现病变。A、B. X线平片示右股骨远端偏心性圆形骨质缺损区,周边骨质硬化;C、D. CT示股骨远端内后侧骨皮质内圆形骨质破坏区,边界尚清,轻度骨质硬化

【诊断要点】

①非骨化性纤维瘤是一种少见的良性骨肿瘤,好发于10~20岁的儿童及青少年,男性居多。②90%以上的肿瘤发生在长骨,其中以胫骨、股骨、腓骨和肱骨最常见。病灶多为单发,少数多发或多骨受累,双侧受累时常表现出对称性发病。③本病临床症状轻微,多以局部隐痛或其他偶然原因摄片发现,少数病例以病理性骨折首诊。④长骨非骨化性纤维瘤病灶多起始于距骺板1~4cm的干骺端,并随着骨干的纵向生长发育逐渐远离骨骺板。肿瘤呈圆形或卵圆形的密度减低区,呈偏心性生长,纵轴与骨干一致,为单房或多房分叶状分布,边界清楚,周缘可有部分或完整的薄层硬化带。⑤病变以侵犯骨皮质为主,致皮质变薄及轻度膨胀,有时边缘呈"肥皂泡"样改变,突入髓腔内缘时一般不累及对侧骨皮质。⑥CT对于判断皮质起源有帮助。病灶近端有"V"字形表现提示病变从骨皮质起源,在定性诊断中有重要价值。⑦MRI呈长T_1、短或长T_2信号,80%的肿瘤有明显强化,其余病例则有周边或瘤内间隔强化。MRI信号可以很好地反映非骨化性纤维瘤的组织学特征。

【鉴别诊断】

(1) 纤维结构不良:病变范围较广,多起源于髓腔,临床上出现典型的"磨玻璃"样改变对鉴别诊断有价值。

(2) 动脉瘤样骨囊肿:临床表现为膨胀性骨质破坏,CT和MRI显示病灶中央出现囊样表现和液-液平面。

(3) 骨囊肿:临床表现为骨质膨胀明显,内部密度均匀,边缘清楚。MRI呈长T_1、长T_2信号。

（4）朗格汉斯细胞组织细胞增生症：病变多自髓腔起源，有软组织肿块和骨膜反应，周围炎症反应较明显。

第十二节　韧带样纤维瘤

韧带样纤维瘤见图 10-12-1、图 10-12-2。

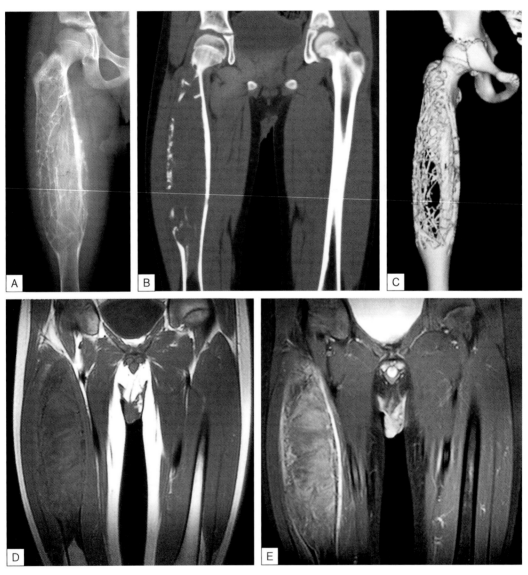

图 10-12-1　右股骨干韧带样纤维瘤

男性，14 岁，右大腿间歇性疼痛 3 个月余。A. X 线平片示右股骨中上段膨胀性骨质破坏，边界清楚，病灶内可见大量骨性分隔，呈网格状分布；B、C. CT 示右股骨中上段膨胀性、中心囊样等密度区，边界清晰，可见大量骨嵴，无软组织肿块影；D、E. MRI 示右股骨中上段骨质破坏，信号不均匀，T_1WI 等信号肿物内可见大量条状低信号，T_2WI 肿瘤呈混杂高信号伴多发条状低信号，周围软组织内未见肿块

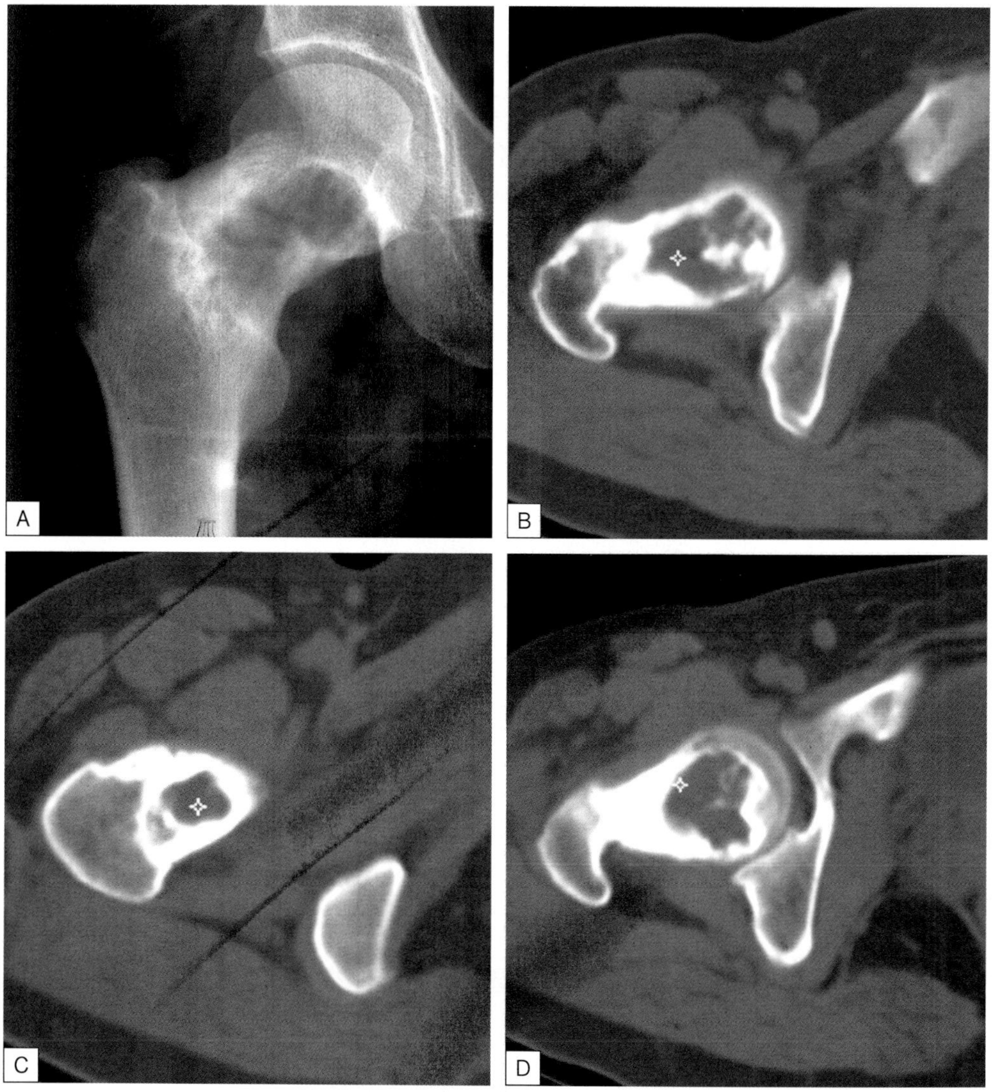

图 10-12-2 右股骨颈韧带样纤维瘤

女性,35 岁,右髋部酸痛不适 3 个月余。A. X 线平片示右股骨颈囊样骨质破坏,边界清楚有硬化,膨大不明显,病灶内可见模糊、不规则的分隔;B~D. CT 示右股骨颈中心性囊样透亮区,边界清晰,有硬化且呈分叶状分布,可见粗大骨嵴,无软组织肿块影

【诊断要点】

①骨韧带样纤维瘤的平均发病年龄是 23 岁,75% 的患者发病年龄在 30 岁以下,6% 的患者发病年龄超过 50 岁,男女发病率相似。②临床症状无特征性,表现为疼痛和局部可触及的肿块,病程几周到数月不等,12% 的患者可发生病理性骨折。③发病部位以下颌骨、四肢长骨(股骨、胫骨、肱骨、桡骨)和骨盆最常见,发生在股骨处的病变以股骨颈及粗隆部最为常见。发生在长管状骨处的典型病变位于干骺端并向骨干发展,如骨骺板已愈合,则可蔓延至关节软骨下骨质。④影像学表现复杂,可呈现四种主要表现:囊样型、溶骨型、小梁型及骨旁型、囊样型表现具有良性骨肿瘤的特点:可见囊样膨胀性骨质破坏,变薄的骨皮质呈波浪状或分叶状分布,界限较清楚,有不同程度的骨硬化环,骨破坏区内可见粗乱或纤细的骨嵴。⑤CT 值为 40~50Hu。肿瘤常沿着骨干长轴生长。骨膜反应少见,10%~15% 的病例可发生病理性骨折。⑥MRI 信号与肌肉相近,注射造影剂后可均匀强化,囊变坏死少见。

【鉴别诊断】

(1) 非骨化性纤维瘤:临床以长骨多见,多自皮质起源,病灶无钙化。

(2) 软骨肉瘤:临床表现一般无厚硬化边缘,边缘较不清楚。

第十三节 未分化多形性肉瘤

未分化多形性肉瘤见图 10-13-1。

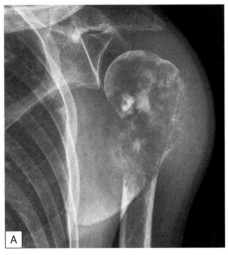
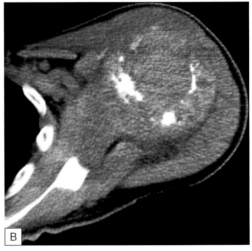

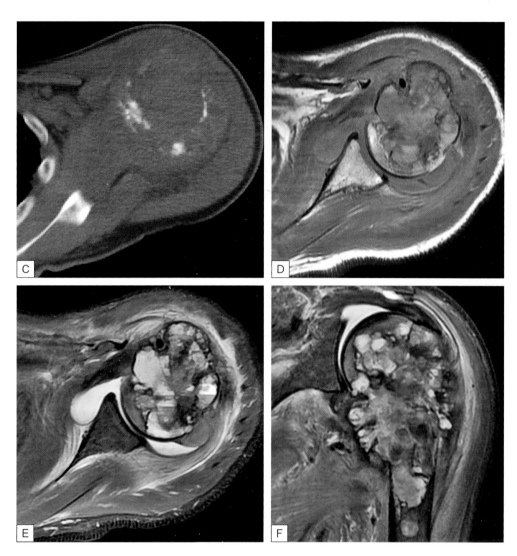

图 10-13-1　左肱骨未分化多形性肉瘤

男性,63岁,左肩疼痛活动受限数月。A. X线平片示左侧肱骨近端溶骨性骨质破坏,边界不清,周围软组织肿胀;B、C. CT示破坏区边界不清,周围软组织肿块形成,病灶中央少量钙化或死骨形成;D~F. MRI横断面 T_1WI、T_2WI FS及冠状面 T_2WI FS示病灶呈多房囊样骨质破坏,可见多处液-液平面形成,软组织肿块突破骨皮质生长,肩关节腔内可见多量积液,周围软组织肿胀

【诊断要点】

①未分化多形性肉瘤（骨恶性纤维组织细胞瘤）是一种高度恶性的骨肿瘤，以男性多见，男女比例约为3：2，白种人的发病率远高于黄种人和黑种人；②该病的发病年龄有两个高峰，以10~30岁和50~70岁年龄组多见；③疼痛和逐渐增大的肿块是其主要的临床症状；④病变好发于管状骨，颅面骨、髂骨和脊椎骨也可发生；⑤其X线表现为"虫蚀"样或穿透性、溶骨性骨质破坏，边界通常模糊且不规则，个别呈囊样膨胀性破坏，骨膜反应少但软组织肿块明显对本病有一定的提示作用；⑥CT显示其溶骨区软组织密度较均匀，CT值为50~70Hu，瘤骨或钙化少见；⑦MRI信号混杂，缺乏特征性征象。

【鉴别诊断】

（1）骨肉瘤：与之鉴别诊断较为困难，一般依靠病理检查结果判断。

（2）软骨肉瘤：发病部位与之较不相同，病灶内钙化较少见。

（3）转移瘤：临床常有原发肿瘤病史。

第十四节　骨　血　管　瘤

骨血管瘤见图10-14-1、图10-14-2。

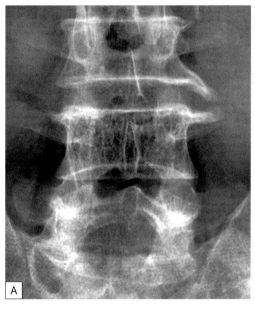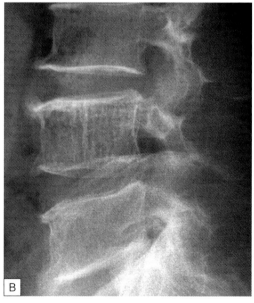

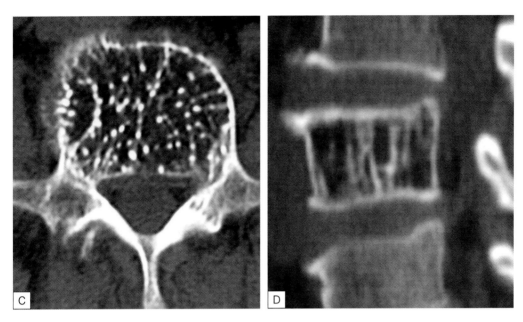

图 10-14-1　腰椎血管瘤

男性,58 岁,腰部疼痛 1 个月。A、B. X 线示第四腰椎椎体张力骨小梁吸收,应力骨小梁增粗、硬化呈栅栏状改变,椎体边缘骨赘形成;C、D. CT 横断面(C)呈斑点花纹状,矢状面(D)可清晰显示增粗的应力骨小梁

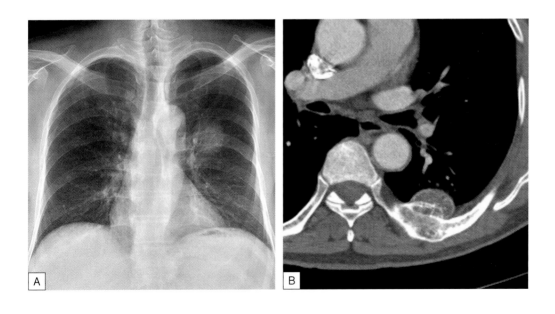

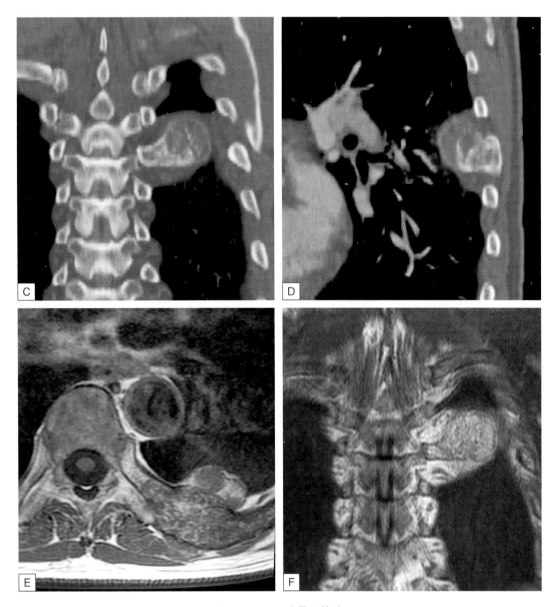

图 10-14-2　肋骨血管瘤

女性,36 岁,胸片发现左肺肿块 2 天。A. X 线平片示左肺野圆形肿块,边缘模糊;B~D. CT 正位、冠状面及矢状面示左侧第七后肋骨质破坏,破坏区密度不均,可见散在钙化点分布,肋骨周围有软组织肿块形成,肿块呈类圆形,边界清楚;E、F. 横断面 $T_1WI(E)$ 示肿块呈高低混杂信号,冠状面 $T_2WI(F)$ 信号呈不均匀性增高,肋骨周围可见高信号软组织肿块环绕

【诊断要点】

①骨血管瘤较为少见,占原发性骨肿瘤的 0.85%,组织学上多表现为海绵状血管瘤;②该病以脊椎发病最多,其次是颅骨,偶尔发生于四肢长骨、肋骨和骨盆;③其中,发生于脊椎和长骨的血管瘤,典型表现为骨小梁呈栅栏状及网眼状,少数表现为囊样骨质破坏;发生于颅骨的血管瘤,表现为局限性颅骨缺损伴软组织肿块形成,肿块密度通常较高,伴或不伴骨膜反应;④此外,关于肋骨血管瘤的报道较少,肿瘤内可见明显的骨小梁、肋骨骨皮质完整、周围环绕软组织肿块可能是诊断本病的有价值的线索。

【鉴别诊断】

(1) 软骨肉瘤:常在骨软骨瘤病的基础上发生,骨质破坏和软组织肿块较明显,可见较多钙化。

(2) 朗格汉斯细胞组织细胞增生症:骨质破坏区密度较均匀,可有明显的骨膜反应,骨旁有炎症反应,如软组织肿胀、胸腔积液等。

第十五节 骨 脂 肪 瘤

骨脂肪瘤见图 10-15-1。

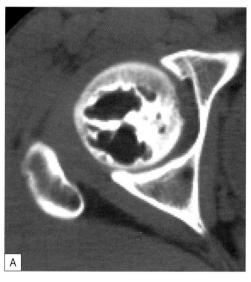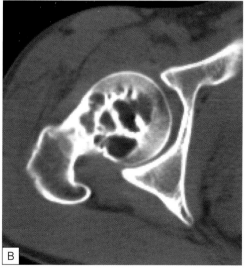

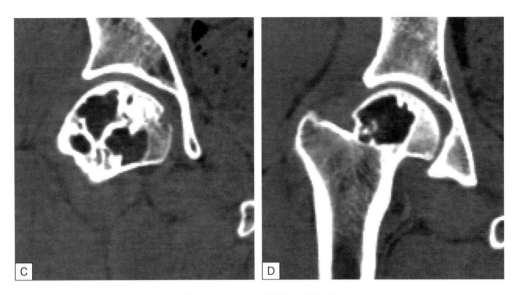

图 10-15-1　右股骨头脂肪瘤

男性,48 岁,右髋关节疼痛、不适 3 年。A~D. CT 示右侧股骨头内分房样异常密度影,可见粗大骨性分隔和脂肪密度团块影,骨皮质完整,周围无软组织肿块

【诊断要点】

①骨脂肪瘤是一种较为罕见的、起自骨内或骨表面脂肪细胞的良性肿瘤;②其 X 线表现为骨髓腔内可见边缘光滑的透亮影,或呈多囊状溶骨性破坏;后者肿瘤内可见粗细不等的网状结构,通常无膨胀、无骨膜反应;③CT 和 MRI 检查发现肿瘤内脂肪成分即可确诊。

【鉴别诊断】

(1) 股骨颈疝窝:病变多位于股骨头颈交界处的前上方,临床表现为局部皮质有缺损,囊内呈软组织密度,可有气体存在。

(2) 退变性假囊肿:常合并骨关节炎存在,临床表现为骨性关节面不完整,无脂肪密度。

(3) 脂肪肉瘤:临床表现为骨质破坏和软组织肿块明显,可见除脂肪成分外的软组织成分。

第十六节　多发性骨髓瘤

多发性骨髓瘤见图 10-16-1。

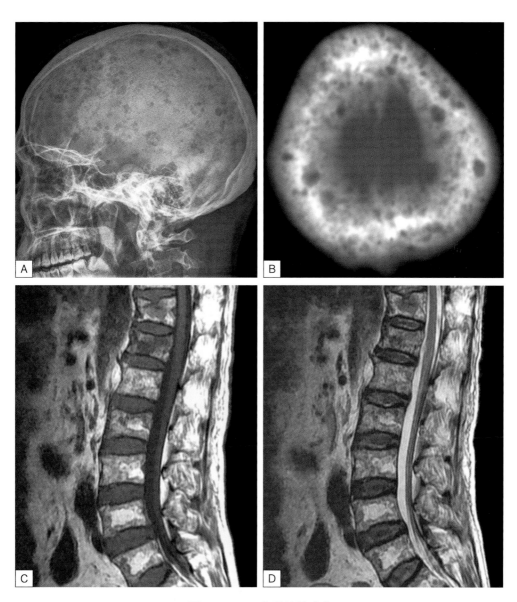

图 10-16-1　多发性骨髓瘤

男性,51 岁,乏力消瘦伴骨痛 1 个月余。A. X 线平片示颅骨内呈大小不等的弥漫性穿凿样骨质破坏;B. CT 横断面示骨质破坏区更加清楚,破坏区周围无增生硬化,无明确软组织肿块形成;C、D. MRI 矢状面 T₁WI 及 T₂WI 示椎体信号弥漫性异常,其中第十一、第十二胸椎椎体内可见骨质破坏区,伴椎体塌陷。椎管结构无殊

【诊断要点】

①多发性骨髓瘤的发病年龄在 25~80 岁,以中老年多见,发病率与年龄呈正相关;②病变一般多见于中轴骨,其中又以颅骨和脊柱最为常见;③其典型影像学表现为病变部位呈类圆形、溶骨性骨质破坏,病灶通常小而弥漫,破坏区边缘清楚且无硬化;④CT 和 MRI 显示病变区软组织肿块部分密度或信号较均匀,坏死少见,注射造影剂后可明显强化;⑤该病患者常伴有严重的骨质疏松和病理性骨折。

【鉴别诊断】

(1)转移性骨肿瘤:患者常有原发肿瘤病史,与多发性骨髓瘤相比,骨质破坏和软组织肿块更明显。

(2)血液病骨髓浸润:白血病、再生障碍性贫血等血液系统疾病也可以引起 MRI 骨髓信号普遍性异常改变,但骨质破坏通常较少见。

(3)甲状旁腺功能亢进致骨质破坏:发病机制为破骨细胞活跃造成多发骨质破坏,患者常伴有显著的骨质疏松。行甲状旁腺部位超声检查及甲状旁腺激素检测可资鉴别。

第十七节　骨孤立性浆细胞瘤

骨孤立性浆细胞瘤见图 10-17-1、图 10-17-2。

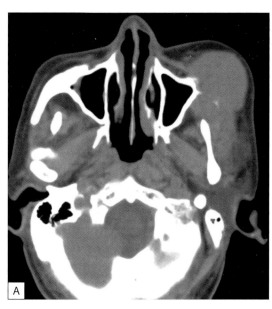
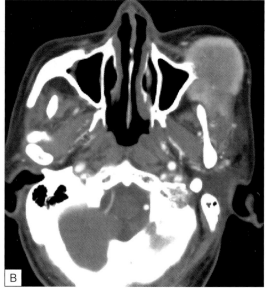

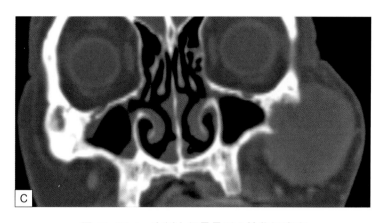

图 10-17-1　左侧上颌骨骨孤立性浆细胞瘤

男性,76 岁,左侧面部肿大 1 年余。A~C. CT 横断面(A)示左侧颌面部软组织肿块,边界清楚光滑,密度较均匀,邻近上颌骨骨质破坏;注射造影剂后(B)可见软组织肿块明显且均匀强化;冠状面(C)示肿块主体位于左侧面部,上颌骨骨质破坏

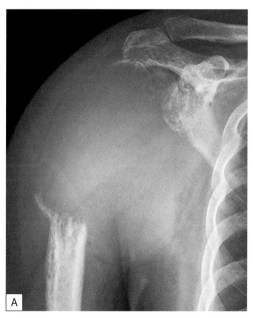

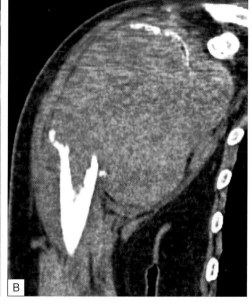

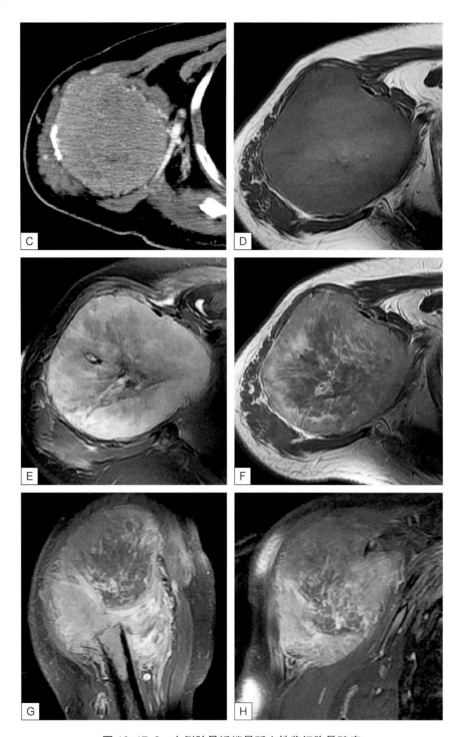

图 10-17-2　左侧肱骨近端骨孤立性浆细胞骨髓瘤

男性,48 岁,右肩酸痛 5 个月余。A. X 线平片示右侧肱骨近端溶骨性骨质破坏,伴巨大软组织肿块形成,未见完整骨壳、骨膜反应和肿瘤新生骨;B、C. CT 示软组织肿块边界清楚,肿块内密度较均匀,肿块边缘存在少量残余骨质;D~H. MRI T_1WI 和 T_2WI(D、E)示肿块信号较均匀,边界清楚,邻近软组织推移改变;注射造影剂后(F~H)可见肿块明显强化,中心可见低强化区域,冠状面脂肪抑制 T_1WI 增强显示肱骨破坏端骨髓腔内肿瘤组织,提示肿瘤起源于骨髓腔

【诊断要点】

①骨孤立性浆细胞瘤以男性多见,平均发病年龄为 50 岁;②其发病部位最常见于脊柱(尤其胸、腰椎)和骨盆,其他少见部位有锁骨、颌骨、肱骨、肋骨、股骨、胫骨、胸骨、肩胛骨、颅骨等;③局部疼痛是其主要的临床表现,发生于脊柱者可表现为背痛、神经根刺激症状和截瘫等;④骨孤立性浆细胞瘤的影像学表现多变,较常见的表现与骨巨细胞瘤的影像学表现相似,为病变部位呈多房囊样膨胀性骨质破坏,边缘较清楚,病灶多较大,其中可见不规则骨小梁残存;⑤CT 显示破坏区完全被软组织肿块所替代,骨质膨胀,边界清楚,常突破骨皮质形成骨外软组织肿块;其次表现为纯溶骨性骨质破坏不伴骨膨胀;有少数孤立性浆细胞瘤也表现为骨质增生硬化、密度增高呈象牙质样改变。

【鉴别诊断】

(1) 骨淋巴瘤:与浆细胞瘤的鉴别诊断较为困难,一般依靠病理结果判断。

(2) 转移瘤:患者通常有原发肿瘤病史,且病程进展一般较迅速。与浆细胞瘤的鉴别诊断也较为困难,通常依靠病理结果判断。

(3) 骨肉瘤:患者的发病年龄通常较小,一般表现为软组织肿块较明显,密度欠均匀,肿瘤内部有肿瘤骨,囊变坏死较常见。

(4) 骨巨细胞瘤:临床表现为病灶中常有新旧不一的出血,MRI 平扫、增强信号混杂。

第十八节 骨 淋 巴 瘤

骨淋巴瘤见图 10-18-1、图 10-18-2。

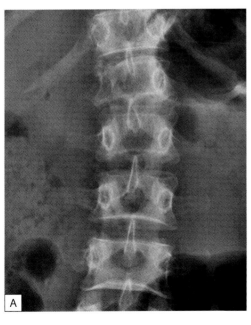
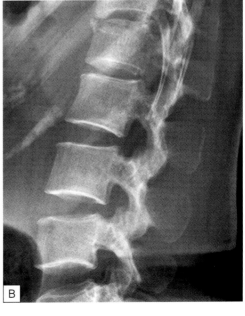

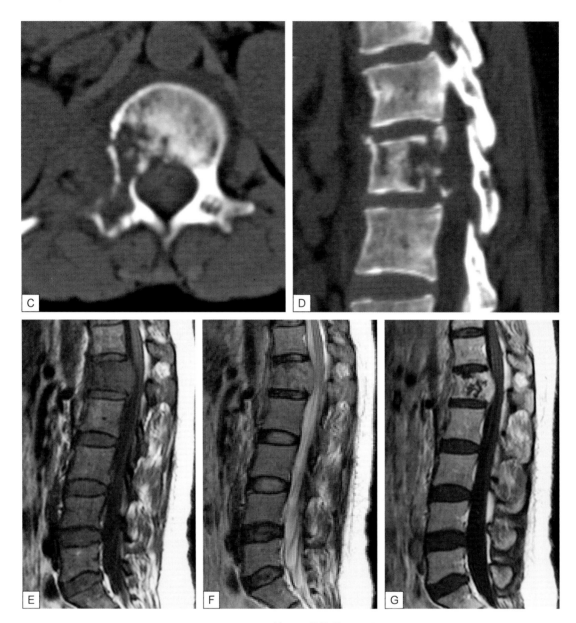

图 10-18-1　第一腰椎椎体淋巴瘤

女性,31 岁,腰痛 2 个月余。A、B. X 线平片示第一腰椎椎体骨质破坏,部分塌陷;C、D. CT 横断面及矢状面示椎体右侧溶骨性骨质破坏,累及椎弓根,伴椎旁软组织肿块形成;E~G. MRI 矢状面 T_1WI 及 T_2WI 示椎体后缘膨隆,病灶信号混杂,增强扫描矢状面 T_1WI 示病灶明显强化,病灶中央可见无强化区

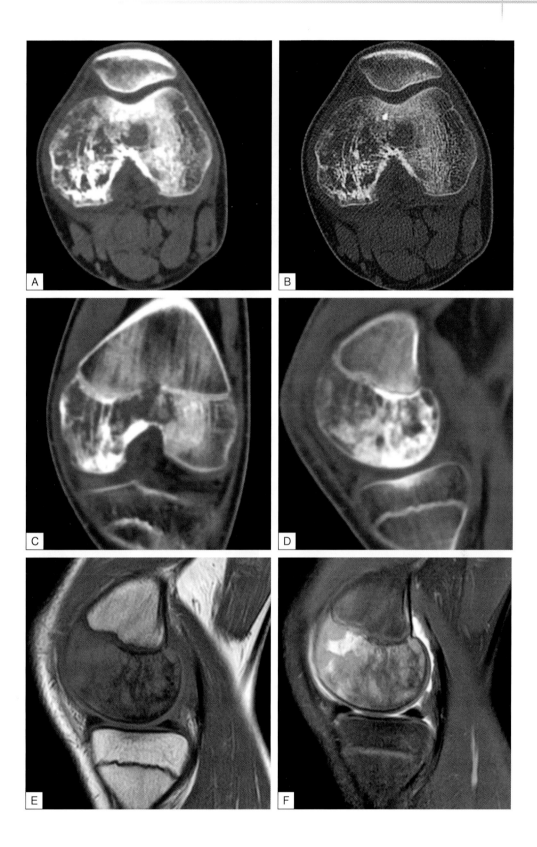

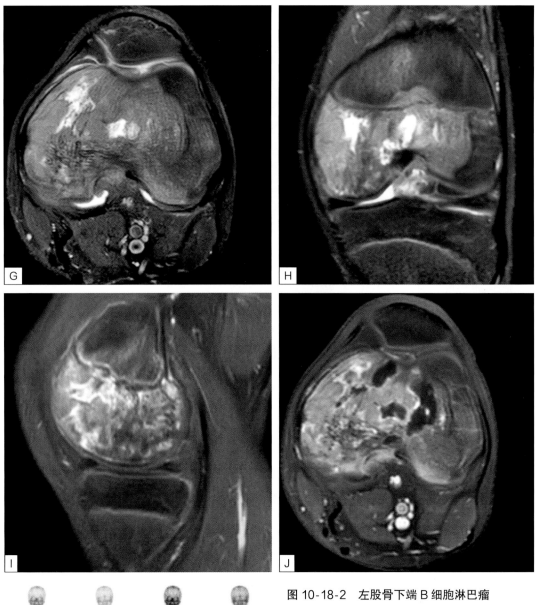

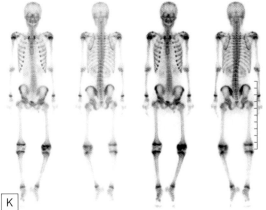

图 10-18-2　左股骨下端 B 细胞淋巴瘤

男性,15 岁,左膝关节疼痛 2 个月。A~D.左膝关节 CT 横断面、冠状面和矢状面示左股骨下端内侧髁"虫蚀样"骨质破坏,边界不清楚,病变区部分骨小梁增粗,冠状面重组显示病变突破骨骺板侵犯干骺端;E~H.MRI 矢状面 T_1WI、矢状面、横断面和冠状面 T_2WI FS 示病灶呈长 T_1、长 T_2 信号改变,信号不均匀,其中可见囊样信号影,冠状面影像清楚显示病灶侵犯骨骺板和干骺端;I.J.MRI 增强示病灶内呈不均匀性强化并可见无强化的囊变区;K.骨显像示左股骨下端局部骨代谢活跃

【诊断要点】

①骨恶性淋巴瘤大部分是 B 细胞型非霍奇金淋巴瘤,霍奇金病(Hodgkin disease)只占骨恶性淋巴瘤的 3% 左右;②原发性骨恶性淋巴瘤多见于男性,平均发病年龄 42~46 岁;③临床上有病程长、发展慢、症状轻的特点;④长骨受累概率多于扁骨,好发部位依次为股骨、胫骨、上下颌骨、中轴骨和骨盆,少见部位有肋骨、肩胛骨、颅骨等;⑤影像学有以下表现:病变区可见边界不清的溶骨性骨质破坏,骨皮质轻度膨胀;无或仅有少量线状、层状骨膜反应;累及范围广,多数同时侵犯骨干和干骺端或干骺端和骺端,少数仅发生于骺端,多数皮髓质同时累及;软组织肿块表现突出,通常较大且密度均匀、边界清楚;病灶范围内可见骨碎片;少数侵犯关节造成关节面破坏和关节周围软组织肿块;少数病灶密度较高,呈“磨玻璃”样或边界清楚的囊样;⑥CT 对于脊柱、骨盆部位的病灶及软组织的显示有帮助,通常表现为软组织肿块轻中度强化;⑦多数患者的 MRI T_1WI 呈等或稍高于肌肉信号,T_2WI 信号不均匀且高于肌肉信号,注射造影剂后明显强化。

【鉴别诊断】

(1) 椎体转移瘤:与骨淋巴瘤的鉴别困难,主要依靠病史和病理结果判断。

(2) 椎体结核:病变常累及椎间盘,伴椎旁脓肿。

(3) 椎体浆细胞骨髓瘤:临床表现为破坏区常边界较清楚,软组织肿块小且密度(信号)均匀。

第十九节　尤因肉瘤

尤因肉瘤见图 10-19-1~图 10-19-3。

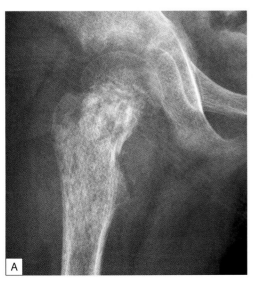
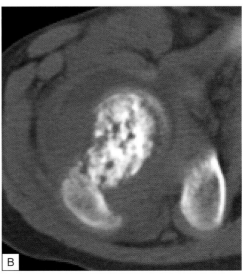

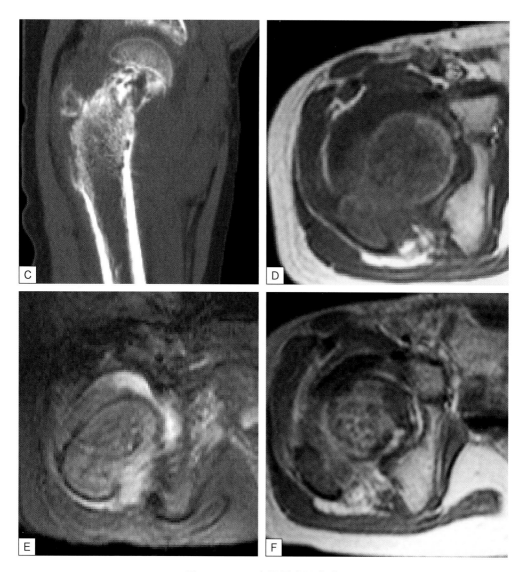

图 10-19-1 右股骨尤因肉瘤

女性,9岁,右下肢疼痛2个月余。A. X线平片示右侧股骨颈和股骨近段溶骨为主的骨质破坏,边界不清,可见少许成骨反应;B、C. CT横断面及冠状面示混合性骨质破坏,可见针状骨膜反应,骨外有明显软组织肿块形成;D~F. T₁WI(D)示病灶区呈等低信号,T₂WI FS(E)呈稍高信号,注射造影剂后(F)示轻中度强化,病灶边界不清,髓白未见破坏

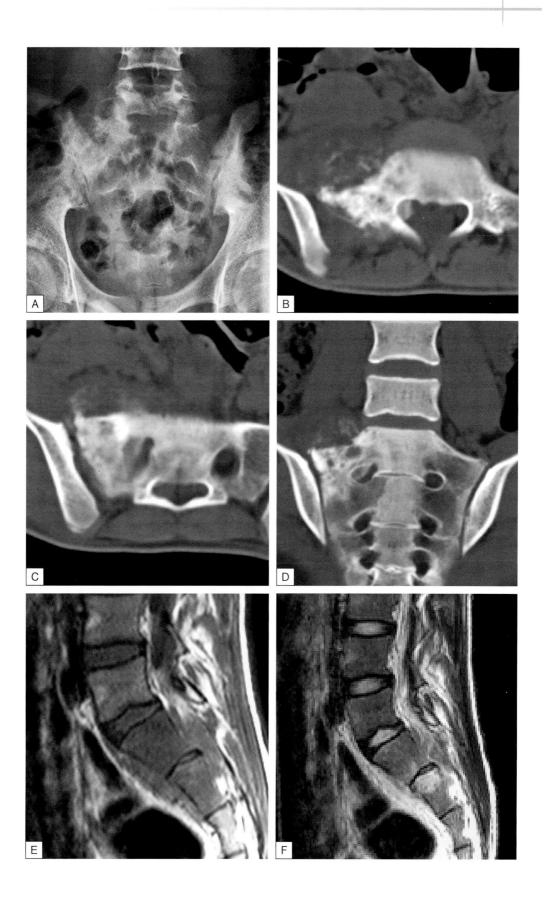

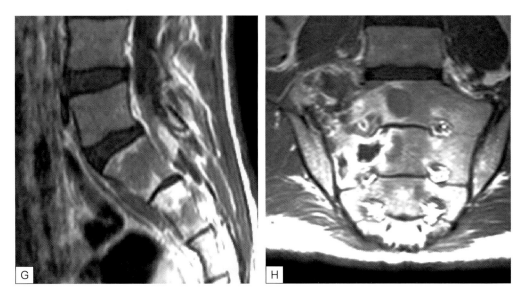

图 10-19-2   骶骨右侧尤因肉瘤

男性,15 岁,右侧腰骶部酸痛 1 个月余。A. X 线平片示骶骨右侧骨质破坏,伴骨质增生硬化,边界不清;B~D. CT 横断面及冠状面示骶骨右侧骨质呈溶骨性和成骨性兼具的混合型骨质破坏,伴软组织肿块形成和多量骨膜新生骨出现,骨质破坏和软组织肿块边界均不清;E~H. MRI 矢状面 T_1WI 及 T_2WI(E、F)示第一、第二骶椎骨质信号异常,伴软组织肿块形成,同时肿块向腹侧和背侧椎管内生长,椎间盘无破坏,增强扫描矢状面及冠状面 T_1WI(G、H)示患骨呈不均匀性强化,软组织肿块中央有明显无强化的坏死区

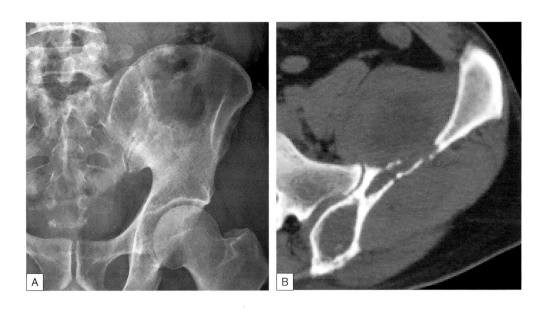

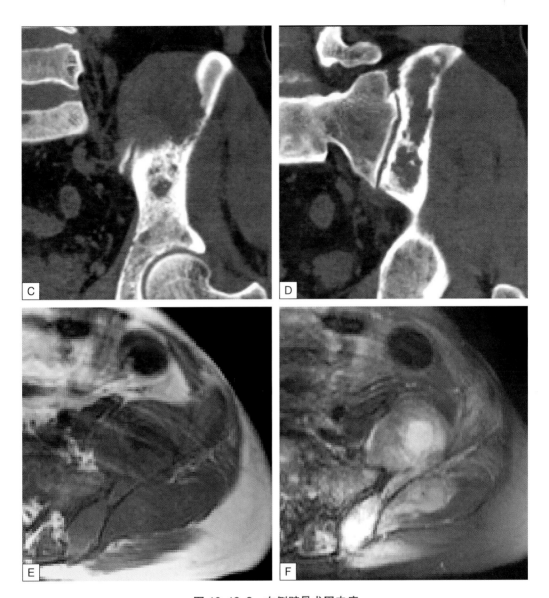

图 10-19-3　左侧髂骨尤因肉瘤

男性,43 岁,左臀部酸痛伴发热 20 天。A. X 线平片示左侧髂骨翼骨质破坏,边缘不清,未见明显硬化边缘,骶髂关节完整无破坏;B~D. CT 示髂骨呈溶骨性骨质破坏,患骨无膨胀,部分骨皮质缺损,无骨膜反应,髂骨翼内外侧均可见明显的软组织肿块形成;E、F. MRI T_1WI 和 T_2WI 示髂骨翼骨质破坏范围广泛,软组织肿块边界尚清,中央可见囊变区

【诊断要点】

①骨外尤因肉瘤(Ewing sarcoma)是一种高度恶性的骨肿瘤,90%以上的发病年龄在5~30岁,发病的高峰期在10~15岁,男女发病率比为2∶1;②主要临床症状为疼痛和肿胀,且疼痛进行性加剧,但少数患者表现为间歇性疼痛,5%~10%的患者可发生病理性骨折;③其中,长骨尤因肉瘤的发病率占50%以上,发生部位按发病率排序依次为股骨、胫骨和肱骨;在扁骨尤因肉瘤中,髂骨和肋骨是最多发的两个部位;④长骨尤因肉瘤的典型X线表现为病变区呈自中心起源的溶骨性骨质破坏(可混有骨质硬化区),常累及骨干和干骺端,破坏区范围较大且与正常骨之间界限不清,常伴有层状或葱皮样骨膜反应,骨旁有软组织肿块形成;扁骨尤因肉瘤有软组织肿块较大但骨质破坏相对较轻的特点,骨质破坏亦以溶骨性为主;⑤CT和MRI对显示软组织肿块、病灶范围及邻近结构侵犯等有价值。

【鉴别诊断】

(1)骨肉瘤:与尤因肉瘤的临床表现类似,但其发病年龄稍大,区分需要依靠病理结果。

(2)朗格汉斯细胞组织细胞增生症:临床症状一般较轻微,有层状骨膜反应,周围软组织和骨髓腔水肿明显。

(3)关节结核:病变常累及关节面及髋臼,骨膜反应少见,关节腔内可见大量积液。

第二十节　脊　索　瘤

脊索瘤见图10-20-1、图10-20-2。

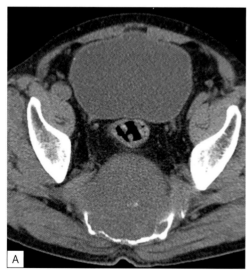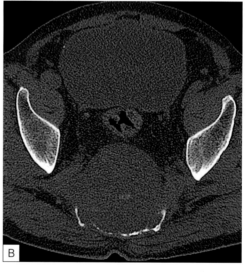

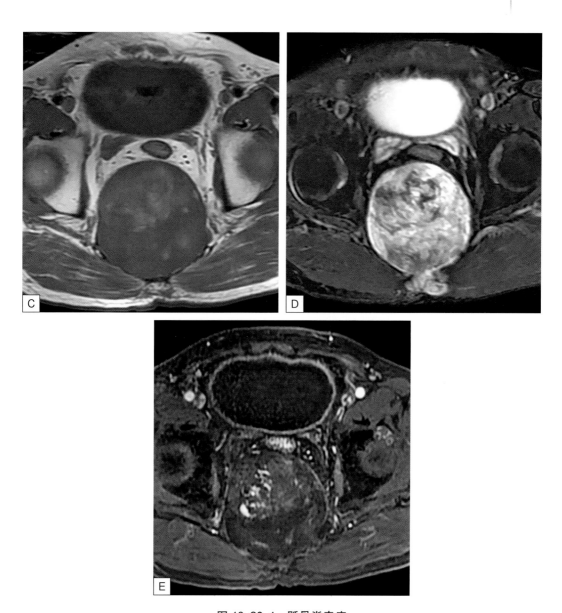

图 10-20-1　骶骨脊索瘤

男性，73岁，排便不畅9个月。A、B. CT 示骶骨前方边缘光整、类圆形肿块形成，其中可见小片钙化分布，骶骨骨质破坏；C~E. T_1WI（C）示肿块呈等低混杂信号，$T_2WI FS$（D）呈混杂高信号，边界清楚，注射造影剂后 T_1WI（E）示肿块内部分轻度强化

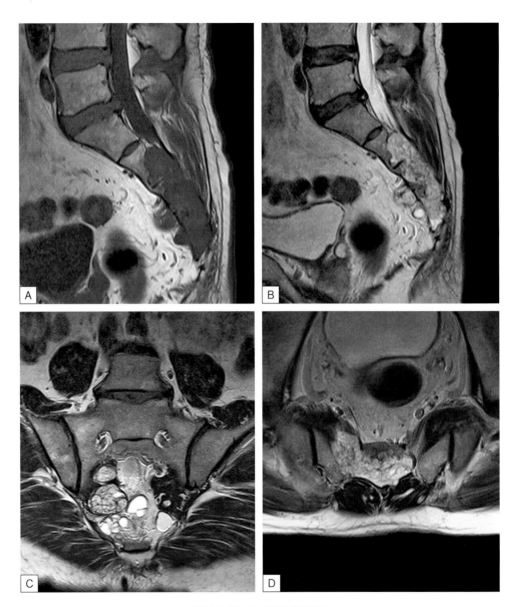

图 10-20-2   骶骨脊索瘤

男性,57 岁,腰骶部疼痛 1 个月。A~D. MRI 矢状面 T_1WI 及 T_2WI、冠状面及横断面 T_2WI 示第二~第五骶椎椎体可见溶骨性骨质破坏,呈长 T_1、长 T_2 信号,其内可见多个囊状长 T_2 信号影,病变边界清楚,周围可见软组织肿块影

【诊断要点】

①脊索瘤可发生于任何年龄段,以40~70岁多见。男性骶尾部脊索瘤较女性多见,男女发病比例约为2:1。②脊索瘤的常见发生部位按其发病率排序依次是骶尾部(50%~60%)、蝶枕部(25%~40%)、脊柱其他部位(15%~20%)。③脊索瘤肿瘤生长缓慢,症状常常轻微且缺乏特异性,常可产生渐进性会阴部疼痛和麻木,以及因肿瘤对邻近脏器压迫所产生的便秘、便血、尿频、尿急、尿失禁、肌无力、感觉缺失等。④溶骨性骨质破坏伴或不伴骨膨胀性改变、钙化以及软组织肿块影是脊索瘤的主要影像学表现。其中骶尾部脊索瘤膨胀性骨质破坏较为常见,患骨多向一侧或两侧膨大,周围有厚薄不一的骨壳,骨壳多不完整,正常骨与破坏区之间界限不清。在破坏区内或软组织肿块内可见呈斑点状、斑片状分布的钙化影,其分布大都散乱无定形。溶骨性骨质破坏一般范围较大,可以跨越骶髂关节累及髂骨翼,此时破坏骨往往失去正常骨结构,大量骨碎片散乱分布。⑤邻近脏器多有推压表现。

【鉴别诊断】

(1)骨巨细胞瘤:骨盆骨巨细胞瘤常发生于髂骨并累及骶髂关节和骶骨,病变部位呈膨胀性生长,骨壳常完整,病灶中央较少出现钙化和骨化,MRI可见T_2WI低信号含铁血黄素团块。在骶骨常位于上部且偏向一侧生长。

(2)单发浆细胞瘤:病灶以骨质破坏伴软组织肿块为主,密度常较均匀,无骨壳和病灶中央钙化。

(3)神经源性肿瘤:可与脊索瘤表现相仿,但常伴有骶管和骶孔扩大,提示其椎管内外生长特点。

(4)转移性骨肿瘤:常表现为骨盆呈多中心性骨质破坏。

第二十一节　造釉细胞瘤

造釉细胞瘤见图10-21-1。

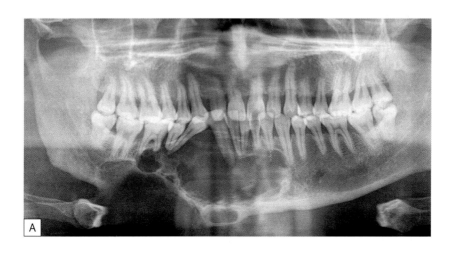

A

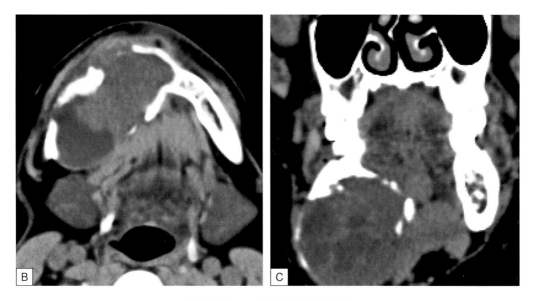

图 10-21-1　下颌骨造釉细胞瘤

女性,62 岁,右下颌骨突出伴疼痛 1 年余。A. 下颌骨全景片示下颌骨右侧呈溶骨性骨质破坏,破坏区边缘不光整,可见粗大残留骨嵴;右侧第一磨牙牙根吸收,尖牙和第一前磨牙牙根分离;B、C. CT 横断面及冠状面示下颌骨呈囊样膨胀性骨质破坏,部分骨壳缺损,病灶内可见囊性和实质性密度成分混杂

【诊断要点】

①造釉细胞瘤主要来源于牙源性上皮组织即牙板、造釉器或牙周上皮剩余组织等。②该病多见于 25~38 岁的年轻患者,男性多于女性。③病变大多发生在下颌骨,少数可发生于上颌骨,发生在其他骨骼者极少。发生于下颌骨的造釉细胞瘤多见于下颌角及升支,肿瘤可沿颌骨蔓延累及大部分下颌骨。④其 X 线典型表现为病变部位呈多房囊样透亮区,囊腔间隔厚薄不一、光滑锐利,较大囊腔呈分叶状。邻近囊腔的牙根被侵蚀吸收、压迫移位或脱落。⑤CT 和 MRI 可显示囊内组织,多数表现为囊性和实质性混杂的密度(信号)改变。

【鉴别诊断】

(1) 牙源性囊肿:病变通常为单房囊样透亮区,以牙根尖为中心生长,根尖突入囊内。

(2) 巨细胞修复性肉芽肿:临床常见于青少年,X 线表现为病变区呈膨胀性骨质破坏,有菲薄骨壁,囊内密度均匀,无骨性分隔。CT 显示病变区囊内均匀软组织密度影,增强后有强化。

第二十二节　骨巨细胞瘤

骨巨细胞瘤见图 10-22-1~图 10-22-3。

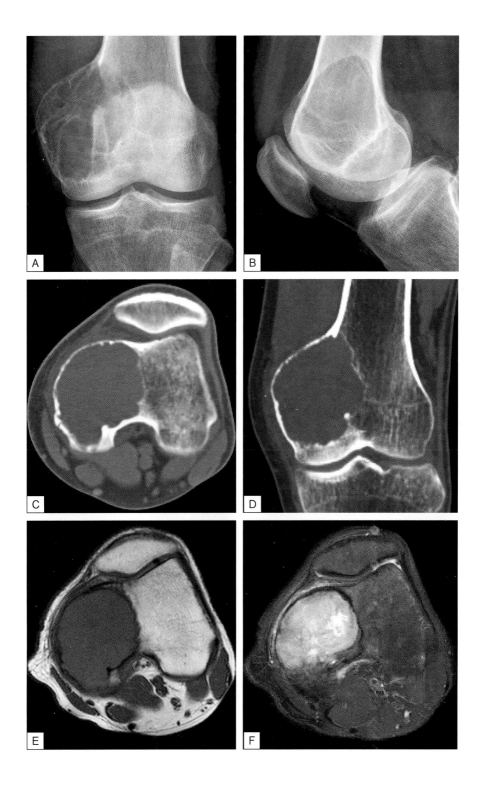

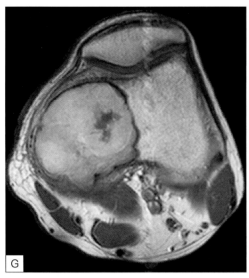
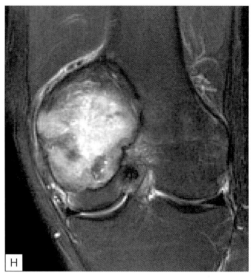

图 10-22-1　左侧股骨下端骨巨细胞瘤

女性,37 岁,左膝肿块、酸痛不适 1 年余。A、B. X 线平片示左股骨内髁、关节面下囊样膨胀性骨质破坏,边界清楚,未见硬化边缘,未见明显骨膜反应,膨胀的骨壁菲薄,囊内可见"肥皂泡"样改变;C、D. CT 示病灶边缘清楚,可见骨嵴突起,病灶内 CT 密度较均匀,未见骨性分隔;E~H. 横断面 T_1WI 及 T_2WI FS(E、F)示骨质破坏,呈长 T_1、长 T_2 信号,平扫信号较均匀,T_2WI FS 示病灶边缘软组织和骨髓少许水肿形成,注射造影剂后横断面、冠状面 T_1WI 及 T_2WI FS(G、H)示病灶内呈明显但不均匀性强化,病灶周围软组织可见少许强化

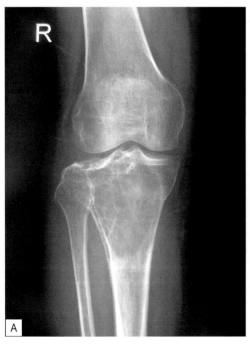
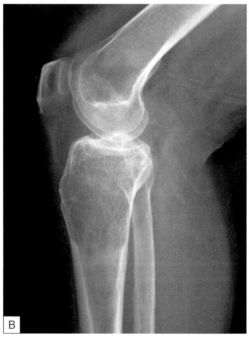

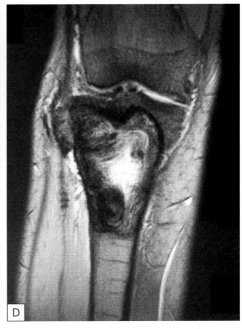

图 10-22-2 胫骨近端骨巨细胞瘤

男性,57 岁,右膝关节疼痛、不适半年,局部压疼、肿胀。A、B. X 线示右胫骨近端紧邻关节面的偏心性囊状骨质破坏,轻度膨胀,其内可见骨嵴,肿瘤边界较清楚,骨皮质变薄,局部断裂;C、D. MRI 示病变在 T_1WI 上为低信号、T_2WI 上为高信号,其内信号不均匀

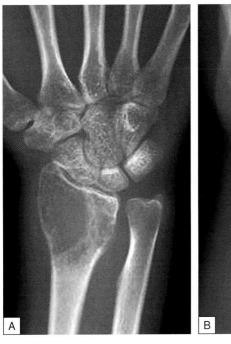

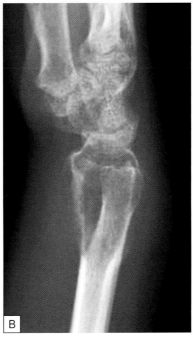

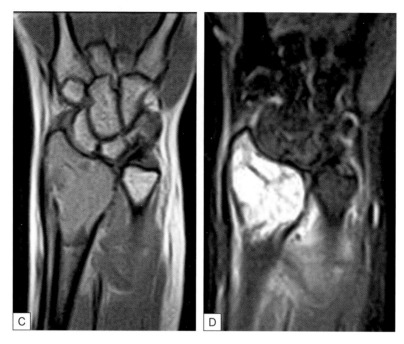

图 10-22-3　桡骨远端骨巨细胞瘤

女性,30 岁,右腕关节肿痛 1 个月。A、B. X 线平片示右桡骨远端呈膨胀性、
溶骨性骨质破坏,紧邻关节面,病灶内有少量网状纤细骨嵴,边缘无硬化边,
无骨膜反应;C、D. MRI 示病变在 T_1WI 稍高信号、T_2WI 高信号

【诊断要点】

①骨巨细胞瘤占良性骨肿瘤的 20%,男女发病率相仿,绝大多数患者的发病年龄在 20~40 岁,儿童、青少年及老年人少见。②临床主要表现为疼痛、局部肿胀和关节活动受限等,发生于脊柱和骶骨的骨巨细胞瘤会引起神经系统症状和体征。③病变主要发生于软骨化骨的骨骼,75%~90% 的肿瘤发生于长骨,以股骨、胫骨和桡骨最多见,脊柱和其他部位偶见,颅面骨骨巨细胞瘤极为少见,骶骨是骨巨细胞瘤的常见发病部位之一。④长骨骨巨细胞瘤的 X 线表现具有特征性:病变区呈偏心性、囊样膨胀性骨质破坏;边界清楚、皮质变薄、可见"肥皂泡沫样"表现;干骺端起源扩展至骨端,肿瘤边缘与关节面距离一般 <1cm;硬化边和骨膜反应均少见;部分患者骨皮质被突破,形成骨旁软组织肿块。骨巨细胞瘤常破坏邻近椎间盘、骶髂关节,并蔓延至邻近椎体,或者通过骶髂关节蔓延至邻近髂骨,因此观察椎间盘、关节是否被破坏,有重要的鉴别诊断意义。⑤CT 在显示肿瘤的范围、边缘硬化与否及判断骨皮质破坏状况等方面有绝对优势,尤其对于解剖结构复杂的部位更是如此。⑥MRI 表现为 T_1WI 呈较均匀的等低信号、T_2WI 呈不均匀高信号。T_2WI 中的低信号来源于肿瘤内的含铁血黄素和增生的胶原纤维。MRI T_2WI 显示病灶内呈片状、点状分布的低信号影,这些低信号影在 CT 上呈等低密度,提示为含铁血黄素成分,对骨巨细胞瘤的诊断有意义。MRI 能更好地显示骨内外肿瘤的范围、软组织的边界及内部坏死囊变和出血等情况、关节有无累

及和邻近结构有无侵犯等。骨巨细胞瘤常见明显的瘤周反应,T_2WI脂肪抑制和增强后T_1WI可显示病灶周围呈片状、带状分布的异常信号,对诊断有意义。⑦骨巨细胞瘤内液-液平面多见,提示肿瘤内囊变坏死、陈旧性出血或伴动脉瘤样骨囊肿。⑧骨巨细胞瘤可以发生远处播散,肺部是骨巨细胞瘤的常见转移部位,发生率为 1%~3.5%。

【鉴别诊断】

(1)动脉瘤样骨囊肿:病变常伴明显膨胀性骨质破坏,肿瘤实质成分较少,肿瘤内可见明显液-液平面。

(2)骨母细胞瘤:通常发生于青少年,临床表现以溶骨性骨质破坏为主,分房状结构少见。

(3)脊索瘤:常见于老年人,女性多见。肿块内 CT 密度常不均匀,可见较多钙化,MRI信号混杂,中央坏死多见。

(4)神经鞘瘤:常见骶孔扩大,有自椎管内延伸至椎管外的改变。肿块 CT 密度常较均匀,MRI 因肿瘤内成分不同而呈现不同信号。

第二十三节　动脉瘤样骨囊肿

动脉瘤样骨囊肿见图 10-23-1、图 10-23-2。

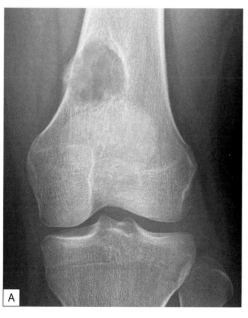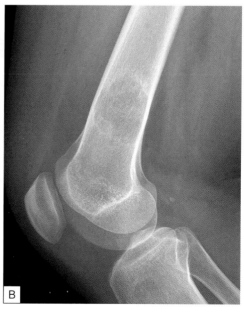

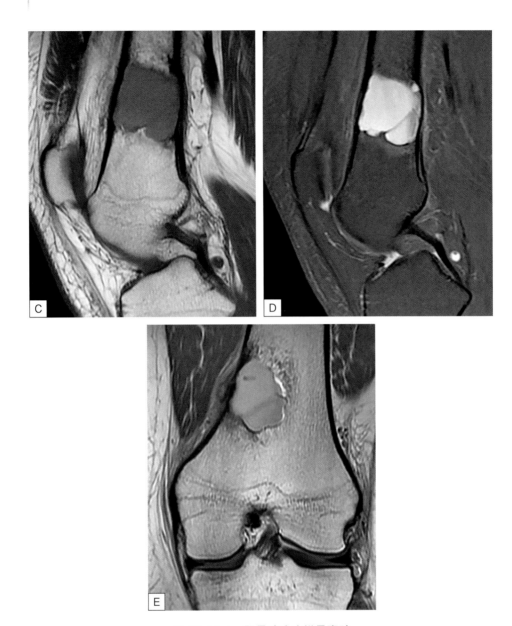

图 10-23-1 股骨动脉瘤样骨囊肿

女性,17 岁,左膝酸痛 3 个月余。A、B. X 线平片示左股骨下段内侧偏心性骨质破坏区,边界模糊,硬化边不明显,可见少许骨膜反应;C~E. 矢状面 T_1WI 及 T_2WI FS(C、D)示病灶内有分隔,内容物呈较均匀的长 T_1、长 T_2 信号,矢状面 T_2WI 抑脂图像可见长液-液平面,增强扫描后(E)病变稍强化

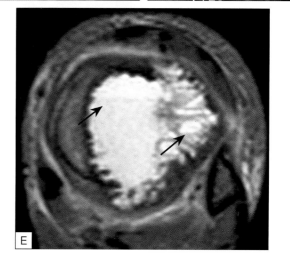

图 10-23-2 胫骨动脉瘤样骨囊肿

女性,15岁,左小腿远端发现肿物3个月,可触及大小为3cm×3cm×3cm、质硬无压痛、边界清楚、基底固定的肿物。A、B. X线平片示左胫骨远端呈偏心性、膨胀性骨质破坏,内见分隔影,皮质变薄,未见明显断裂,周围未见明显软组织肿块;C~E. MRI(C、D)示病灶内上方信号较均匀,呈长T₁、长T₂信号影,外下方信号不均匀,呈长T₁、稍长T₂影;横断面(E)隐约见液-液平面(黑箭)

【诊断要点】

①原发性动脉瘤样骨囊肿多见于 20 岁以下的青少年;②四肢长骨和脊柱是其好发部位;③临床症状主要表现为疼痛和局部肿胀,其他表现则取决于病变的累及部位;④长骨动脉瘤样骨囊肿常发生于干骺端,典型 X 线表现为病变区呈偏心性、囊样膨胀性骨质破坏,边缘清楚,内有骨小梁或骨嵴间隔,层状骨膜反应常见,硬化边偶见;⑤CT 观察骨壳及病灶内部结构明显优于普通 X 线平片,表现为骨壳完整或不完整,内缘可见弧状压迹;病灶内密度常不均匀(CT 值为 5~150Hu),可见斑点状钙化和条纹状骨性分隔,液-液平面较常见,增强后 CT 值增加 30~40Hu;⑥MRI T_1WI 呈高于肌肉的中高信号,T_2WI 呈不均匀高信号,囊间为低信号的间隔,病灶外周为纤维包膜、骨硬化缘和骨壳形成的低信号环。

【鉴别诊断】

(1) 孤立性骨囊肿:病变通常呈单房囊样表现,囊内容物 CT 密度较低,呈水样低密度,少见液-液平面。

(2) 骨巨细胞瘤:病变通常发生于骨端,与动脉瘤样骨囊肿相比,骨质膨胀更明显,囊内密度(或信号)更不均匀,强化更明显。

第二十四节　纤维结构不良

纤维结构不良见图 10-24-1~图 10-24-3。

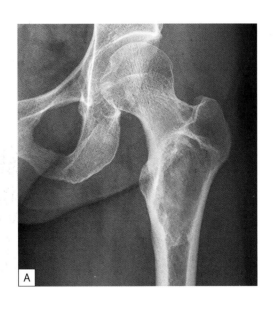

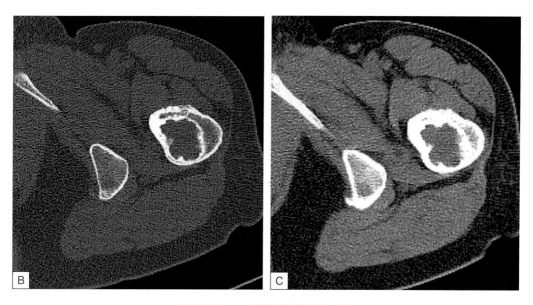

图 10-24-1 股骨纤维结构不良

女性,48 岁,左髋疼痛、不适数月。A. X 线平片示左侧股骨近段轻度膨胀性骨质破坏,边界清楚且有硬化,病灶中心密度欠均匀,部分呈"磨玻璃样"改变,未见明确骨膜反应;B、C. CT 示边界清楚的骨质破坏区,硬化边厚薄不一,病灶中央为软组织密度影,未见明确骨外软组织肿块和肿胀

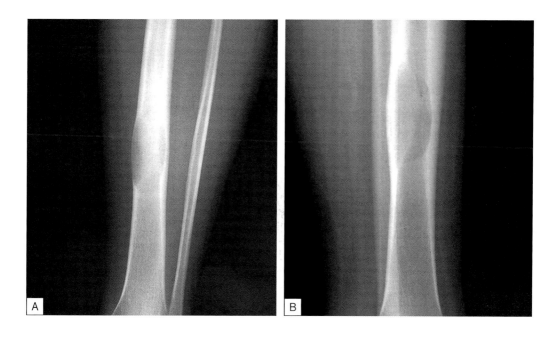

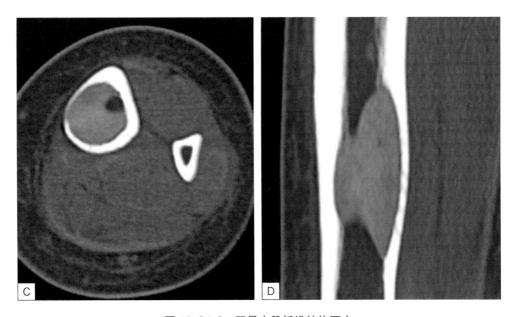

图 10-24-2　胫骨中段纤维结构不良

男性,20 岁,外伤后发现病变。A、B. X 线平片示左胫骨中段局部稍膨胀,部分皮质变薄,髓腔内密度减低,呈"磨玻璃样"改变;C、D. CT 示左胫骨中段皮质变薄,髓腔明显变窄,病变呈"磨玻璃样"改变,稍膨胀

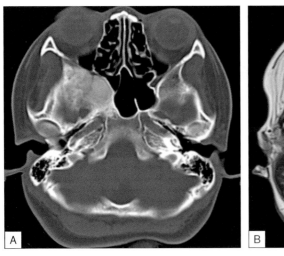
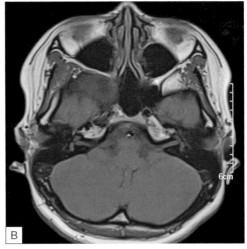

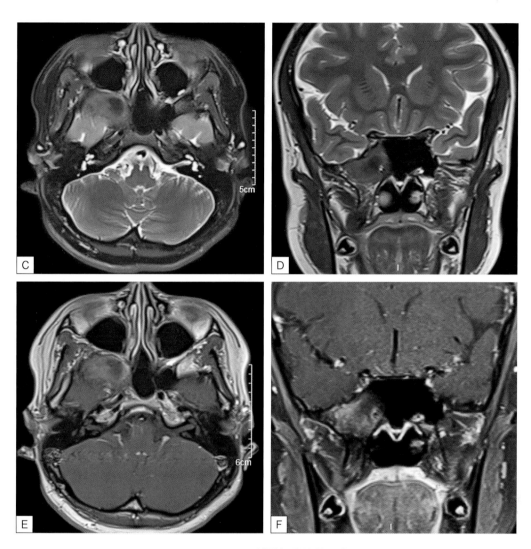

图 10-24-3　蝶骨纤维结构不良

女性,15 岁,外院检查发现右中颅底骨性病变 1 天。A. 颅底 CT 横断面示右侧蝶骨增宽、增厚,呈片状"磨玻璃样"密度增高,边界清楚;B~D. MRI 横断面 T₁WI、T₂WI FS 和冠状面 T₂WI 示病灶呈不均匀低信号影;E、F. MRI 横断面和冠状面增强示病灶内呈不均匀性强化,其周边部分强化稍明显,未见软组织肿块形成

【诊断要点】

①纤维结构不良是一种骨骼发育异常的骨性病变,一般分单骨型纤维结构不良、多骨型纤维结构不良及 Albright 综合征纤维结构不良三型。②70%~80% 的骨纤维结构不良为单骨型,发病年龄多在 11~30 岁。③常见发病部位有股骨、胫骨和肋骨。④临床症状表现为局部隆起伴硬性肿物、疼痛、运动障碍、畸形和病理性骨折等,部分患者可无症状,因偶然检查发现。⑤长管状纤维结构不良多发生在髓腔且骨干占多数,偶累及干骺端、骨骺及骨骺板。⑥典型 X 线表现为病变呈中心性或偏心性骨密度减低区;局部膨胀;边缘常清楚、硬化或邻近骨皮质增厚;骨内膜呈"扇贝状"侵蚀及局部骨皮质变薄,皮质外层常完整;患骨可出现弯曲变形但程度较轻。病灶内可分别呈现以囊样透亮区、"磨玻璃样"密度增高、象牙质样或斑片状致密影、混合性改变及骨皮质破坏等表现为主的特征,其中以"磨玻璃样"密度增高最常见和典型。⑦以"磨玻璃样"骨质改变为特征的骨纤维结构不良的 CT 值常在 70~130Hu,如出现钙化,则 CT 值更高。MRI SE 序列 T_1WI 多为低信号,而 T_2WI 信号变化较大,强化程度也不等。

【鉴别诊断】

(1) 孤立性骨囊肿:病变通常呈单房囊样表现,囊内容物 CT 密度较低,呈水样密度。

(2) 骨巨细胞瘤:病变通常发生在骨端,膨胀更明显,囊内容密度(或信号)更不均匀。

第二十五节   邻关节骨囊肿

邻关节骨囊肿见图 10-25-1、图 10-25-2。

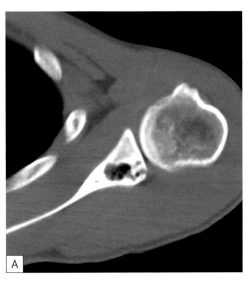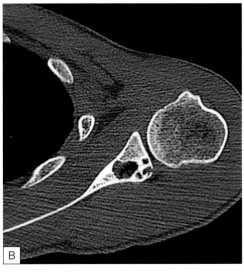

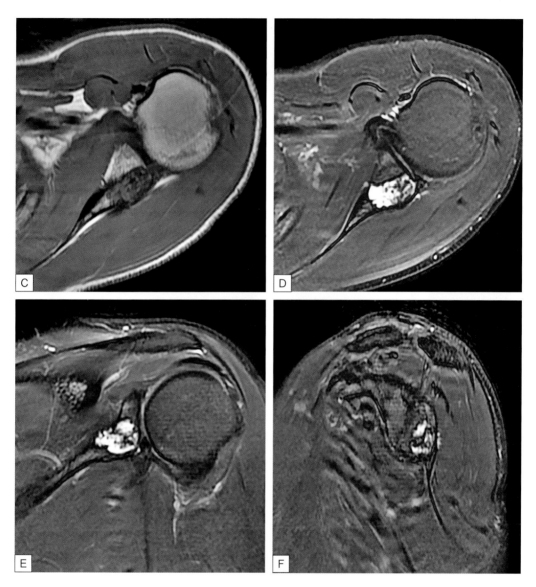

图 10-25-1 左肩胛骨邻关节骨囊肿

男性,46岁,左肩酸痛、不适2个月,活动无殊。A、B. CT平扫示左侧肩胛骨关节盂呈多房囊样骨质破坏,边缘清楚有硬化,并可见小裂隙影与关节腔相通,囊内可见软组织密度影和少量气体;C~F. 横断面 T_1WI 及 T_2WI FS、冠状面及矢状面 T_2WI FS 示病灶内以长 T_1、长 T_2 信号为主的混杂信号,邻近骨质未见骨髓水肿表现,未见明确骨旁软组织肿块和肿胀

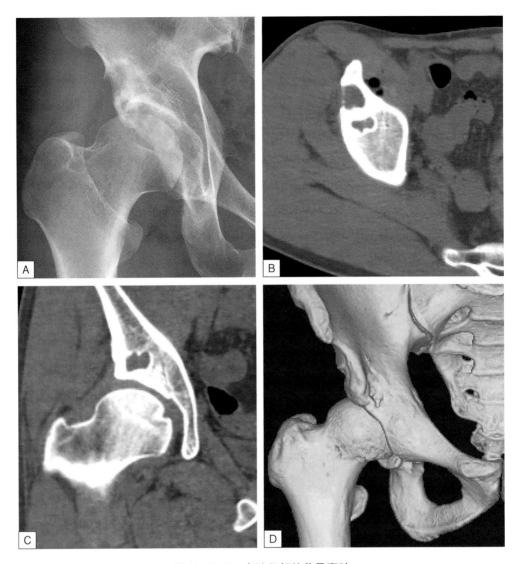

图 10-25-2　右髋臼邻关节骨囊肿

男性,47 岁,右髋关节疼痛数年。A. X 线平片示右侧髋臼角增大,髋臼边缘囊样缺损,可见硬化边缘;B. CT 横断面示髋臼前上缘呈不规则囊样骨质缺损,边界清楚硬化,囊内为软组织密度,CT 值为 32Hu;C、D. CT 冠状面及 VR 重建示病变位于髋臼前上缘,另可见股骨头轻度外移

【诊断要点】

①邻关节骨囊肿又称为骨内腱鞘囊肿,男性多见,发病年龄在 20~60 岁。②临床症状因囊肿的类型不同而有所差异,主要表现为运动和体力活动时疼痛加重,病程一般较长。③病变常见部位有股骨头、尺桡骨远端、股骨远端、胫骨近端和内踝,不规则骨中则以髋臼、月骨和(腕)舟状骨较多见。④发生于髋臼的邻关节骨囊肿,可能与髋关节臼头撞击、髋臼唇撕裂、滑膜组织侵入有关。其中,髋臼前上缘是常见发病部位,常伴髋关节发育不良,病变呈偏心性圆形或卵圆形溶骨区,紧邻关节软骨下骨板。⑤X 线表现:病变呈偏心性圆形或卵圆形溶骨区,紧邻关节软骨下骨板。病灶轻度膨胀,皮质变薄,其中可见粗细不一的条状间隔或呈多房囊样表现,部分囊内含气体影。囊腔周围有轻度硬化边,部分病例可见小裂隙与关节腔相通。⑥囊内容物 CT 值常在 30~50Hu,部分囊内含气体影。⑦MRI 呈长 T_1、长 T_2 信号,注射造影剂后通常无明显强化。

【鉴别诊断】

(1) 孤立性骨囊肿:病变通常呈单房囊样表现,囊内容物 CT 密度和 MRI 信号较均匀,无气体存在。

(2) 退变性假囊肿:常伴明显的关节退行性变,囊内无气体存在。

(3) 骨母细胞瘤:病变呈类圆形骨质破坏,中央为软组织成分,可有强化,病变周围有骨膜反应。

第二十六节　朗格汉斯细胞组织细胞增生症

朗格汉斯细胞组织细胞增生症见图 10-26-1、图 10-26-2。

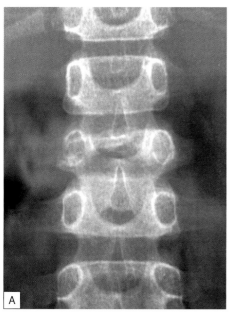
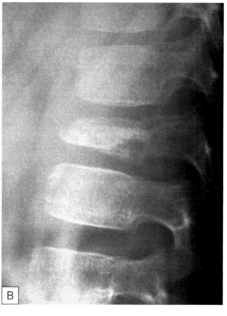

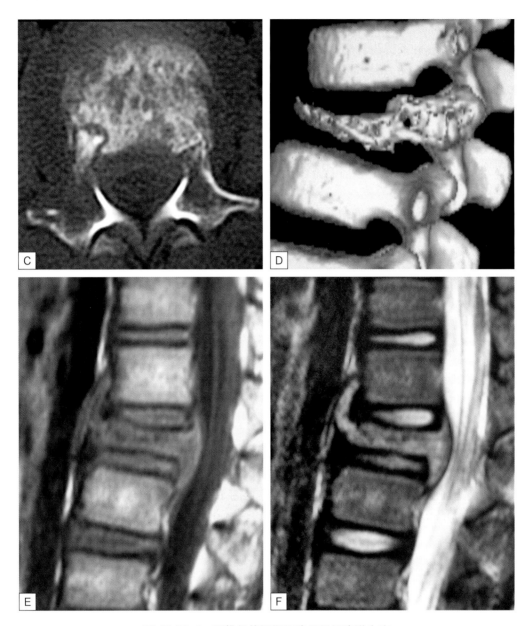

图 10-26-1　腰椎朗格汉斯细胞组织细胞增生症

男性,8岁,腰背部疼痛2个月余。A、B. X线平片示第二腰椎椎体压缩变扁;C、D. CT示病变部位呈溶骨性、斑片状骨质破坏,伴软组织肿块形成;E、F. MRI示病灶区呈稍长 T_1、长 T_2 信号,局部后突压迫硬膜囊

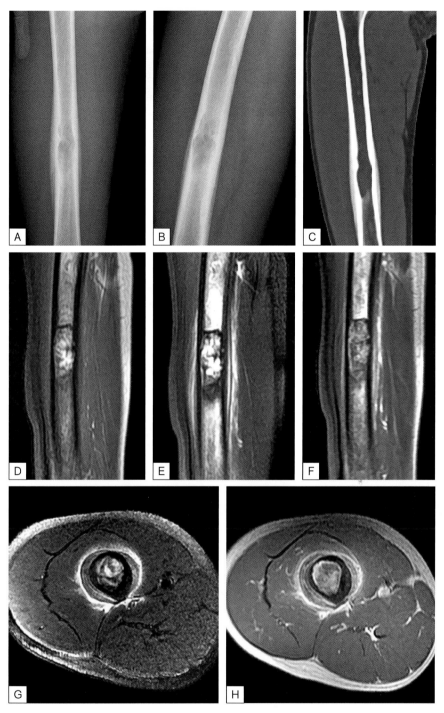

图 10-26-2 股骨朗格汉斯细胞组织细胞增生症

女性,12 岁,右侧大腿疼痛 2 个月余,加重 1 周。A、B. X 线平片示右侧股骨中下 1/3 处卵圆形骨质破坏区,边缘增生硬化且模糊不清,可见明显层状骨膜反应,范围明显超过骨质破坏区;C. CT 冠状面示髓腔内骨质破坏,可见软组织肿块,但未突破骨皮质,周围可见骨膜反应;D. MRI 矢状面 T₁WI 显示病灶区边界清楚,信号混杂,股骨髓腔内大范围信号减低;E~H. 矢状面及横断面 T₂WI FS(E、G)示病灶呈混杂高信号,另可见骨髓腔、股骨干周围大范围信号异常增高,横断面图像显示环绕股骨的带状高信号影;注射造影剂后矢状面及横断面 T₁WI(F、H)示病灶周围软组织少许强化

【诊断要点】

①朗格汉斯细胞组织细胞增生症（Langerhans cell histiocytosis，LCH）好发于 20 岁以下的青少年和儿童，男性多见，男女比例为 2.5∶1。②病变最多见于颅骨和脊柱，其次为股骨、骨盆、肋骨、下颌骨和锁骨等。③临床症状较轻微，偶有局部疼痛、低热、红细胞沉降率加快、嗜酸性粒细胞增多等表现。④长骨病变常发生于骨干或干骺端，显示为中心性、溶骨性骨质破坏，沿骨干长轴扩展，或者呈"洞套洞状"囊样改变，边缘清楚且呈"扇贝状"，常见硬化边。患骨常梭形膨大伴"葱皮样"骨膜增生；病灶呈囊样骨质破坏，伴层状骨膜反应，形成梭形外观是其典型的 X 线表现。⑤CT 较好显示病灶内死骨和钙化情况。⑥MRI 显示软组织情况最佳，软组织肿块在 T_1WI 上呈中等至高信号、T_2WI 呈高信号，注射造影剂后有显著强化，病灶周围软组织和骨髓常有明显水肿。MRI 对诊断本病有较大价值，其中超越病灶范围的骨髓水肿和邻近软组织出现炎症反应，是朗格汉斯细胞组织细胞增生症的特征性表现。

【鉴别诊断】

（1）骨髓炎：临床表现为全身和局部感染症状常较明显，X 线和 CT 显示骨膜反应和病灶内死骨，MRI 常见脓腔形成。

（2）尤因肉瘤：与朗格汉斯细胞组织细胞增生症的局部骨质破坏形态相仿，但软组织肿块通常更明显，且病程进展较快，无周围骨髓水肿和环周信号异常。

第二十七节 单纯性骨囊肿

单纯性骨囊肿见图 10-27-1、图 10-27-2。

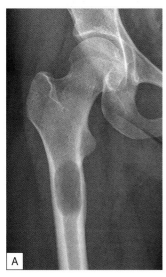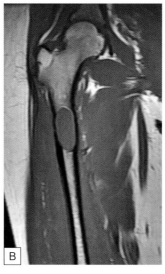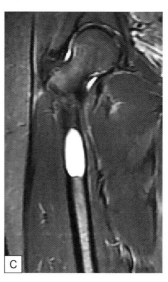

图 10-27-1 右股骨单纯性骨囊肿

女性，25 岁，右髋部扭伤疼痛，拍片发现异常。A. X 线平片示右股骨中上段卵圆形透亮影，边缘光整，未见明显膨胀、硬化边和骨膜反应；B、C. MRI 示病灶呈液体信号影，边缘清楚，周围结构无改变

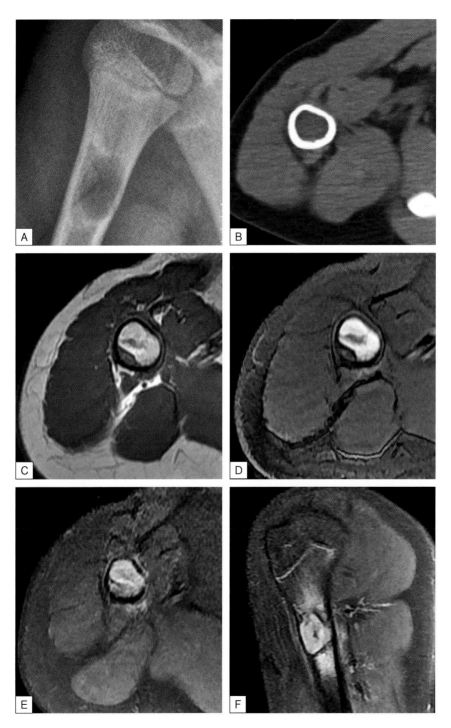

图 10-27-2　右肱骨单纯性骨囊肿伴骨折、出血

男性,14 岁,右肩酸痛 1 天。A. X 线平片示右侧肱骨近段呈囊样骨质破坏,边界清楚,无明显膨胀和硬化边缘,未见骨膜反应,可见斜跨病变区的骨折线,内侧皮质断裂;B. CT 示肱骨髓腔内均匀低密度影,周围皮质完整无破坏;C、D. 横断面 T_1WI 及 T_2WI FS 示髓腔内病灶均为高信号,骨皮质完整,周围可见少许异常软组织信号影(半环形);E、F. 增强扫描横断面及矢状面 T_1WI FS 示病灶内仍呈高信号,周围髓腔和内侧骨旁软组织信号增高,未见明显软组织肿块形成

【诊断要点】

①骨囊肿好发于 20 岁以下的青少年,男性发病率是女性的 2 倍。②未发生病理性骨折时,骨囊肿一般无症状,病理性骨折通常由轻微外伤引起。③发生于 20 岁以下年轻患者的骨囊肿多见于长管状骨,其中以肱骨、股骨和胫骨最常见。长骨骨囊肿多发生在干骺端,有 85% 的肱骨囊肿和 83% 的股骨囊肿见于近侧干骺端,其中,骨干骨囊肿少见,发生在骨骺或侵犯骨骺的骨囊肿罕见。④骨囊肿的典型 X 线表现为病变部位呈中心性、膨胀性透亮区,皮质变薄且无骨膜反应,部分边缘呈分叶状改变并有薄层硬化边。周围结构清楚,无骨破坏和软组织肿块。病理性骨折是骨囊肿常见的并发症,长条状的骨片落入病灶内(骨片陷落征),对明确诊断很有帮助。⑤MRI 显示病灶区呈长 T_1、长 T_2 信号,边界清楚,无强化。发生病理性骨折后,MRI 信号混杂,囊内容物 T_1WI 和 T_2WI 均为高信号,提示出血。

【鉴别诊断】

(1) 朗格汉斯细胞组织细胞增生症:疼痛症状常较明显,有明显骨膜反应和骨旁水肿,MRI 可见病灶内软组织成分和周围组织广泛水肿。

(2) 纤维结构不良:局灶性纤维结构不良与骨囊肿有类似表现,但病灶区域通常密度不均,囊性成分少。病灶 X 线平片和 CT 呈"磨玻璃样",MRI 呈混杂信号或纤维信号影,出血少见。

第二十八节　表皮样囊肿

表皮样囊肿见图 10-28-1。

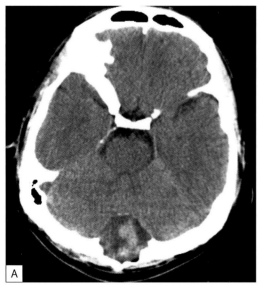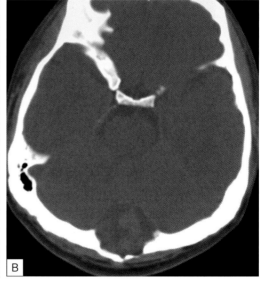

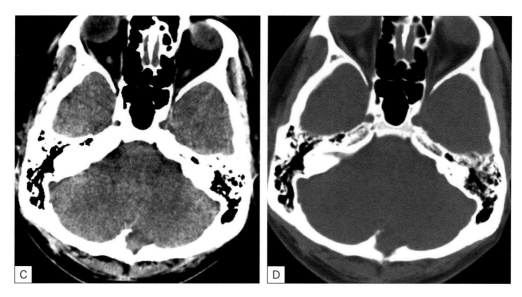

图 10-28-1　颅骨表皮样囊肿

男性,29 岁,头痛 4 天,晕厥 1 次。A~D.头颅 CT 示枕骨枕内隆突位置呈膨胀性骨质破坏,边界清楚,部分骨壳不完整,颅骨外板亦可见裂隙样缺损,病灶内呈高低混杂的软组织密度

【诊断要点】

①表皮样囊肿的患者多为年轻人,临床上常无明显自觉症状;②其病变多发生于靠近中线或位于颅缝的位置;③CT 表现为颅骨呈圆形、卵圆形或分叶状缺损,边缘清晰锐利。板障增宽,内外板变薄甚至完全消失;④病灶内容物 CT 表现为密度形式多种多样,可显示为脂肪密度、水样密度、均匀等密度和斑点状钙化密度等,注射造影剂后部分区域可有轻度强化;⑤MRI 显示病灶区 T_1WI 呈混杂低信号、T_2WI 呈高信号、DWI 呈明显高信号,具有特征性。

【鉴别诊断】

(1) 蛛网膜颗粒压迹:表现为颅骨内板缺损,外板可膨隆变薄,常呈分叶状,边缘光滑锐利,病灶内为液体密度。

(2) 朗格汉斯细胞组织细胞增生症:表现为病变区呈穿凿样骨质破坏,常累及颅骨内外板,无明显膨胀,软组织成分为等密度病变,注射造影剂后明显强化。

(3) 骨髓瘤:表现为肿瘤常多发,无膨胀性改变。

第二十九节   骨 转 移 瘤

骨转移瘤见图 10-29-1~图 10-29-5。

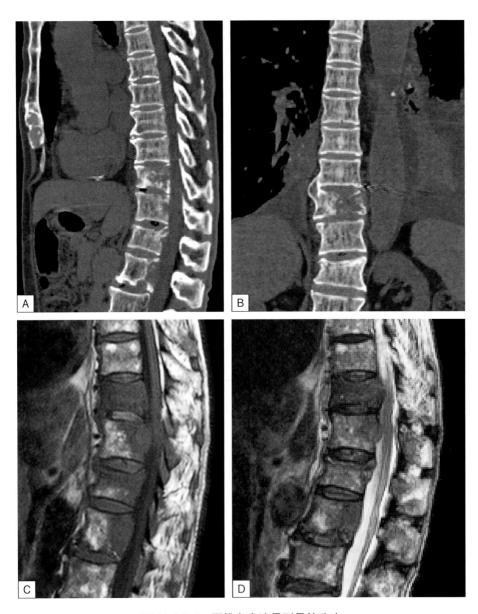

图 10-29-1   腰椎多发溶骨型骨转移瘤

男性,86 岁,贲门癌术后,腰痛、不适 2 个月。A、B. CT 矢状面和冠状面示第十一胸椎至第
二腰椎椎体呈溶骨性骨质破坏,其中第十一胸椎、第一腰椎椎体受压缩变扁;C、D. MRI 矢
状面 T_1WI 及 T_2WI 示多个胸腰椎椎体骨髓信号混杂不均匀,其中第十一胸椎至第二腰椎
椎体内有软组织肿块形成,并突入椎管致脊髓圆锥受压,上述椎体间椎间盘未见异常

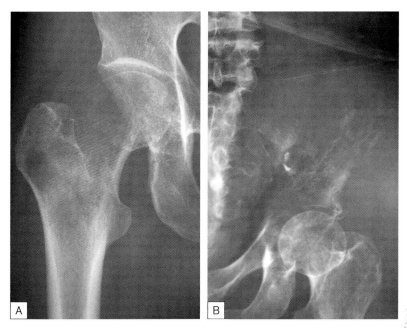

图 10-29-2　多发溶骨型骨转移瘤

女性,35 岁,有乳腺癌病史。A、B. X 线平片示双侧股骨近端及左侧髂骨呈多发溶骨性骨质破坏,边缘模糊,无明显骨膜反应

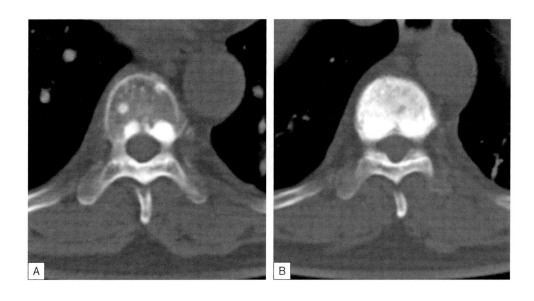

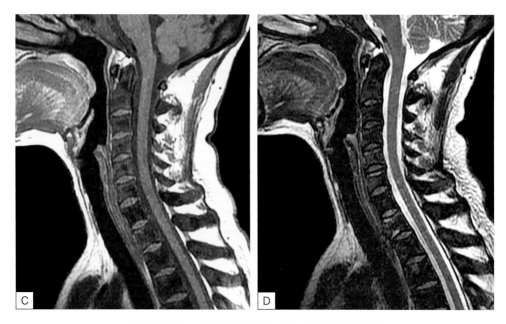

图 10-29-3 颈椎、胸椎椎体多发成骨型骨转移瘤

女性,48 岁,确诊肺癌 7 个月余。A、B. CT 示多个胸椎椎体内团块样高密度影,边界清楚,受累椎体形态未见明显改变;C、D. MRI 矢状面 T_1WI 及 T_2WI 示各颈椎椎体均呈低信号,椎体形态完整,椎管内结构无殊

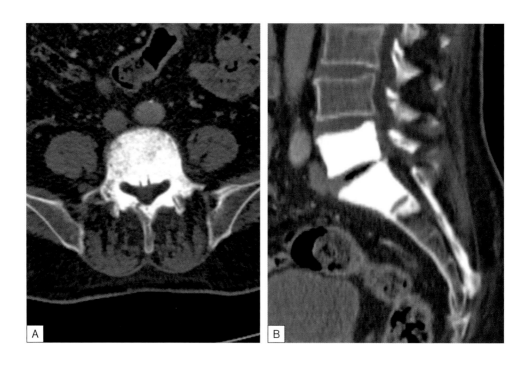

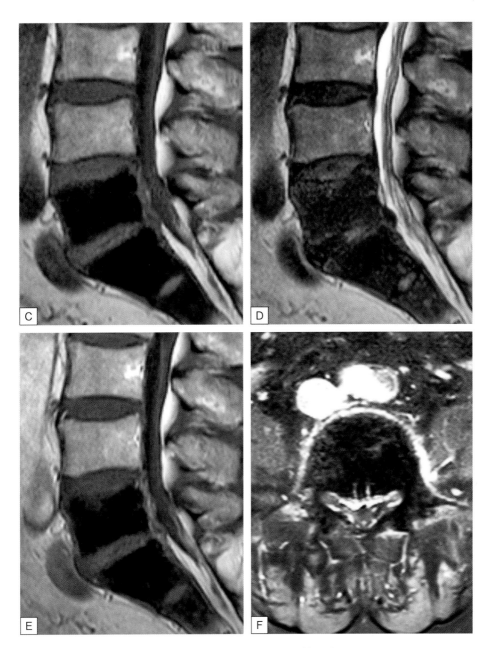

图 10-29-4 多发成骨型骨转移瘤

男性,75 岁,骨痛数天,有前列腺癌病史。A、B. 腰骶椎 CT 横断面示第五腰椎、第一骶椎、第二骶椎椎体骨质密度增高,呈"象牙骨质样"表现,椎体形态无改变;C~F. MRI 矢状面(C、D)示 CT 高密度病变区在 T_1WI 和 T_2WI 上均呈极低信号影;矢状面和横断面增强(E、F)示病灶内无明确强化,病灶周围少许强化,但无明确软组织肿块形成

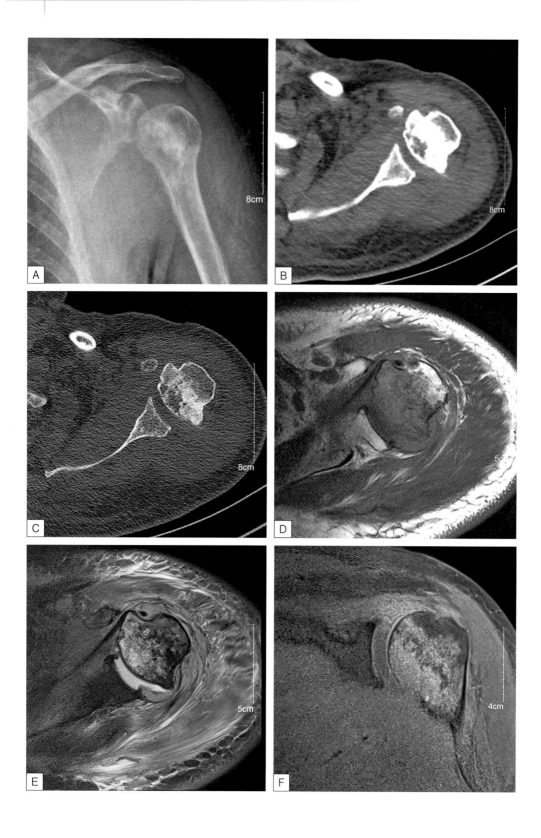

图 10-29-5 左肱骨混合型骨转移瘤

男性,61 岁,右肺行癌术后 4 年余,于靶向治疗中,感觉左肩疼痛 2 周。A. X 线平片示左肱骨近端呈混合型骨质破坏,无膨胀,边界不清,肩关节周围软组织肿胀;B、C. 左肩关节 CT 横断面示肱骨头变形,肱骨内侧部分呈溶骨性骨质破坏,周围可见骨质增生硬化,边界不清;D~F. MRI 横断面 T_1WI、横断面及冠状面 T_2WI FS 示病灶内长 T_1、长 T_2 信号影,周边信号较混杂;G. 同位素骨显像示左侧肱骨近端核素浓聚

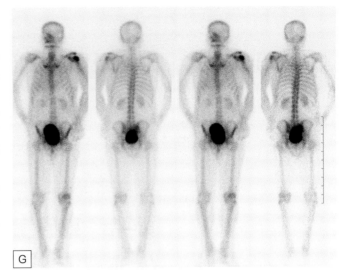

【诊断要点】

①肺癌、乳腺癌和鼻咽癌占据转移性骨肿瘤原发肿瘤的前三位。肿瘤一般通过血行播散、淋巴转移及直接侵犯等途径转移至骨骼系统,其中以血行播散占主导地位。②骨转移瘤常易侵犯椎体、骨盆、肋骨、颅骨、肱骨及股骨,肘及膝关节以下部位少见,手足骨罕见。③50岁以上患者占肿瘤骨转移患者的 74%。④患者临床早期一般无症状,逐渐出现间歇性疼痛,然后演变为持续性并进行性加剧,伴有局部功能障碍、神经压迫症状和 / 或可触及的软组织肿块。⑤其中,成骨型转移主要见于前列腺癌、鼻咽癌肿瘤的转移,但肺癌、乳腺癌和食管癌亦可表现为成骨型转移。X 线和 CT 表现为骨小梁增粗紊乱呈斑片状或棉球样,偶呈大片致密"象牙质样"改变。MRI 在任何序列上均呈低信号,通常无强化。⑥溶骨型转移多见于肺癌、乳腺癌及消化道肿瘤的转移。转移可发生在松质骨和 / 或骨皮质,表现为虫蚀状、融冰状骨质破坏,边界不清。表现为多个椎体破坏,但椎间盘完好无损。椎体受压变扁,后缘膨隆。⑦混合型转移多见于肺癌、乳腺癌、前列腺癌等,为溶骨型和成骨型转移的混合存在。

【鉴别诊断】

(1) 多发性骨髓瘤:实验室检查有贫血、红细胞沉降率加快、血免疫球蛋白升高、尿 Bence-Jones 蛋白阳性等异常表现。其骨质破坏的大小比转移瘤均匀,部分呈穿凿状,边缘清楚或模糊。少数呈硬化型或混合型。MRI 检查骨髓常见弥漫性点状异常低信号分布在高信号骨髓背景内,呈"胡椒盐状"表现。放射性核素检查常为阴性。

(2) 多发性淋巴瘤:患者年龄相对较小,症状相对转移瘤较轻。部分患者有系统性淋巴瘤病史,通常没有其他原发肿瘤病史。通过影像学表现难以鉴别二者。

(黄朝晖 向可伟 曹佑军 龚向阳 傅颖颖)

第十一章 代谢及营养障碍性疾病

第一节 骨质疏松

骨质疏松见图 11-1-1~图 11-1-4。

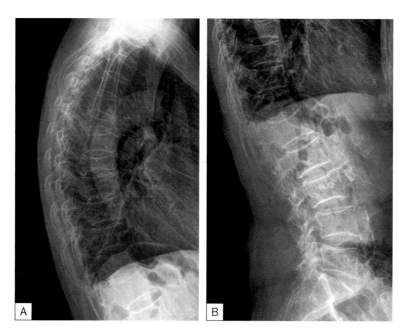

图 11-1-1 骨质疏松

男性,67 岁,腰背部酸痛 1 年余。A、B. X 线平片示胸、腰椎骨皮质变薄,骨小梁稀疏,密度减低,第六、第八、第十二胸椎椎体呈不同程度压缩变扁,其中以第六胸椎椎体更明显,受压缩为原椎体高度的 1/3;表现为多个胸椎脆性骨折

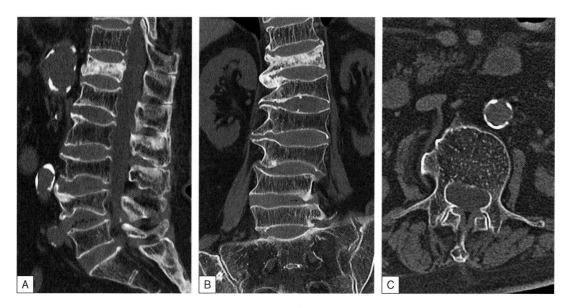

图 11-1-2　骨质疏松

女性,76 岁,腰背疼痛多年。A. 腰椎 CT 矢状面示椎体呈不同程度压缩变扁,部分呈双凹改变,皮质变薄,纵行骨小梁稀疏,横行骨小梁明显减少;第十二胸椎椎体受压缩,密度呈不均匀性增高;B. 腰椎 CT 冠状面示椎体序列不稳,略侧弯,其余改变同矢状面;另可见骶椎骨质密度明显减低;C. 第三腰椎椎体横断面示椎体骨质密度明显减低,骨小梁稀疏,皮质变薄

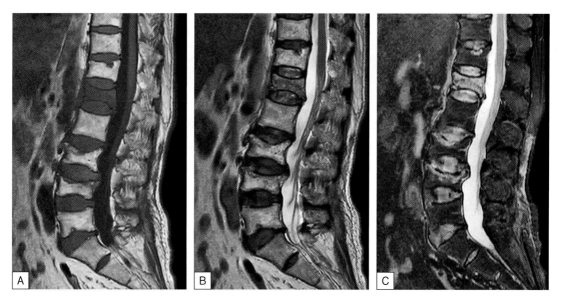

图 11-1-3　骨质疏松

男性,74 岁,腰痛 1 个月余,无明显外伤史。A、B. 腰椎 MRI 矢状面 T_1WI、T_2WI 示第十二胸椎、第一腰椎、第三至第五腰椎椎体呈不同程度压缩变扁,其中第一腰椎椎体信号明显减低,其他椎体信号呈不均匀性增高,部分层面硬膜囊前缘受压;C. 腰椎 MRI 矢状面 STIR 示第一、第三、第四腰椎椎体骨髓呈不同程度长 T_2 异常信号,提示为新鲜压缩骨折,第十二胸椎、第五腰椎呈陈旧性、压缩性改变

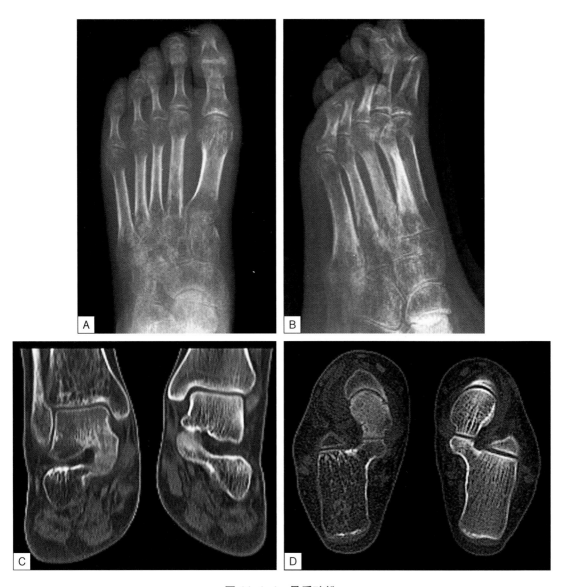

图 11-1-4　骨质疏松

女性,24 岁,右足外伤后制动 1 个月。A、B. X 线右足正斜位示诸骨骨质密度普遍减低,骨小梁稀疏;C、D. 双侧踝关节 CT 冠状面及横断面示右踝诸骨较左侧密度明显减低,骨皮质变薄,骨小梁稀疏

【诊断要点】

①骨质疏松症是一种以骨量减少、骨组织微结构损坏为特征,以致骨脆性增加,极易发生骨折的全身性骨骼疾病。其特点为单位体积内骨组织含量的减少,即有机成分和无机成分同时等比例减少。②X 线和 CT 表现为骨质密度减低,骨皮质变薄或皮质内缘呈"扇贝样"改变。其中,张力骨小梁减少、消失,应力骨小梁可不规则增粗,后期可变细,同时可伴有骨质疏松性骨折。③MRI 表现为骨髓内脂肪含量明显增多,呈短 T_1、中长 T_2 信号。④骨质疏松性骨折属于脆性骨折,通常指在日常生活中或受到轻微外力时发生的骨折。骨折发生的常见部位为椎体(胸、腰椎)、髋部(股骨近端)、前臂远端和肱骨近端等。发生于髋部或椎体部位的脆性骨折,通常不依赖于骨密度测定,临床上即可诊断为骨质疏松症;发生于肱骨近端、骨盆或前臂远端的脆性骨折,骨密度测定显示骨量减少($-2.5<T$ 值 <-1.0)即可诊断为骨质疏松症。

【鉴别诊断】

(1) 骨质软化症:X 线和 CT 主要表现为骨小梁减少、变细,骨皮质变薄,边缘模糊,有骨骼畸形和假骨折线形成。

(2) 多发性骨髓瘤:肿瘤多位于中轴骨和四肢骨近端,X 线及 CT 主要表现为穿凿样、鼠咬状或蜂窝样骨质破坏。

(3) 转移瘤:表现为局部骨质破坏,常伴有软组织肿块,椎体转移瘤常伴有椎弓根骨质破坏;临床上常有明确原发肿瘤病史。

【注意事项】

(1) X 线检查可显示骨小梁稀疏,但受操作者的主观因素影响较大,并且只有在局部骨量丢失达 30% 以上时才能在 X 线检查时有阳性发现。

(2) CT 和 MRI 可更为敏感地显示细微骨折,且 MRI 在显示骨髓早期改变和骨髓水肿方面更具优势。CT 和 MRI 对于骨质疏松症与骨肿瘤等多种其他骨骼疾病的鉴别诊断具有重要价值。

(3) 常用的骨密度测量方法有双能 X 线吸收法(DXA)、定量计算机断层照相术(QCT)、外周双能 X 线吸收法(pDXA)、单能 X 线骨密度吸收法(SXA)和定量超声(QUS)等。

第二节　维生素 D 缺乏症

维生素 D 缺乏症见图 11-2-1~图 11-2-3。

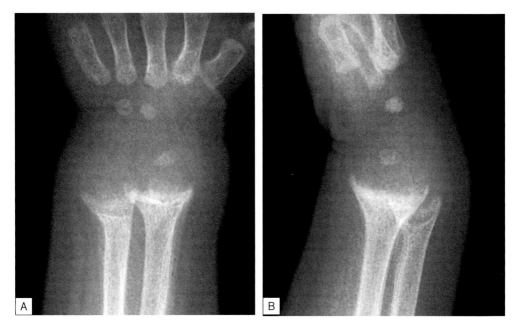

图 11-2-1　维生素 D 缺乏症

男性,1 岁,经常哭闹,枕秃,腕部粗大 3 个月余。A、B. 左腕正侧位 X 线平片示腕关节诸骨骨质密度减低,尺桡骨远侧骨骺线、干骺端增宽,干骺端呈"杯口状",先期钙化带消失,呈"毛刷状"

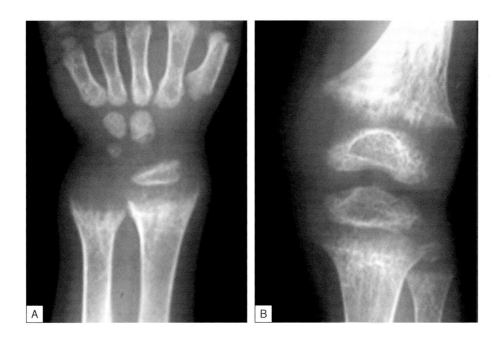

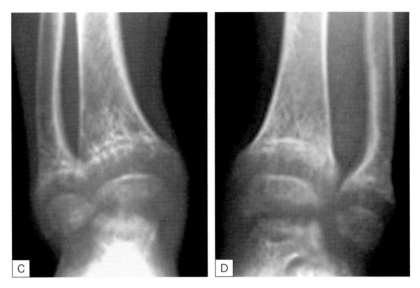

图 11-2-2 维生素 D 缺乏症

男性,2 岁,生长缓慢,关节粗大半年余。A~D. 左腕、左膝、双踝正位 X 线平片示诸骨骨质密度减低,骨骺线、干骺端增宽,干骺端呈"杯口状",先期钙化带消失,呈"毛刷状",胫腓骨弯曲

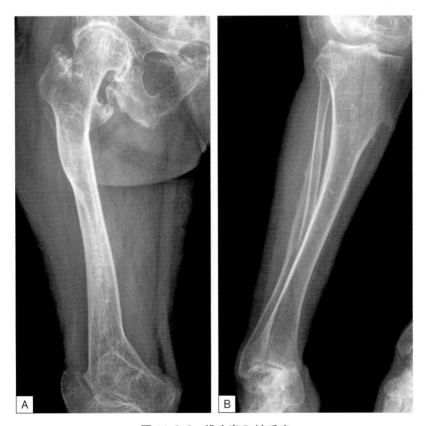

图 11-2-3 维生素 D 缺乏症

女性,78 岁,长期居家,后卧床,维生素 D 缺乏。A、B. 右下肢正位 X 线平片示诸骨骨质密度减低,骨小梁稀疏模糊,皮质变薄,关节面骨质模糊,股骨及胫腓骨弯曲变形,考虑骨质软化症

【诊断要点】

①维生素 D 缺乏会导致人体吸收钙及磷酸盐的量减少,没有足够的钙和磷就无法维持骨骼的健康,儿童期维生素 D 缺乏会引发生长迟缓和佝偻病,成人期维生素 D 缺乏则会引发骨质软化症。②儿童期维生素 D 缺乏症多见于出生后数月~3 岁的婴幼儿,表现为囟门闭合延迟、乳牙萌出迟缓、方颅、腕部呈"手镯样"畸形和串珠肋等。③X 线及 CT 示骺板先期钙化带变薄、模糊或消失,骨骺软骨板增宽。干骺端增宽、外展,呈"杯口状",先期钙化带呈"毛刷样"。骨骺骨化中心出现延迟,全身骨质软化,承重长骨弯曲畸形。胸廓呈鸡胸状,肋骨前端与肋软骨交界处膨大呈"串珠状"。④成人维生素 D 缺乏症多见于老年女性,表现为反复腰腿痛,行走困难,胸廓、骨盆畸形及手足抽搐。⑤X 线及 CT 主要表现为全身骨质密度减低,骨小梁及皮质模糊不清,呈"绒毛状"。可出现骨骼弯曲变形,如膝内翻等。髋臼内翻致骨盆呈"三叶状",椎体上下缘凹陷,呈鱼椎状,可出现假骨折线。

【鉴别诊断】

(1) 其他代谢性佝偻病:如低血磷性抗维生素 D 佝偻病、肝性佝偻病、肾性佝偻病等,鉴别主要依靠临床表现及实验室检查。

(2) 骨质疏松症:主要表现为密度减低,骨小梁稀少,骨皮质变薄,但边缘清晰,骨骼畸形少见,常伴有骨质疏松性骨折。

第三节　维生素 C 缺乏症

维生素 C 缺乏症见图 11-3-1。

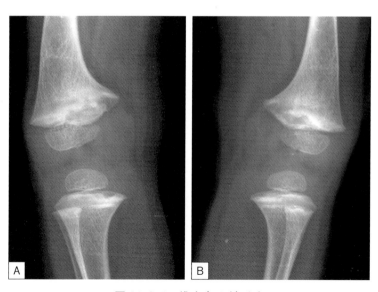

图 11-3-1　维生素 C 缺乏症

A、B. 双膝正位 X 线平片示诸骨骨质密度减低,股骨、胫骨干骺端增宽,可见维生素 C 缺乏症线及透亮带

【诊断要点】

①多见于6个月~2岁的人工喂养婴幼儿。②临床多有精神不振、皮肤苍白、皮肤和黏膜下出血及瘀斑、尿血和便血等表现。③实验室检查空腹血浆维生素C含量降低,血清碱性磷酸酶降低。④X线表现为骨质普遍疏松,皮质菲薄如"铅笔画线样"。骺板先期钙化带增宽、形成致密的高密度带状影像称为坏血病线即维生素C缺乏症线,坏血病线的骨干侧可见横形分布的低密度透亮带。骺板先期钙化带骨折变形、向骨干外侧延伸形成骨刺征。呈环形骨骺改变,骨膜下有出血表现。

【鉴别诊断】

需要与维生素D缺乏症进行鉴别诊断。根据其特征的维生素C缺乏症线、人工喂养史及实验室检查可以做出明确诊断。

第四节　肾性骨病

一、肾小球性骨病

肾小球性骨病见图11-4-1~图11-4-6。

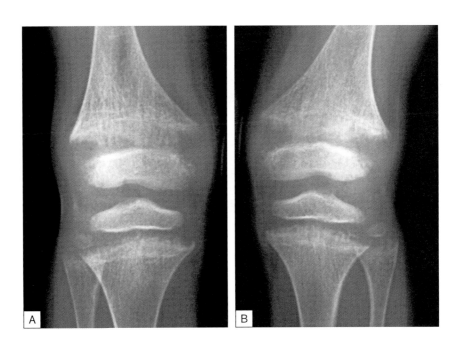

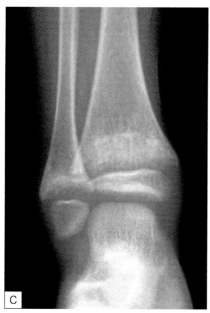
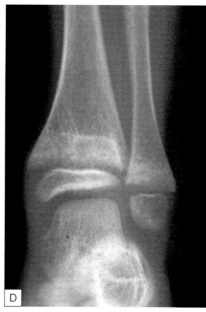

图 11-4-1　肾小球性骨病

女性,9 岁。A~D. 双膝、双踝 X 线正位片示诸骨骨质密度减低,干骺端增宽,骨小梁稀疏呈"毛刷样",骨骺线增宽

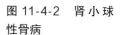
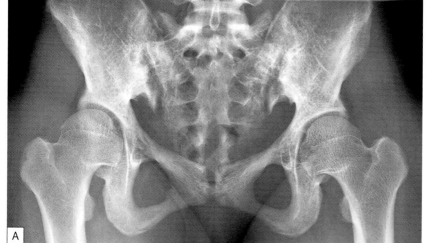
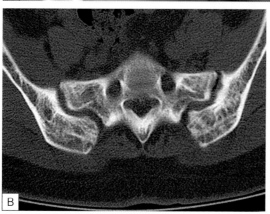
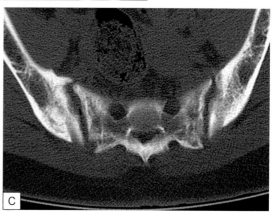

图 11-4-2　肾小球性骨病

女性,20 岁,硬化性肾小球性骨病继发甲状旁腺功能亢进。A. X 线平片示骨盆诸骨骨质密度增高、骨质硬化;B、C. CT 示双侧髂骨骨小梁粗大,骨质硬化,骶髂关节间隙增宽

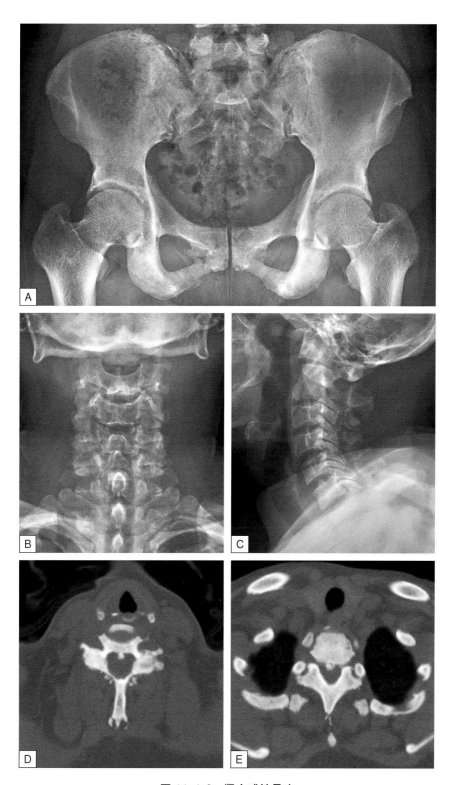

图 11-4-3 肾小球性骨病

女性,46岁,硬化性肾小球性骨病。A~C. X线平片示骨盆、颈椎诸骨骨质密度增高、骨质硬化;D、E. CT 示颈椎椎体、附件及双侧肋骨骨质硬化

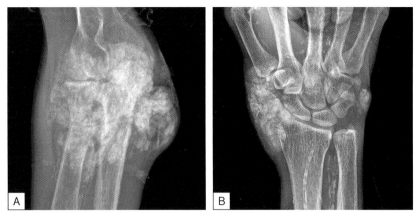

图 11-4-4   肾小球性骨病（继发甲状旁腺功能亢进）

女性，29岁，硬化性肾小球性骨病继发甲状旁腺功能亢进。A、B. X线平片示右肘关节、腕关节周围软组织处团状钙化，局部可见钙化的血管壁

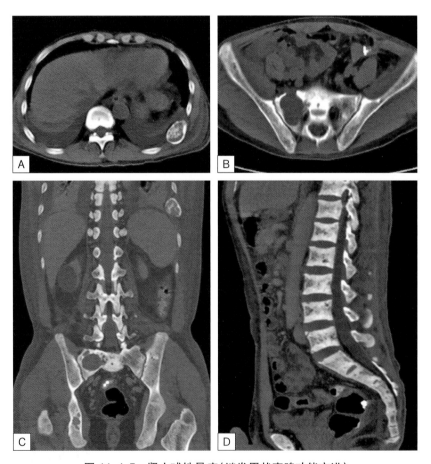

图 11-4-5   肾小球性骨病（继发甲状旁腺功能亢进）

男性，35岁，16年前行肾移植术，10年前出现血尿后，切除移植肾，平时血透维持治疗，3~4次/周。有肾性高血压病。A~C. CT横断面及冠状面示肋骨、骨盆骨质硬化伴多发囊性纤维化形成棕色瘤破坏骨质；D. CT矢状面示腰椎出现以沿终板方向的密度增加和椎体中央部分的密度降低的交替性硬化斑块为特征的条纹样改变

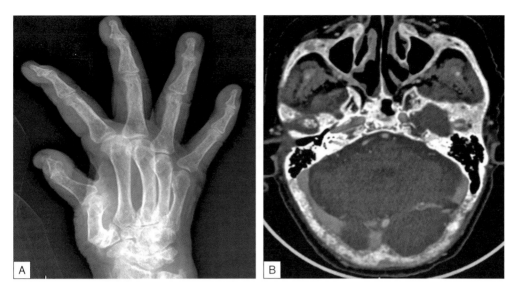

图 11-4-6　肾小球性骨病

女性 75 岁，慢性肾病，两肾萎缩，维持血透 8 年余。A. X 线平片示指骨及掌骨骨皮质模糊，骨小梁稀疏；B. CT 平扫示颅骨呈弥漫分布的低密度区，呈"磨玻璃样"及颗粒状改变，呈"椒盐征"

【诊断要点】

①肾小球性骨病患者多有慢性肾小球功能衰竭病史，常合并甲状旁腺功能亢进症；②儿童和青少年时期以佝偻病样改变为主，普遍有骨质疏松、骨质软化及佝偻病样表现；③成人时期则以甲状旁腺功能亢进症的骨改变为主，表现为骨膜下骨吸收和纤维囊性骨炎；④骨质硬化以长骨干骺端及椎体上下缘明显；⑤软组织异位钙化多见于关节周围、皮下组织、血管壁及内脏。

【鉴别诊断】

本病应与骨质疏松症及原发性甲状旁腺功能亢进症引起的骨改变相鉴别，本病有明确的肾脏病史及相应的实验室检查结果。

二、肾小管性骨病

肾小管性骨病见图 11-4-7。

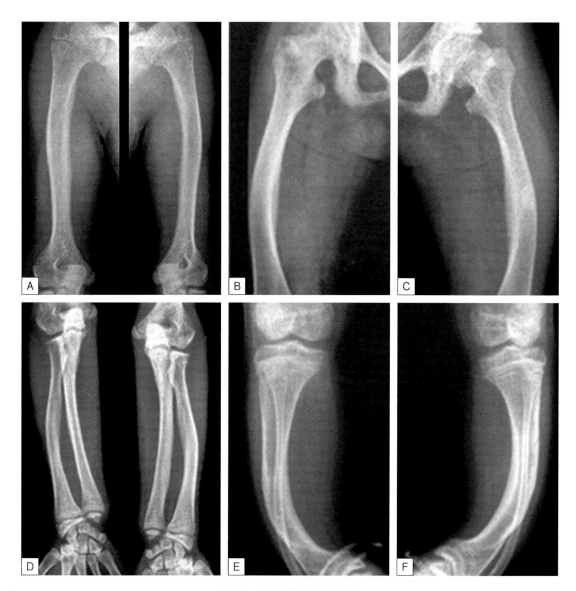

图 11-4-7　肾小管性骨病

女性,11 岁,双下肢弯曲 10 年,有家族遗传史。A~F. 双侧肱骨、股骨、尺桡骨、胫腓骨 X 线正位平片示诸骨骨质密度减低,骨小梁稀疏、模糊,肱骨、尺桡骨、股骨、胫腓骨呈不同程度弯曲

【诊断要点】

①肾小管性骨病多见于先天性肾小管功能异常的患者,儿童多见;②典型表现为骨质密度普遍性降低并伴有骨质软化表现(骨关节畸形及假骨折等);③少数可表现为椎体、髂骨体部及耻骨骨质硬化,呈无结构的均匀性密度增高区;④继发甲状旁腺功能亢进者可有骨膜下骨吸收、软组织钙化的表现。

【鉴别诊断】

在影像学表现上不易与其他类型的肾性骨病鉴别,要综合考虑临床表现及实验室检查结果,最终做出正确诊断。

(徐敬峰　方军杰)

第十二章　内分泌性骨病

第一节　巨人症与肢端肥大症

巨人症与肢端肥大症见图 12-1-1~图 12-1-3。

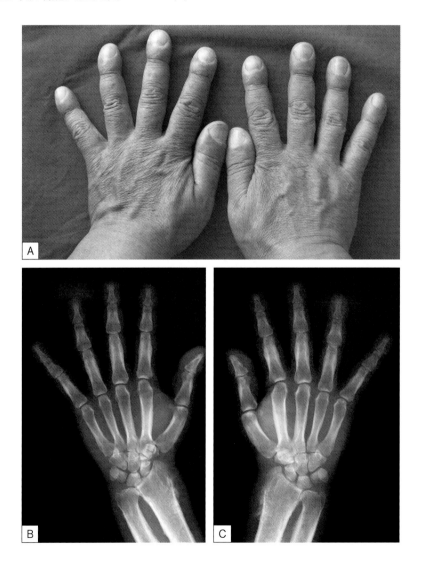

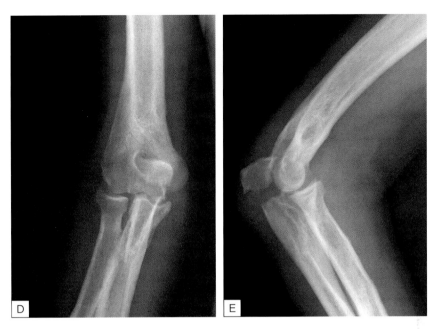

图 12-1-1 肢端肥大症

A~E. 男性,56 岁,双手粗大,远端呈杵状(A)。双手 X 线正位(B、C)及右肘 X 线正侧位(D、E)示诸骨增粗,骨皮质增厚、骨小梁增粗,尺骨鹰嘴骨折

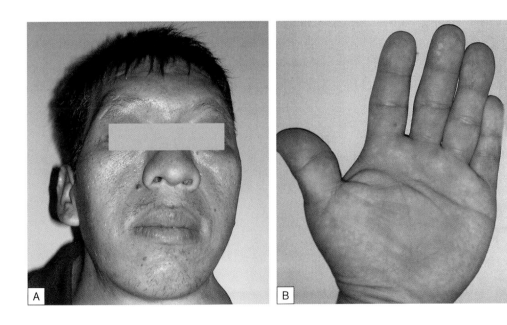

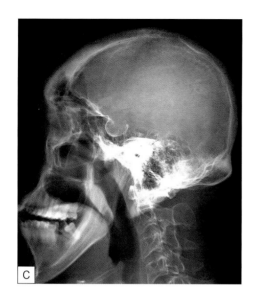

图 12-1-2　肢端肥大症

A~C.男性,42岁,前额、下颌增大,面部皮肤粗糙,双手粗大,远端呈杵状(A、B)。颅骨X线侧位片(C)示蝶鞍增大,额骨稍隆起,下颌骨肥大明显,下颌角增大

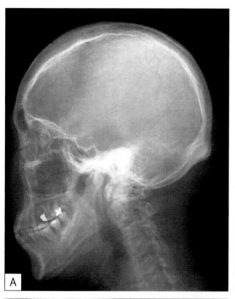

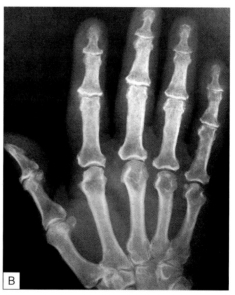

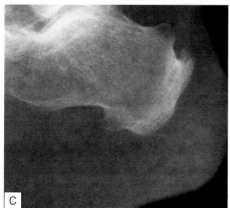

图 12-1-3　肢端肥大症

男性,53岁,下颌增大,右手粗大,右足部疼痛。A.颅骨X线侧位示颅板增厚,枕外粗隆增大,下颌突出,齿槽窝加深,蝶鞍增大,后床突增厚;B.右手X线正位示掌指骨干肥大,爪粗隆呈丛状增大,软组织广泛增厚,籽骨增大;C.右跟骨X线侧位示跟腱及足底跖腱膜附着处骨化,软组织明显增厚

【诊断要点】

①巨人症与肢端肥大症均为生长激素分泌过多所致,实验室检查血清生长激素含量均升高;②巨人症患者的生长激素过量分泌一般发生于骨骺闭合前,多自幼发病,患者身高臂长,肌肉发达,手足过大;③肢端肥大症患者的生长激素过量分泌通常发生于骨骺闭合后,多于 20~30 岁发病,患者身材一般不高,前额、颧部及下颌增大,舌大肥厚,四肢粗大;④巨人症患者通常表现为全身骨骼均匀性增长、变粗,二次骨化中心出现及闭合延迟;⑤肢端肥大症患者则表现为颅骨增大,颅板增厚,下颌骨增大,鼻窦、乳突过度发育,四肢长骨增粗,皮质增厚,小梁增粗,肢端明显,指骨爪粗隆增生变宽,跟垫增厚;⑥两者均有蝶鞍增大的 X 线表现,有无垂体病变需行 CT 或 MRI 检查判断。

【鉴别诊断】

(1) 家族性身材高大:应与巨人症鉴别,前者身材发育匀称,具有遗传性,无内分泌异常。

(2) 巨脑畸形:临床表现为婴幼儿期生长速度超常,5 岁后停止发展,头颅增大、手足粗大,常合并智力低下、眼距增宽,实验室检查血清生长激素水平正常。

第二节　甲状旁腺功能亢进症

甲状旁腺功能亢进症见图 12-2-1~图 12-2-5。

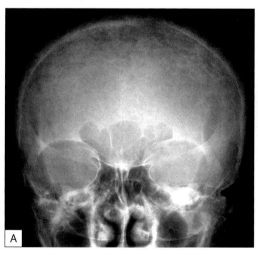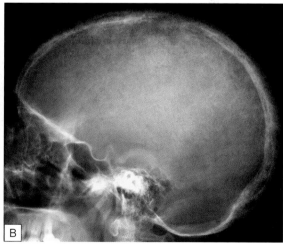

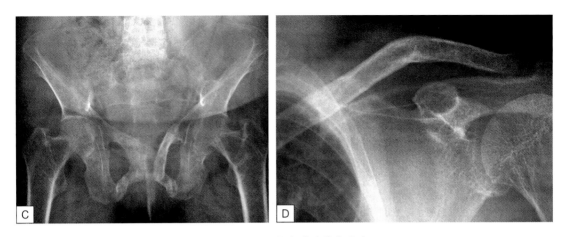

图 12-2-1　甲状旁腺功能亢进症

女性,30 岁,双髋疼痛 2 个月。A~D. X 线平片示颅骨内外板及板障模糊,可见颗粒状低密度影;骨盆骨质密度减低,骨盆环变形,骨皮质变薄,骨小梁稀疏;锁骨骨质疏松,远端骨质吸收,弯曲变形

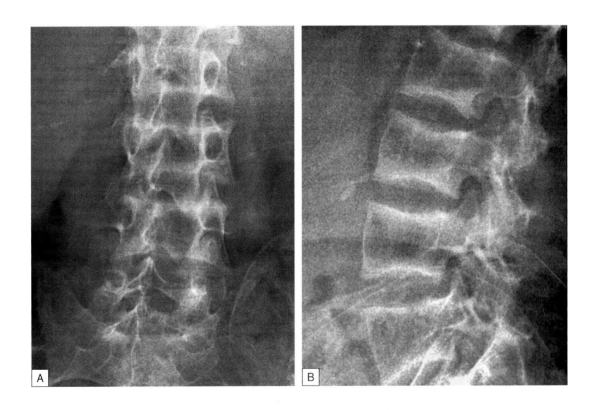

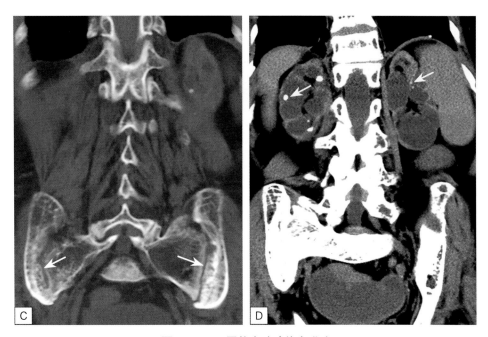

图 12-2-2　甲状旁腺功能亢进症

女性,55 岁,腰腿疼半年,甲状旁腺素升高(120.3pg/mL)。A、B. 腰椎 X 线正侧位示腰椎骨质疏松,骨小梁稀疏,椎体双凹变形;C、D. CT 冠状面示双侧骶髂关节关节面吸收(C,白箭),双肾多发结石(D,白箭)

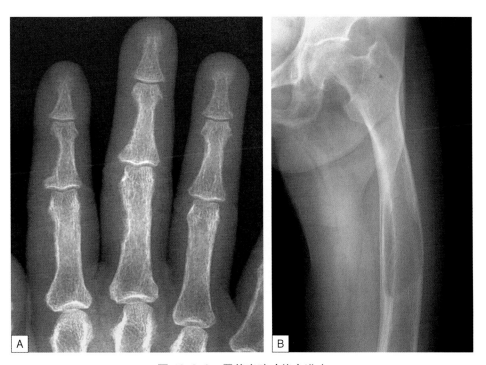

图 12-2-3　甲状旁腺功能亢进症

女性,56 岁,全身多处疼痛 2 个月余。A、B. X 线平片示诸骨骨质疏松,示指、中指、环指近节、中节指骨桡侧骨膜下骨质吸收;股骨骨质疏松,稍弯曲变形,股骨中段可见轻度膨胀性透亮区(棕色瘤),边缘清晰,股骨粗隆处骨小梁稀疏、模糊

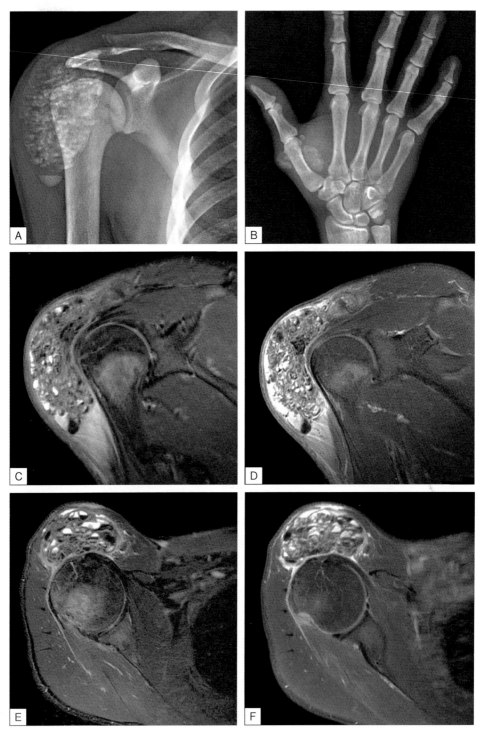

图 12-2-4   甲状旁腺功能亢进症（异位钙化）

男性,26 岁,全身多处硬结隆起伴疼痛 8 个月余,肾功能衰竭,患尿毒症,处于规律透析状态,实验室检查甲状旁腺激素水平升高(205pg/mL)。A、B. 右肩关节及右手正位示肱骨大结节及第一掌骨周围团状钙化影,密度不均匀;C~F. MRI 冠状面、横断面 PDWI FS(C、E)及 T₁WI 增强扫描(D、F)示右肩关节三角肌内可见多发囊状混杂信号,以等、低信号为主,局部可见小的液-液平面。增强扫描未见强化

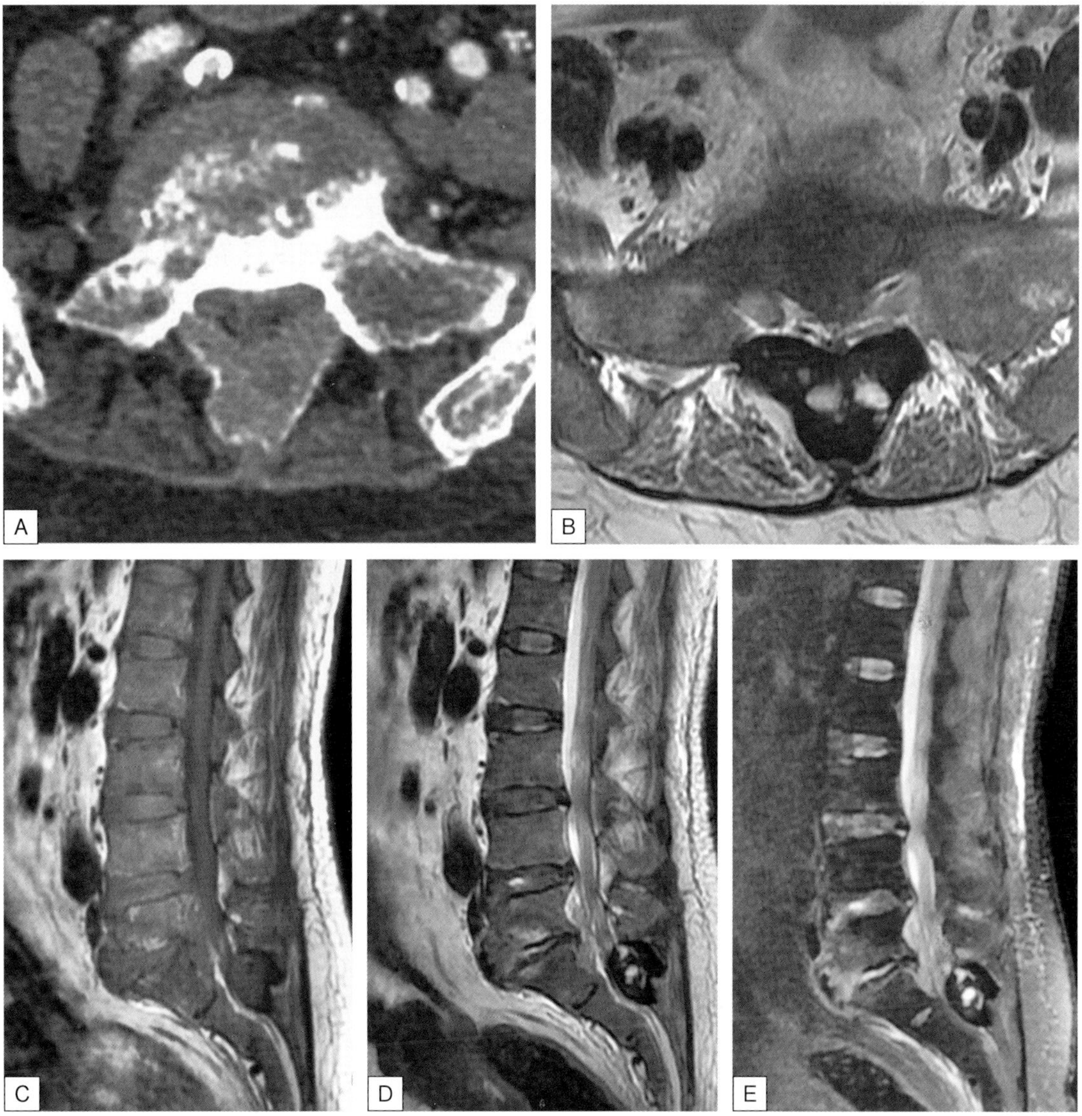

图 12-2-5　甲状旁腺功能亢进症（纤维囊性骨炎）

女,55 岁,甲状旁腺功能亢进症病史 10 年,腰骶部疼痛 2 个月余。A. CT 横断面示第五腰椎椎体棘突呈膨胀性溶骨性骨质破坏,密度不均匀,边界清晰,皮质变薄;B~E. MRI 横断面 T_2WI、矢状面 T_1WI、T_2WI 及 T_2WI FS 示第五腰椎棘突病变呈长 T_1、短 T_2 信号,其内可见长 T_2 囊变信号

【诊断要点】

①甲状旁腺功能亢进症多见于 30~50 岁女性,其多发骨质吸收常引起全身性骨关节疼痛及病理性骨折,钙、磷代谢异常;②实验室检查血清甲状旁腺激素、血钙、尿钙及碱性磷酸酶含量增高,血磷含量正常或减低;③1/3 的甲状旁腺功能亢进症患者可无明显骨骼改变,1/3 的患者仅表现为骨质疏松;④由其引发的骨骼改变主要表现为广泛性骨质疏松,颅骨内外板模糊伴有颗粒样骨质吸收,椎体双凹变形,长骨骨皮质内出现纵行条状骨质吸收;⑤特征性骨骼改变表现为骨膜下骨吸收,多见于中节指骨桡侧缘,呈“花边样”骨缺损,齿槽硬板骨吸收也较常见;⑥软骨下骨吸收多见于锁骨肩峰端及耻骨联合;⑦纤维囊性骨炎(棕色瘤)多见于长骨和下颌骨,呈囊状透亮区,边界清晰,MRI 表现为长 T_1、短 T_2 信号,合并囊变则为长 T_1、长 T_2 信号;⑧伴发尿路结石时,多为双侧肾盂多发结石;⑨软组织钙化多继发于甲状旁腺功能亢进症,多见于关节周围。

【鉴别诊断】

(1) 肾性骨病继发甲状旁腺功能亢进时,骨骼改变与甲状旁腺功能亢进症类似,但发病以儿童多见。

(2) 骨软化症:多见于妊娠及哺乳期妇女,表现为骨骼弯曲变形,假骨折,无骨膜下吸收,血清钙减低。

(3) 畸形性骨炎:可多骨发病,但大部分骨骼正常,病变骨骼增粗、变形,骨小梁粗疏,长骨骨皮质呈松变性增厚。

(4) 多发骨髓瘤:多见于老年人,多骨发病,但多见于躯干部和四肢长骨近端,呈点状或圆形溶骨性骨质破坏,无骨膜下吸收,实验室检查尿中本周蛋白阳性。

(叶勇军)

第十三章　慢性关节病

第一节　类风湿关节炎

类风湿关节炎见图 13-1-1~图 13-1-3。

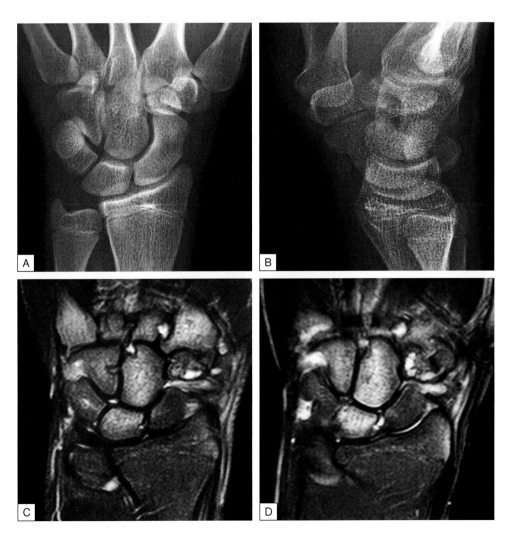

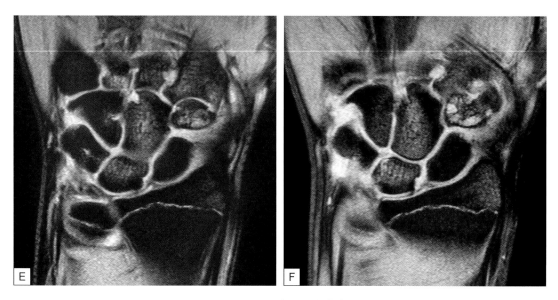

图 13-1-1   类风湿关节炎

男性,16 岁,双腕肿胀、疼痛 1 年。A、B. X 线平片示腕关节诸骨骨质密度略减低;C~F. MRI 冠状面 T₂WI (C、D)和 T₂WI FS(E、F)示腕关节滑膜增厚,小多角骨、头状骨、钩骨、三角骨、桡骨茎突多发 T₂ 高信号,骨髓水肿,腕关节处可见少量液体信号影

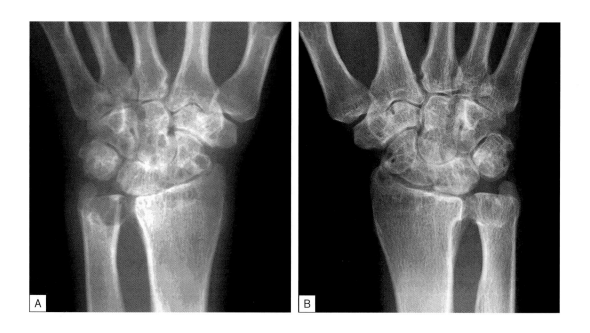

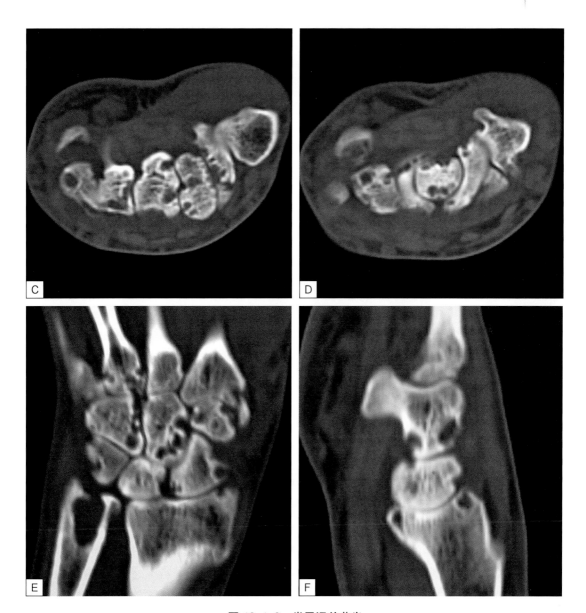

图 13-1-2　类风湿关节炎

男性,47 岁,双腕疼痛、肿胀 4 年,伴晨僵。A、B. 双腕 X 线正位示诸骨骨质疏松,双侧腕骨间隙变窄,多发
关节面侵蚀;C~F. 右腕 CT 示腕骨间隙变窄,关节面边缘多发骨侵蚀破坏

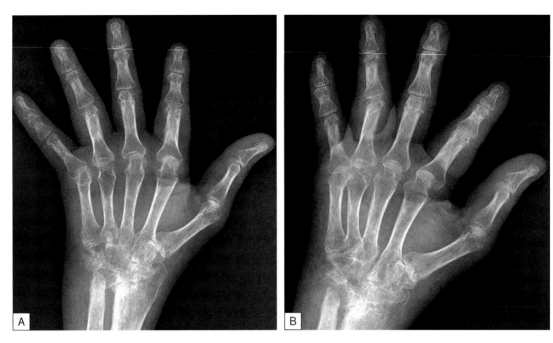

图 13-1-3 类风湿关节炎

女性,65 岁,双腕疼痛、肿胀 20 余年,伴晨僵。左腕 X 线正斜位(A、B)示诸骨骨质疏松,腕关节及指间关节多发关节面侵蚀,累及尺桡关节面,左腕骨间隙消失、融合,关节畸形

【诊断要点】

①类风湿关节炎是一种以多发性、非特异性慢性关节炎症为主要表现的全身性疾病,以对称性侵犯手足小关节为特征,多见于 45~54 岁女性;②实验室检查:抗环瓜氨酸肽抗体(anticyclic citrullinated peptide antibody,anti-CCP antibody)阳性、类风湿因子(rheumatoid factor,RF)阳性、红细胞沉降率加快;③早期症状表现为手足小关节对称性梭形软组织肿胀,继而引发关节间隙变窄,骨侵蚀始于关节软骨边缘,骨质疏松为其特点之一,常有软骨下囊性破坏;④晚期症状表现为关节结构破坏导致多关节畸形,如手指尺侧偏移、指间关节屈曲和过伸畸形,也可引起关节纤维性强直;⑤MRI 可早期显示关节滑膜增厚和关节积液,以 T_2WI 最清晰。Gd-DTPA 增强后,增厚的滑膜被强化,可早期发现病变。关节软骨被破坏后,可出现软骨面毛糙和低信号区。骨端软骨下骨缺损显示骨皮质不完整。

【鉴别诊断】

(1) 关节结核:多为单关节发病,关节软骨及骨质破坏发展较类风湿关节炎快且严重,且患者常患有肺结核。

(2) 牛皮癣性关节炎:多有牛皮癣病病史,发病部位多见于手足远侧指(趾)间关节,病变常不对称。

(3) 痛风性关节炎:男性多见,呈间歇性发作,血尿酸水平增高,受累的关节周围有痛风结节及伴有硬化边的"穿凿样"骨质破坏为其主要特征。

第二节　强直性脊柱炎

强直性脊柱炎见图 13-2-1~图 13-2-4。

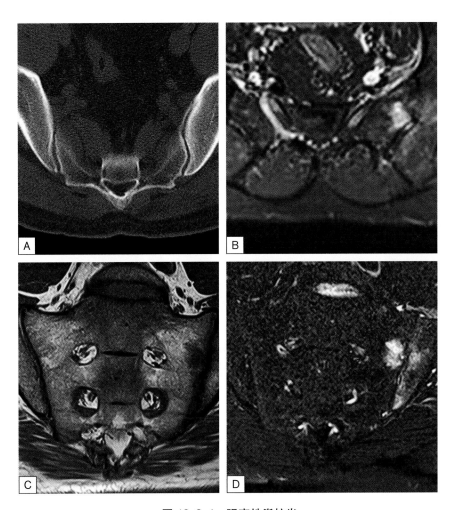

图 13-2-1　强直性脊柱炎

男性,24 岁,腰部疼痛不适 1 个月余。A. 双侧骶髂关节 CT 平扫示骨质未见明显异常;B~D. MRI 横断面 STIR、冠状面 T_1WI、冠状面 T_2WI FS 示左侧骶髂关节面破坏并伴有周围骨髓水肿,呈长 T_1、长 T_2 异常信号

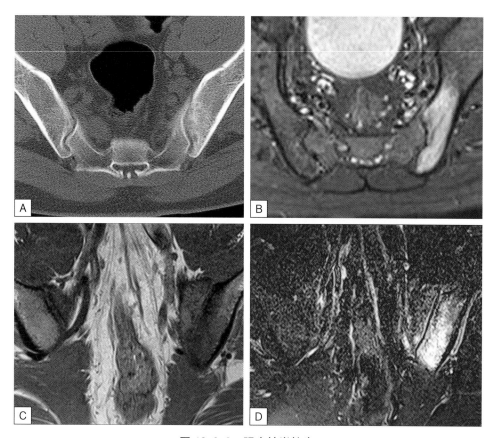

图 13-2-2　强直性脊柱炎

男性,22 岁,腰部疼痛不适 2 个月余。A. 双侧骶髂关节 CT 平扫示左侧骶髂关节髂骨面侵蚀破坏;B~D. MRI 横断面 STIR、冠状面 T_1WI、冠状面 T_2WI FS 示左侧骶髂关节髂骨面破坏并伴有周围骨髓水肿,呈长 T_1、长 T_2 异常信号

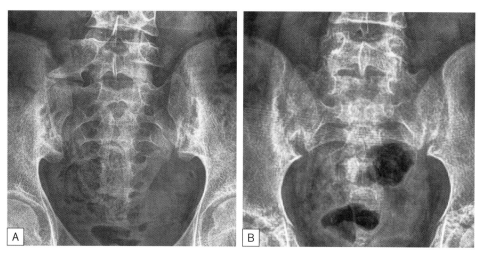

图 13-2-3　强直性脊柱炎

A. 男性,22 岁;B. 男性,18 岁,腰部疼痛不适。A、B. X 线平片均示双侧髂骨骶髂关节面骨质侵蚀破坏,皮质白线消失,骶髂关节间隙增宽

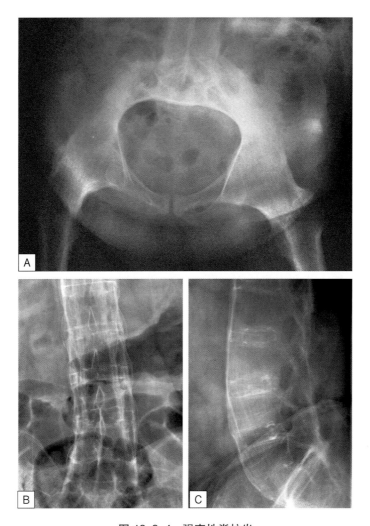

图 13-2-4 强直性脊柱炎

男性,56 岁,确诊强直性脊柱炎 10 余年,现脊柱僵硬,髋关节活动受
限。A. X 线骨盆正位片示双侧骶髂关节及双髋关节间隙消失,关节
骨性连接、强直;B、C. X 线腰椎正侧位示椎体边缘平直形成"方椎",
前后纵韧带骨化,椎小关节破坏融合、骨化,形成"竹节样"脊柱

【诊断要点】

①强直性脊柱炎是一种以中轴关节慢性炎症为主要表现的全身性疾病,以 20 岁左右的
男性多见;②实验室检查 90% 的强直性脊柱炎患者 HLA-B27 呈阳性,但也有约 5% 的正常
人 HLA-B27 呈阳性表现;③双侧骶髂关节对称性破坏为该病的典型表现,其中,又以髂侧破
坏为主,早期表现为关节面模糊,出现侵蚀破坏,关节间隙假性增宽,随后表现为关节间隙变
窄,最终出现骨性强直;④病变常上行侵及脊柱,引起椎体边缘平直形成"方椎",椎小关节
破坏、融合,进一步韧带骨化,形成竹节状脊柱;⑤髋关节可出现对称性关节间隙变窄,关节
面侵蚀、囊变;⑥CT 能够较早发现关节面的侵蚀病灶;⑦MRI 活动期主要表现为关节面下骨

髓水肿、关节囊炎、滑膜炎及附着点炎症,邻近韧带、关节囊及周围软组织肿胀,T_2WI 及抑脂呈高信号,关节囊、滑膜、肌腱韧带末端在 T_1WI 增强时可出现强化。慢性期常出现骨质侵蚀、破坏、硬化、脂肪沉积及骨性强直等表现。

【鉴别诊断】

(1) 感染性骶髂关节炎:慢性骶髂关节感染通常起病隐匿,病程迁延,易误诊为脊柱关节炎。局部疼痛多于休息时减轻、活动后加重。病变常呈单侧受累,X 线或 CT 表现为显著性骨侵蚀、死骨及脓肿形成,MRI 不仅有骶髂关节骨髓水肿的表现,常可有关节周围软组织受累。

(2) 弥漫性特发性骨肥厚(diffuse idiopathic skeletal hyperostosis,DISH):多见于 50 岁以上男性,其临床表现及脊柱、附着点处的 X 线表现与强制性脊柱炎类似。但该病患者晨僵感不明显,实验室检查 HLA-B27 多为阴性。X 线平片可见韧带钙化常累及颈椎和低位胸椎,典型表现为至少连续 4 节椎体前外侧"蜡滴样"钙化和骨化,而骶髂关节和关节突关节通常无侵蚀和关节间隙变窄。

(3) 髂骨致密性骨炎:多见于中、青年女性,主要表现为慢性腰骶部疼痛,劳累后加重,有自限性。X 线典型表现为髂骨沿骶髂关节中下 2/3 处有明显的骨硬化区,呈三角形者尖端向上,密度均匀,不侵犯骶髂关节面,无侵蚀破坏,界限清楚,骶骨侧骨质及关节间隙正常。

第三节　退行性骨关节病

退行性骨关节病见图 13-3-1、图 13-3-2。

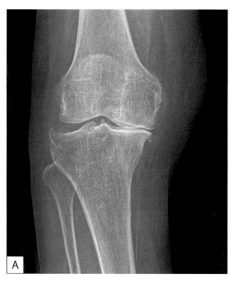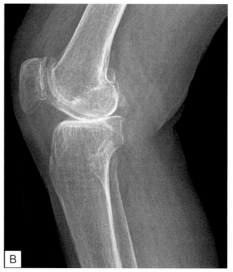

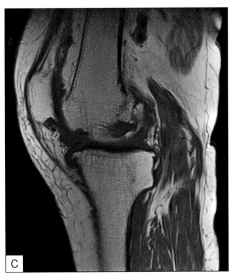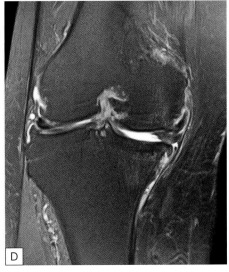

图 13-3-1　退行性骨关节病

女性,81 岁,右膝关节畸形疼痛数年,加重半年。A、B. 膝关节正侧位 X 线平片示膝关节诸骨边缘骨赘形成,关节面骨质硬化,髌股关节间隙及内侧胫股关节间隙明显变窄;C、D. MRI 矢状面 T_1WI、冠状面 T_2WI FS 示膝关节诸骨骨赘形成,关节软骨损伤,伴多发软骨下骨髓水肿、关节面下囊样病变,内侧半月板变性、撕裂伴移位

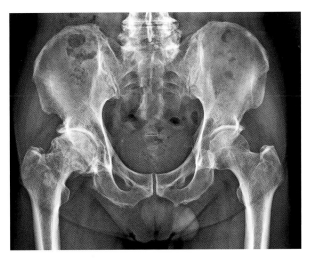

图 13-3-2　退行性骨关节病

男性,92 岁,右髋关节疼痛。骨盆 X 线平片示右髋关节边缘骨赘形成,关节面硬化,关节间隙变窄,右侧股骨头变形

【诊断要点】

①退行性骨关节病也称退行性骨关节炎,是一种以关节软骨退行性病变和继发性骨质增生为特征的慢性关节疾病,可分为原发性(特发)及继发性两种;②疾病累及关节软骨或整个关节,包括软骨下骨、关节囊、滑膜和关节周围肌肉,多见于中老年人,女性多于男性,好发于负重较大的膝关节、髋关节、脊柱及远端指间关节等部位;③以放射学检查作为依据,14%~30% 的 45 岁以上者患有此病;④影像学主要表现为关节间隙变窄、关节软骨下骨质硬化、骨赘形成,可有游离体及软骨下囊变;⑤MRI 能够清晰显示软骨肿胀、囊变、变薄甚至剥脱,软骨下有不同程度的骨损伤、囊变,半月板出现变性、损伤、吸收、周缘性移位等;⑥该病根据膝关节的老化磨损程度,结合膝关节的 X 线检查,从轻到重分为 0 级、Ⅰ级、Ⅱ级、Ⅲ级、Ⅳ级。0 级(正常膝关节):膝关节 X 线平片显示完全正常,没有骨性关节炎的表现,无关节间隙的狭窄,没有反应性的骨变化,关节镜下可见关节软骨完整、光滑。Ⅰ级:有可疑的膝关节间隙狭窄现象,意味着软骨出现磨损。有可能出现骨赘,也就是膝关节边缘可见骨性凸起,但较轻微。关节镜下可见关节软骨软化,少量表面纤维化。Ⅱ级:关节间隙轻度狭窄,有明显的小骨赘。Ⅲ级:有明确的关节间隙狭窄,中等量骨赘形成,软骨下骨质轻度硬化,可能出现膝关节骨性畸形,包括内翻畸形、外翻畸形和屈曲畸形。Ⅳ级:有严重的关节间隙狭窄,大量骨赘形成,出现明显的软骨下骨硬化及膝关节骨性畸形。

【鉴别诊断】

(1) 类风湿关节炎:以慢性进行性关节破坏为特征,以炎性滑膜炎为主要表现,主要侵犯周围滑膜小关节。类风湿关节炎的典型特征为骨端骨质疏松,主要表现为对称性、均匀性关节间隙狭窄、边缘性骨侵蚀、关节周围软组织梭形肿胀,无或少有软骨下骨质硬化、无骨赘。晚期可形成"纽扣花畸形""天鹅颈畸形"、关节半脱位、尺侧偏斜等改变。

(2) 化脓性关节炎:表现为单侧受累,常急性起病,症状重。早期表现为关节周围软组织肿胀,关节间隙增宽;骨端破坏见于关节持重面,破坏范围广泛,在侵袭性疾病中,有积液、软骨损失、近关节处骨质疏松和诊断性皮质线缺失等改变。晚期修复征象为骨增生硬化,严重者可发生纤维性和骨性强直改变。

(3) 关节结核:好发于承重的大关节,常单发,最多见于膝关节及髋关节。早期影像学表现为关节囊和关节周围软组织肿胀、密度增高,关节间隙正常或稍宽,骨质疏松;之后关节软骨破坏,骨质破坏先见于关节面边缘,后累及承重部分。关节软骨破坏较晚,以致关节间隙变窄出现较晚,程度较轻,且多为不对称狭窄。关节纤维性强直,邻近骨骼骨质疏松明显、肌萎缩。

第四节 髌股关节对合关系异常

髌股关节对合关系异常见图 13-4-1~图 13-4-5。

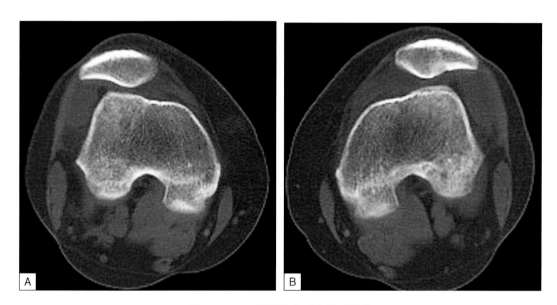

图 13-4-1 髌股关节对合关系异常

女性,24 岁,反复双膝疼痛 2 年。A、B. 双侧髌股关节 CT 横断面示髌股关节对位欠佳,髌骨外移、外旋,外侧髌股角明显开向内侧,关节面下可见囊变

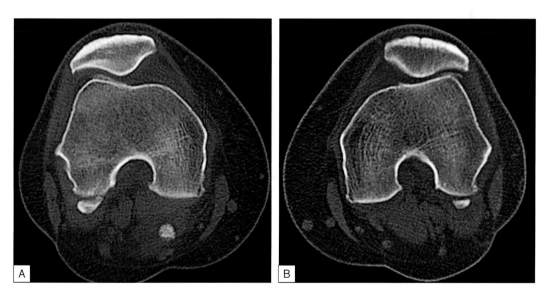

图 13-4-2 髌股关节对合关系异常

男性,29 岁,反复双膝疼痛 1 年余。A、B. 双侧髌股关节 CT 横断面示髌股关节对位欠佳,髌骨外旋,外侧髌股角明显开向内侧,关节面骨质硬化,边缘骨赘形成

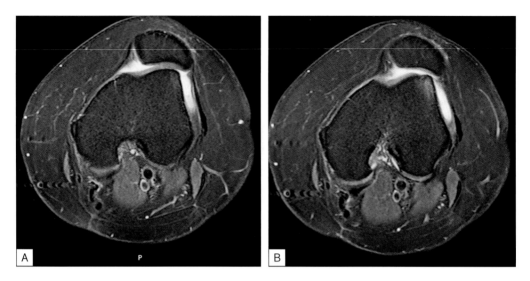

图 13-4-3　髌股关节对合关系异常

女性,37 岁,左膝扭伤,左膝关节痛。A、B. MRI 横断面示左侧髌骨不稳,左膝股骨滑车发育浅平,髌骨轻度外脱位改变,股骨滑车外侧髌骨软骨局部缺损,软骨下骨质骨髓水肿。左膝关节少量积液

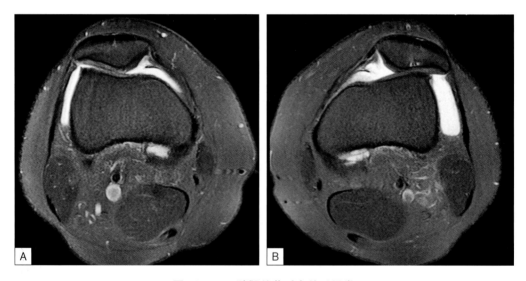

图 13-4-4　髌股关节对合关系异常

女性,36 岁,双膝关节疼痛。A、B. MRI 横断面示双侧股骨滑车浅平,左髌骨外移伴软骨局部信号增高,软骨下有少许骨髓水肿,双膝关节积液

图 13-4-5　髌股关节对合关系异常

女性,28 岁,反复双膝疼痛伴活动受限 10 年。A. 治疗前,右侧髌股关节 CT 横断面示髌股关节对位欠佳,髌骨外移、外旋,呈半脱位改变,外侧髌股角明显开向内侧;B. 行右膝髌骨脱位复位固定术后,CT 横断面示右侧髌骨基本复位,外侧倾斜角恢复正常

【诊断要点】

①髌股关节对合关系异常是一种复杂的、多因素介导的、发育性异常为主的疾病,以年轻女性多见,是前膝疼痛的常见原因,包括髌骨半脱位、髌骨脱位及髌骨滑动轨迹异常,主要危险因素包括滑车发育不良、高位髌骨、髌骨倾斜角增加(外倾)、Q 角增大等,可导致髌骨软化或髌股关节骨关节炎;②主要通过 X 线、CT、MRI 等影像学技术测量、评估患者髌骨不稳的危险因素以指导临床治疗;③MRI 是检查髌骨不稳的最佳方法,除评估危险因素外,也可清晰显示骨、软骨及周围软组织损伤情况。

第五节　滑膜软骨瘤病

滑膜软骨瘤病见图 13-5-1~图 13-5-3。

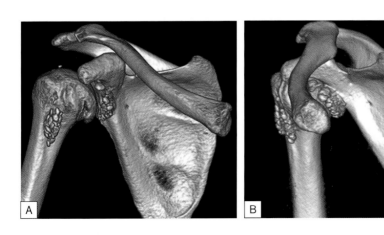

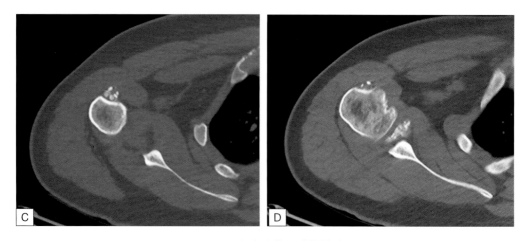

图 13-5-1   右肩关节滑膜软骨瘤病
男性,20 岁,扭伤致右肩疼痛、活动受限 4 年,加重 2 个月。A、B. CT VR 重建示右侧肱骨头及关节盂旁多发小结节状高密度影;C、D. CT 横断面示右侧肩关节囊、腱鞘多发边缘光滑的类圆形、结节状和"石榴籽状"高密度影或高密度环

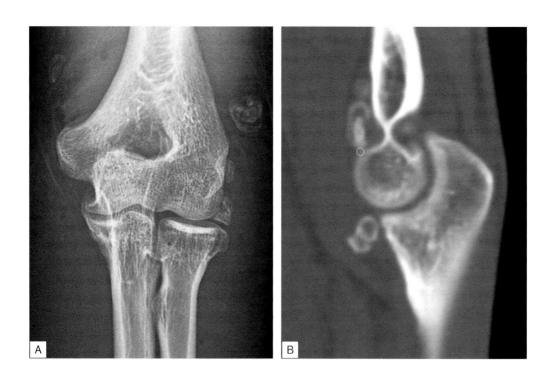

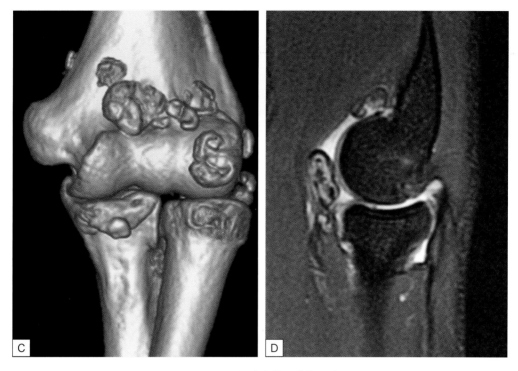

图 13-5-2　左肘关节滑膜软骨瘤病

男性,21 岁,外伤致左肘疼痛、活动受限 2 年。A. 左肘关节正位示左侧肘关节周围多发结节状、环形高密度影,形态不规则,边缘光滑;B、C. CT 矢状面和 VR 重建示左侧肘关节囊肿胀,内见边缘光滑的结节状、环状高密度影,肘关节骨质未见破坏;D. MRI 矢状面 T$_2$WI FS 示左肘关节囊内液性高信号,内见多发结节混杂低信号,边界清

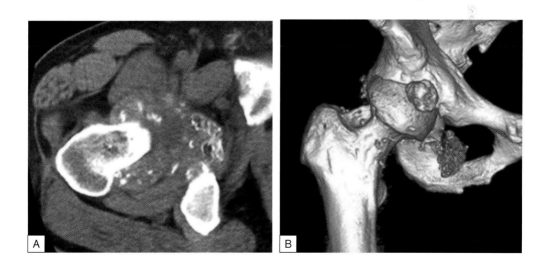

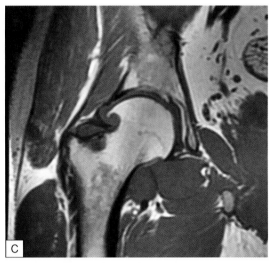
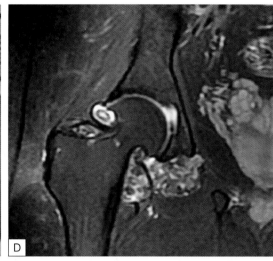

图 13-5-3 右髋关节滑膜软骨瘤病

男性,34 岁,髋关节疼痛 2 个月余。CT 横断面(A)示右侧髋关节囊肿胀,内可见多发不规则、结节状不均匀高密度影;CT VR 重建(B)示右侧髋关节周围大小不一的不规则、结节状钙质高密度影;MRI 冠状面(C、D)示右侧髋关节囊滑膜明显增厚,见多发边缘光滑的结节状信号,T_1WI 为等低信号,T_2WI FS 呈混杂低信号或无信号

【诊断要点】

①滑膜软骨瘤病为一种以关节腔内多发软骨结节为特征的疾病,多见于青壮年男性;②其典型 X 线平片表现为关节腔内外有大小不一、呈圆形或卵圆形、边缘光滑致密的软骨体骨化影,数目从几个到数百个不等,其中,大的骨化结节周缘密度高,中央密度低;③CT 可清晰显示病变的分布情况;④MRI 可以显示未骨化的结节,在 T_1WI 上表现为低信号、T_2WI 为高信号。

【鉴别诊断】

骨关节炎合并游离体:游离体往往单发或数量较少,表现为形态有时不规则,关节退变相对较重。

第六节 痛 风

痛风见图 13-6-1~图 13-6-3。

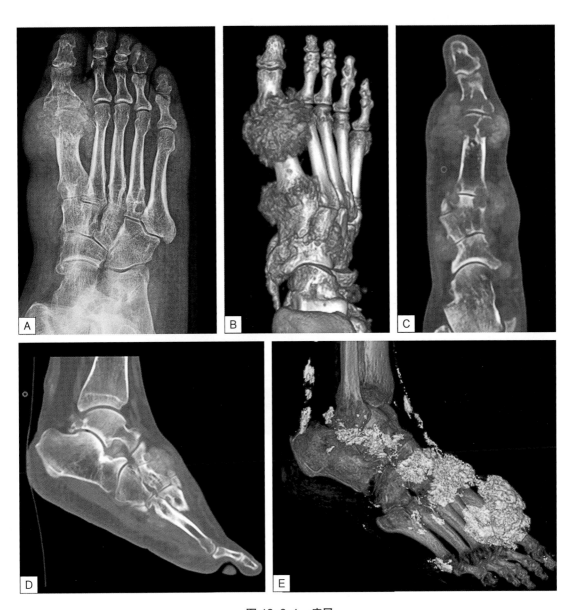

图 13-6-1 痛风

男性,51 岁,右足趾反复红肿痛 10 余年,破溃 1 个月余,实验室检查尿酸升高(654μmol/L)。A. 右足斜位示第一跖趾关节、第一跗跖关节骨质破坏,周围软组织肿胀呈结节、团块状稍高密度影;第四跖骨基底部见小囊状低密度区,边缘硬化,小关节间隙变窄;B~D. CT 冠状面、矢状面及 VR 重建示右足第一跖趾关节、距骨、跗骨及跖骨基底部等边缘"穿凿状"骨质破坏,边缘硬化,周围软组织肿胀,内可见结节状、斑片状高密度影;E. CT 能谱示右踝关节、右足部分关节及周围部分肌腱处片状、团块状尿酸盐沉积

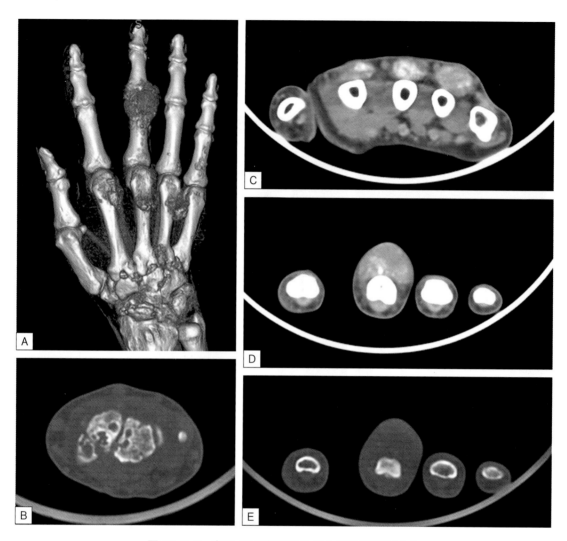

图 13-6-2　右手、腕关节痛风性关节炎伴痛风石形成

男性,41 岁,多关节反复红肿痛 9 年,再发 1 周,实验室检查尿酸升高(464μmol/L)。A. CT VR 重建示右腕关节及右手掌指、指间关节周围多发结节状高密度影(尿酸盐沉积);B. CT 横断面骨窗示右腕腕骨及桡骨远端边缘多发"穿凿样"骨质破坏,边缘部分硬化,累及关节面,关节间隙变窄;C~E. CT 横断面示右手第二至第四掌指关节、第三近节指间关节旁背侧软组织肿胀显著,内多发不规则斑点状、结节状高密度影,邻近骨质未见明显骨质破坏

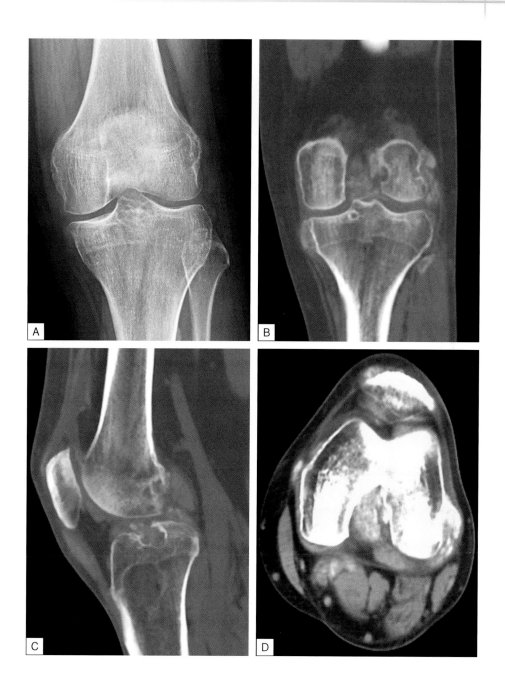

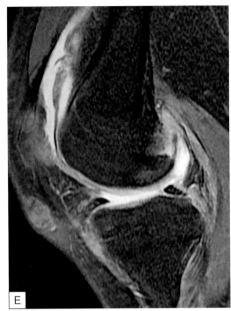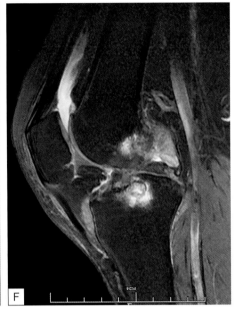

图 13-6-3　左膝关节痛风性关节炎伴痛风石形成

男性,36 岁,无明显诱因出现左膝关节疼痛 2 年余,实验室检查尿酸升高(723μmol/L)。A. 左膝关节正位示左膝关节面硬化,边缘骨皮质毛糙,关节面下局部骨质密度减低,关节间隙变窄,外侧髁旁局部软组织影内可见片状稍高密度影;B~D. CT 冠状面、矢状面骨窗及横断面软组织窗示左侧膝关节面边缘多发"穿凿样"骨质破坏,边缘硬化,累及关节面,关节腔及周围软组织内多发"泥沙样"、片状高密度影,边界欠清;E、F. MRI 矢状面 T$_2$WI FS 示左侧髌上囊区及关节腔内大量液性高信号,关节囊周围滑膜增厚,可见多发小片状、结节状稍高信号;关节面下可见"穿凿样"骨质缺损区及骨髓水肿

【诊断要点】

①痛风是一组嘌呤代谢紊乱性疾病,呈间歇性发作,多见于 40~60 岁男性,可累及全身各关节,多侵犯第一跖趾关节,晚期可有痛风结节出现;②实验室检查发作高峰期血尿酸水平增高;③临床早期仅表现为关节软组织肿胀;④随着病情进展,骨质改变表现为关节边缘出现偏心性、半圆形骨质破坏,边缘硬化,呈"穿凿样",周围软组织内可见高密度影;⑤MRI 痛风结节信号形式多样,与尿酸钠含量有关,一般 T$_1$WI 为低信号、T$_2$WI 呈均匀高信号至等信号;⑥常规 CT 可以显示痛风石及其周围关节的骨质破坏情况,能谱 CT 能对单钠尿酸盐结石进行特异性识别并清晰显示尿酸盐沉积的彩色图谱。

【鉴别诊断】

(1) 类风湿关节炎:以青、中年女性多见,好发于四肢小关节。临床表现为对称性多关节炎,实验室检查类风湿因子多呈阳性。早期影像学表现以滑膜炎为主,进展期表现为关节面粗糙和关节间隙狭窄,关节半脱位、变形,晚期表现为关节强直、融合,但"穿凿样"骨质缺损不如痛风明显。

（2）色素沉着绒毛结节性滑膜炎：以中年女性多见，发病部位以膝关节、髋关节、踝关节和肩关节常见。影像学表现为受累关节的滑膜组织明显增生和含铁血黄素结节形成，压迫侵蚀相邻骨质，呈囊状骨质破坏。

（3）假性痛风关节软骨钙化（焦磷酸钙结晶沉积症）：多见于老年人，膝关节为最常受累关节。发作无明显季节性，实验室检查血尿酸水平多正常。关节滑液检查可见焦磷酸钙结晶或磷灰石。影像学表现为软骨呈线状钙化（最常见于膝关节半月板）和关节间隙狭窄，可有关节旁钙化形成，无痛风石形成。

（4）银屑病性关节炎：多与银屑病有关，起病缓慢。常累及远端的指（趾）间关节、掌指关节和跖趾关节，少数累及脊柱和骶髂关节。临床表现为非对称性关节炎，可有晨僵。影像学表现为关节周围软组织肿胀，尤其是指（趾）两侧肿胀的软组织呈"腊肠样"改变。关节间隙狭窄或增宽，从边缘向中央进行骨质侵蚀，骨质增生和破坏同时存在。

第七节　肥大性骨关节病

肥大性骨关节病见图 13-7-1、图 13-7-2。

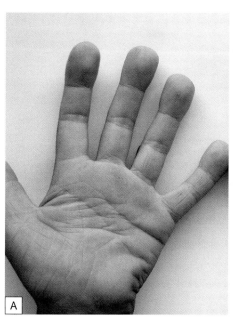
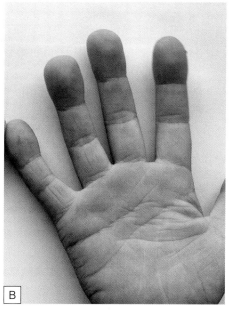

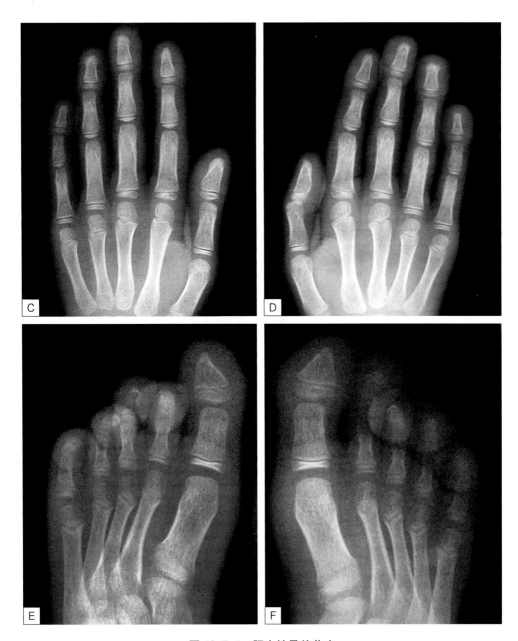

图 13-7-1 肥大性骨关节病

男性,8 岁,发现手指末端粗大 2 年。A、B. 双手手指远端增粗,呈杵状指;C~F. 双手、双足 X 线正位示双手远端软组织肥厚,末节指骨远端变尖,爪粗隆骨质吸收;双足远端软组织肥厚,末节趾骨远端变尖,爪粗隆骨质吸收

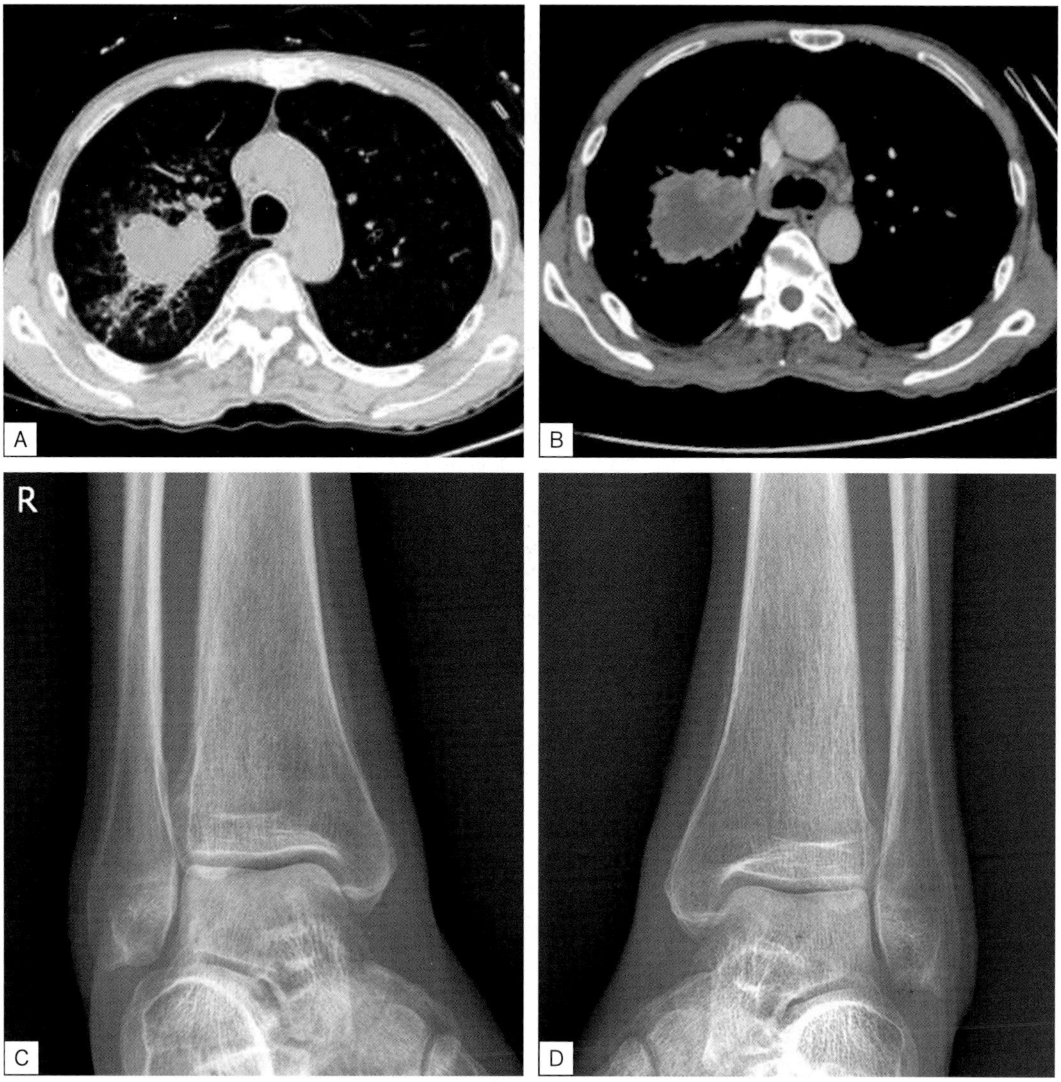

图 13-7-2　继发肥大性骨关节病

男性,56 岁,长期吸烟,发现右肺占位 1 天,双踝关节肿胀。A、B.肺部 CT 平扫示右肺上叶癌;C、D.双踝 X 线正位示两侧胫腓骨下段轻度"波浪状"骨膜增生

【诊断要点】

①肥大性骨关节病分为原发性和继发性两种,其中原发性肥大性骨关节病多见于青少年男性,有家族聚集倾向。继发性肥大性骨关节病可继发于肝病、先天性心脏病、肺癌、支气管扩张、消化道肿瘤、胸腺瘤等疾病,多见于 30~70 岁男性。②两种类型均以杵状指(趾)、长骨出现对称性骨膜增生及关节肿痛为特征。③表现为管状骨呈对称性骨膜增生,多见于胫腓骨和尺桡骨。④杵状指(趾)表现为末节软组织肥厚,末节指(趾)骨爪粗隆吸收变尖。

【鉴别诊断】

需与其他表现为多发性骨膜反应的疾病鉴别。

（1）甲状腺杵状指：多在格雷夫斯病（Graves disease）治疗后发生，骨膜反应类型为"花边样""绒毛样"、针状、厚实。

（2）伏立康唑性骨膜炎：骨膜反应特点为局限性、致密、结节样并且不规则，停药后症状及骨膜反应可消失。

（3）下肢静脉淤血或功能不全：表现为出现不规则、对称性、厚而粗糙的骨膜反应，可见皮下水肿、表面静脉曲张、软组织营养不良性钙化等。

第八节　色素沉着绒毛结节性滑膜炎

色素沉着绒毛结节性滑膜炎见图 13-8-1~图 13-8-3。

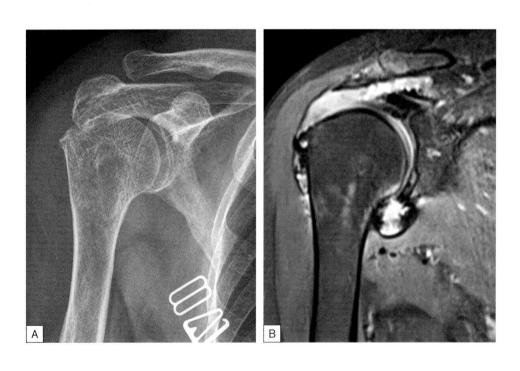

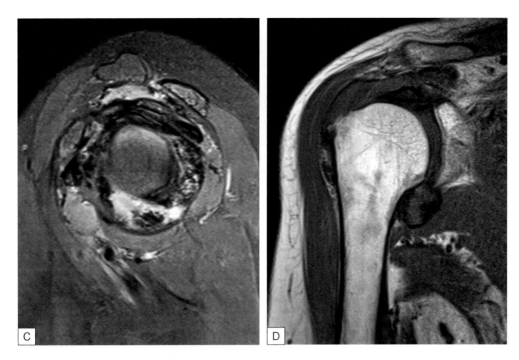

图 13-8-1　色素沉着绒毛结节性滑膜炎

女性,58 岁,右肩关节疼痛不适多年,加重 10 余天,影响上举后伸,无肢体感觉减退。A. 肩关节 X 线正位示肩关节退行性变;B、C. MRI 冠状面及矢状面 PDWI 示冈上肌肌腱全层撕裂,周围滑囊及肩关节囊肿胀明显,呈不均匀高信号,其内可见多发低信号的含铁血黄素沉着,肱骨头局部边缘轻度侵蚀;D. MRI 冠状面 T₁WI 示肩峰下滑囊及肩关节囊肿胀及滑膜增厚,内见多发低信号含铁血黄素沉着

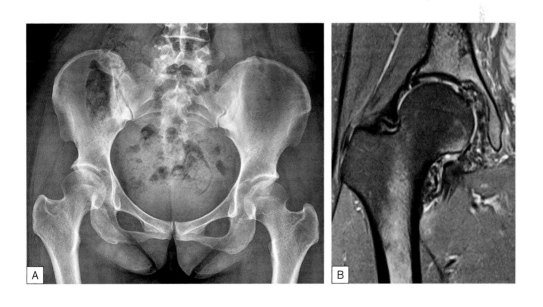

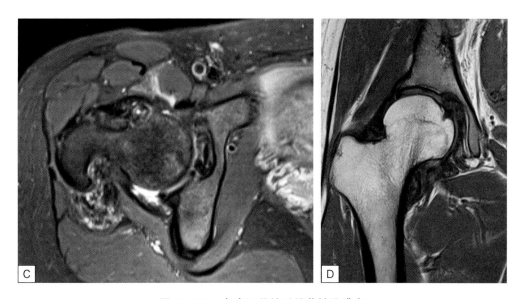

图 13-8-2　色素沉着绒毛结节性滑膜炎

女性,40岁,右髋疼痛10余天。右髋4字征阳性,FABER试验阳性。A.骨盆正位示两侧髋关节骨质未见明显异常,右侧髋关节囊肿胀;B~D. MRI冠状面、横断面PDWI FS及MRI冠状面 T_1WI 示右髋关节囊肿胀,内见少量 T_1WI 低信号、PDWI高信号及低信号含铁血黄素沉着,右髋关节骨质未见明显异常信号

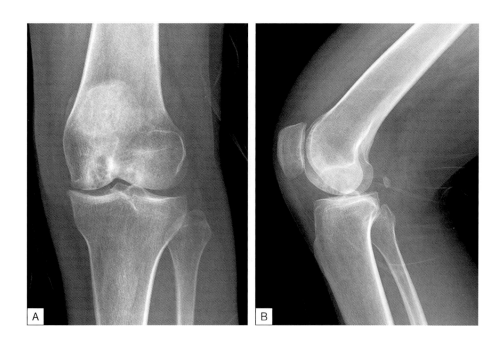

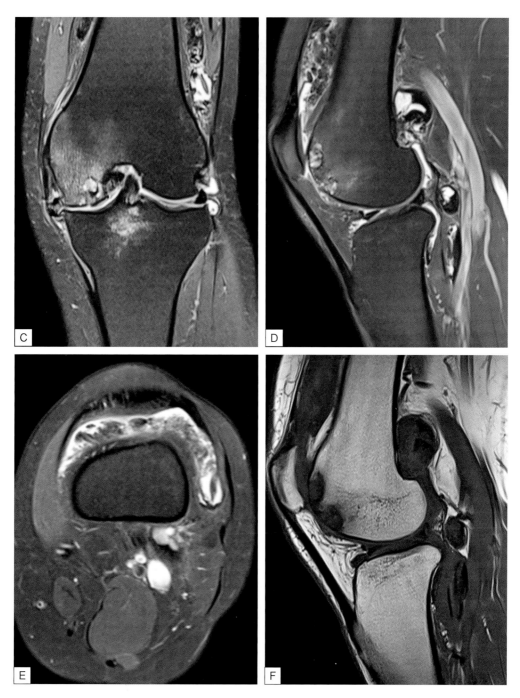

图 13-8-3　色素沉着绒毛结节性滑膜炎

女性,52 岁,左膝疼痛不适 3 年,活动受限,左膝部压痛,双下肢无浅触觉下降,双足五趾感觉活动正常,双足背动脉可及。A、B.膝关节正侧位示各骨边缘骨质增生,股骨内侧髁关节面下多发低密度影,关节面硬化,内侧关节间隙变窄,关节囊肿胀;C~F.MRI 冠状面、矢状面、横断面 PDWI FS 及矢状面 T_1WI 示髌上囊肿胀,髌上囊、关节囊、膝后可见多个滑囊内低信号的含铁血黄素沉积,股骨内侧髁关节面下多发骨侵蚀,内亦可见少许低信号含铁血环素沉积,滑膜增厚呈"绒毛状"改变

【诊断要点】

①色素沉着绒毛结节性滑膜炎是一种来源于关节滑膜、黏液滑囊和腱鞘的良性增生性病变,伴色素(含铁血黄素)沉着,常有关节反复出血、肿胀;②该病多见于青壮年,无明显的性别差异;③临床表现为关节肿胀或肿块,关节软骨下或关节旁非持重区出现多发性囊性病变,边缘整齐,可有硬化;④MRI 上因含铁血黄素沉积呈低信号为本病的特点,关节滑膜呈弥漫性不均匀增厚,关节积液 T_1WI 呈低信号、T_2WI 呈高信号。增强扫描呈中等或明显强化。

【鉴别诊断】

(1) 滑膜肉瘤:病变内可见钙化,MRI 检查病灶区呈长 T_1、长 T_2 信号,病变范围广,可侵犯局部软组织,与色素沉着绒毛结节性滑膜炎相比,病变内无 T_1WI、T_2WI 均为低信号的含铁血黄素沉积。

(2) 滑膜软骨瘤病:表现为滑膜增厚,关节内外多发游离体,常伴有钙化,MRI 上 T_1WI、T_2WI 均呈低信号。较大游离体中央可有脂肪性骨髓,T_1WI 为高信号。

(3) 痛风:实验室检查血尿酸水平常增高,尿酸盐结晶沉积关节常引起滑膜增生、血管翳形成,侵蚀边缘骨,关节内外可见高密度痛风石,MRI 上 T_1WI、T_2WI 均呈低信号,发病部位以第一跖趾关节最多见。

(4) 血友病:为遗传性凝血因子缺乏引起的出血性疾病,全身各组织内均可出现反复出血,全身各关节常对称发病,可见多发含铁血黄素沉积。

(都继成　郑屹峰　刘淼　朱占英　徐晓)

第十四章　脊柱病变

第一节　脊柱退行性骨关节病

一、椎间盘退行性改变

椎间盘退行性改变见图 14-1-1~图 14-1-5。

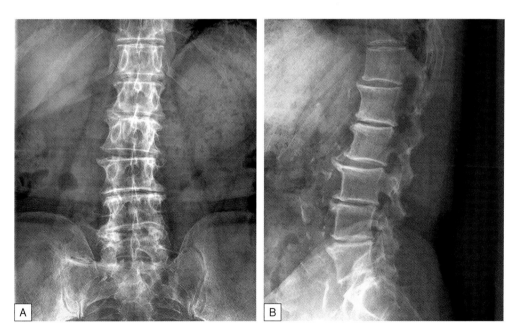

图 14-1-1　腰椎椎间盘退行性改变

男性,75 岁,左侧腰腿疼痛半个月。A、B. 腰椎 X 线正侧位示第一至第五腰椎椎体上下缘明显骨质增生,第三至第五腰椎椎间隙变窄

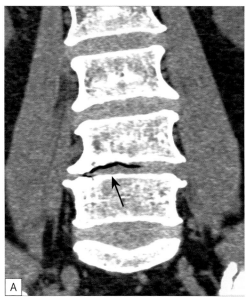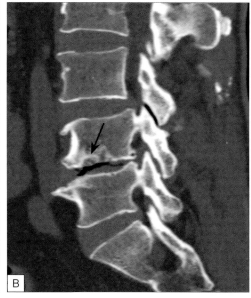

图 14-1-2　腰椎椎间盘退行性改变

男性,70 岁,反复腰痛 20 余年,加重伴左下肢疼痛 3 个月。A、B. CT 冠状面及矢状面示第四、第
五腰椎相邻椎体终板边缘不规则伴骨质增生、硬化及不规则骨质缺损;第四、第五腰椎椎间盘内线
样气体密度影即"真空征"(A,黑箭),椎间隙狭窄,Schmorl 结节形成(B,黑箭)

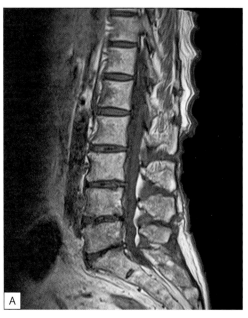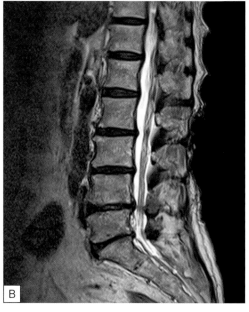

图 14-1-3　腰椎椎间盘退行性改变

男性,81 岁,腰腿痛 2 个月。A、B. MRI 矢状面 T_1WI 和 T_2WI 示腰椎生理曲度变直,第四和第五
腰椎、第五腰椎和第一骶椎椎间隙狭窄,腰椎诸椎间盘变性伴膨出

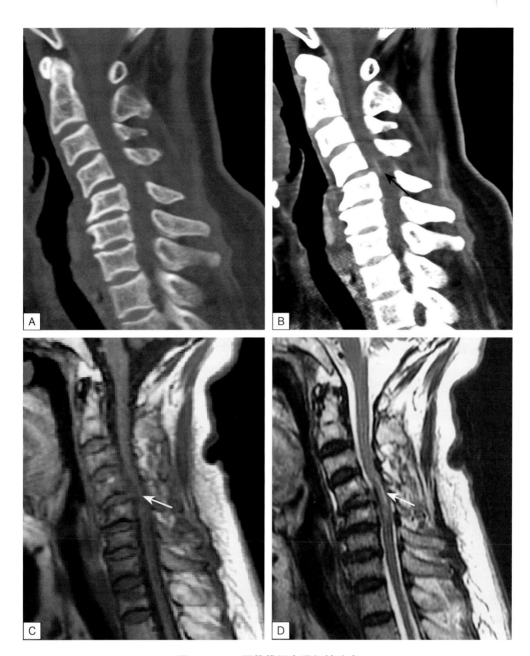

图 14-1-4 颈椎椎间盘退行性改变

女性,79 岁,颈部疼痛伴四肢无力 10 天。A~D. CT 矢状面、MRI 矢状面 T_1WI 和 T_2WI 示颈椎曲度反向,排列不齐,椎体边缘不规则伴骨质增生、多发椎间隙狭窄;第四、第五颈椎椎间盘突出(B,黑箭、C,白箭),颈髓见条状长 T_2 信号(变性)(D,白箭)

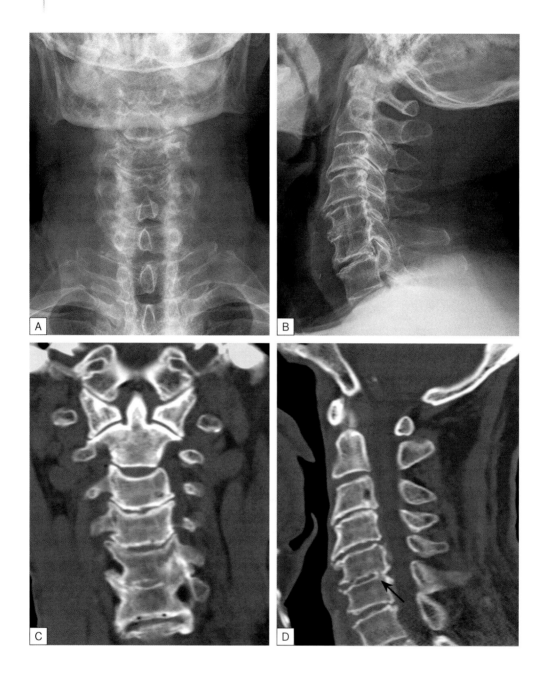

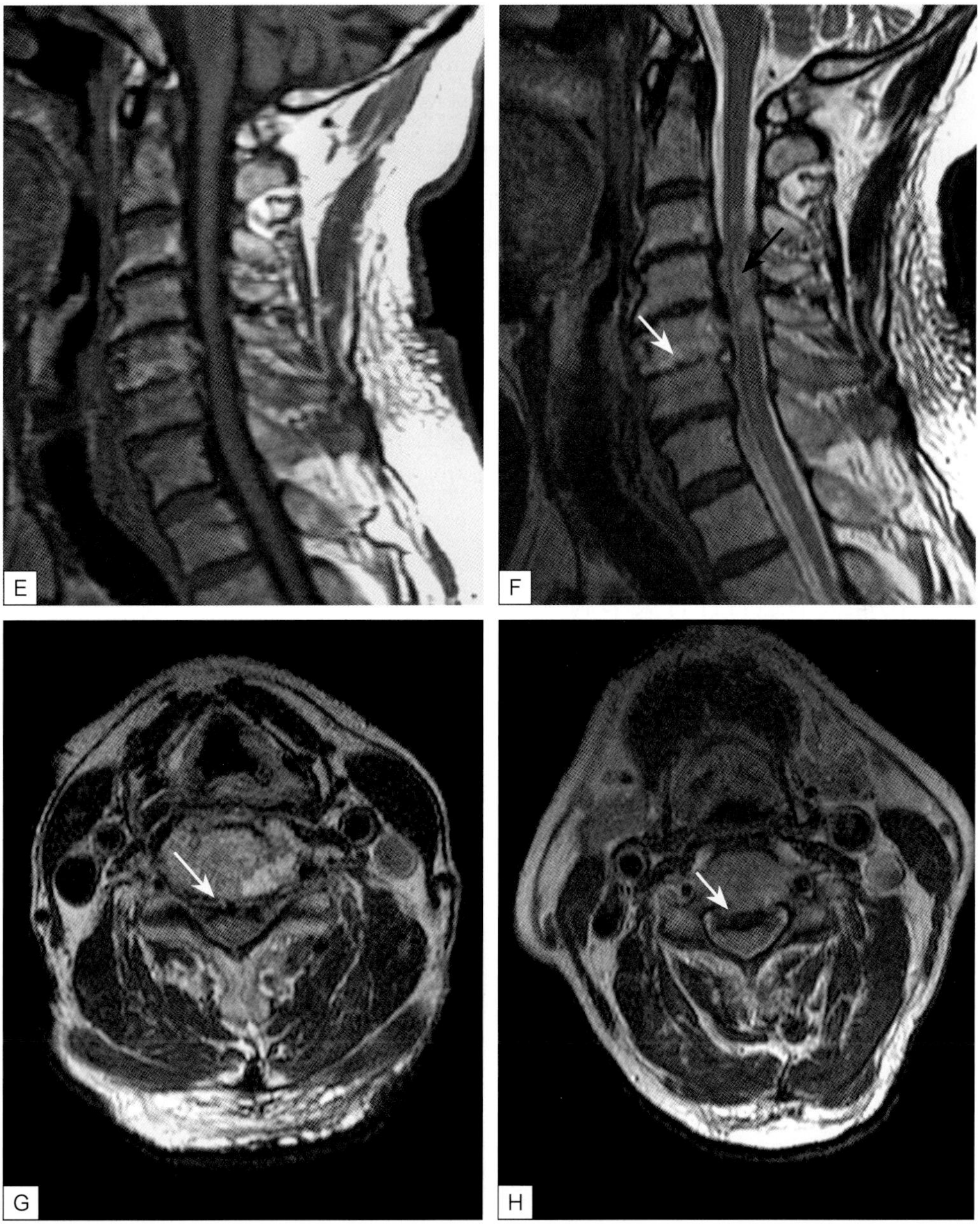

图 14-1-5 颈椎椎间盘退行性变

男性,78岁,四肢麻木无力伴步态不稳。A、B. X线颈椎正侧位示颈椎骨质疏松,第三至第七颈椎椎间隙狭窄;C~F. CT冠状面及矢状面(C、D)、MRI矢状面T_1WI、T_2WI(E、F)示相邻椎体终板边缘不规则伴骨质增生、硬化伴密度或信号异常(D,黑箭;F,白箭);第三至第六颈椎椎间盘突出(G、H,白箭),颈髓见条状长T_2信号(变性)(F,黑箭)

【诊断要点】

椎间盘退行性改变（intervertebral osteochondrosis）的诊断要点有：①病变好发于中老年人，发病部位以活动度较大的下颈段、下胸段及腰段为著；②髓核和纤维环的退行性改变是其发病的主要原因；③影像学表现为椎间盘的变性、高度降低、"真空"征象、Schmorl结节形成等；相邻椎体边缘硬化、椎体骨质增生；④CT显示椎体终板病变及骨质硬化较优，而MRI对椎间盘及骨髓信号变化的观察明显优于X线及CT。

【鉴别诊断】

(1) 脊椎结核：起病较早，发病部位以腰椎为最多，胸椎次之，颈椎较少见，骶尾部很少见。影像学特点为相邻椎体终板骨质破坏，椎间隙狭窄或消失，椎旁寒性脓肿形成。

(2) 化脓性脊椎炎：病程进展快，症状重，可发生在任何年龄，以青壮年男性多见。好发于腰椎，胸椎次之，颈椎及骶椎少见。影像学特点为相邻椎体骨质破坏较轻，椎间隙轻度狭窄或不明显，椎旁脓肿较小；晚期表现为间隙狭窄，骨质增生。

二、钩椎关节退行性骨关节病

钩椎关节退行性骨关节病见图 14-1-6~图 14-1-8。

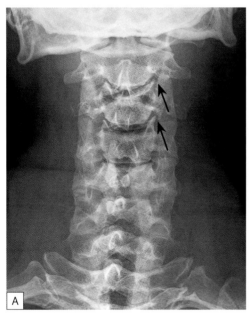
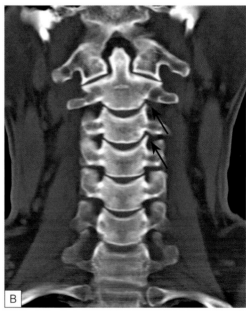

图 14-1-6　钩椎关节退行性骨关节病

男性，54岁，颈部僵硬1年余。A. 颈椎X线正位示第三、第四颈椎左侧钩突骨质增生、变尖（黑箭）；B. CT冠状面示颈椎钩突病变更清晰（黑箭）

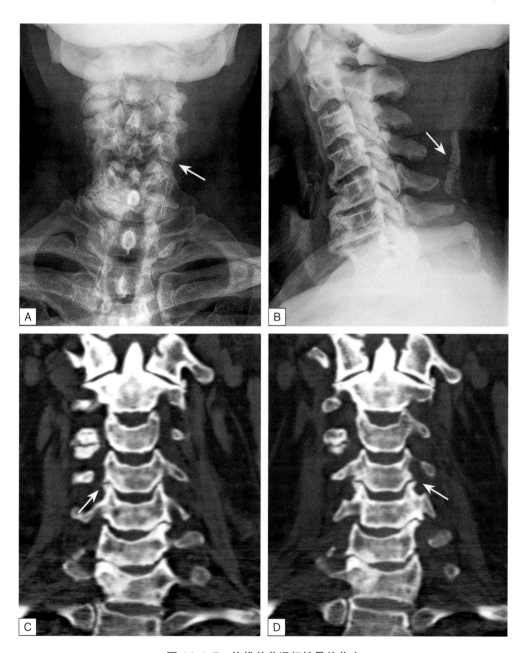

图 14-1-7　钩椎关节退行性骨关节病

男性,61 岁,颈部疼痛多年,加重半个月。A~D. 颈椎 X 线正侧位(A、B)、CT 冠状面(C、D)示颈椎多发钩突骨质增生、变尖,部分外翻(A、C、D,白箭),侧位示第四至第七颈椎椎间隙狭窄,椎体骨质增生,项韧带骨化(B,白箭)

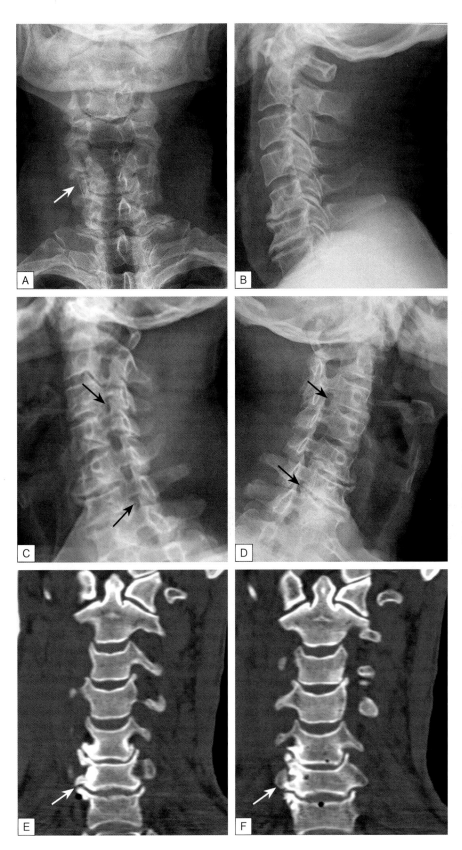

图 14-1-8　钩椎关节退行性骨关节病　男性，86 岁，颈部疼痛伴头昏 1 年余。A~F. 颈椎正侧位（A、B）、左右斜位（C、D）和 CT 冠状面（E、F）示颈椎多发钩突骨质增生、变尖、外翻（A、E、F，白箭），斜位示多个椎间孔狭窄（C、D，黑箭）

【诊断要点】

钩椎关节是由位于第三至第七颈椎体外侧缘的椎体钩与上位椎体的下外侧缘相接而形成的关节,也称卢施卡关节(Luschka joint)。钩椎关节退行性骨关节病(uncovertebral joint arthrosis):①好发于中老年人;②病变主要位于颈椎钩突关节,以第五、第六颈椎钩椎关节常见;③影像学表现为颈椎钩突骨质增生、硬化,继发椎间孔狭窄;④X 线及 CT 可较清晰显示钩突和椎间孔的受累情况。

【鉴别诊断】

此病影像学表现较为特征,诊断一般不难。

三、骨突关节退行性骨关节病

骨突关节退行性骨关节病见图 14-1-9、图 14-1-10。

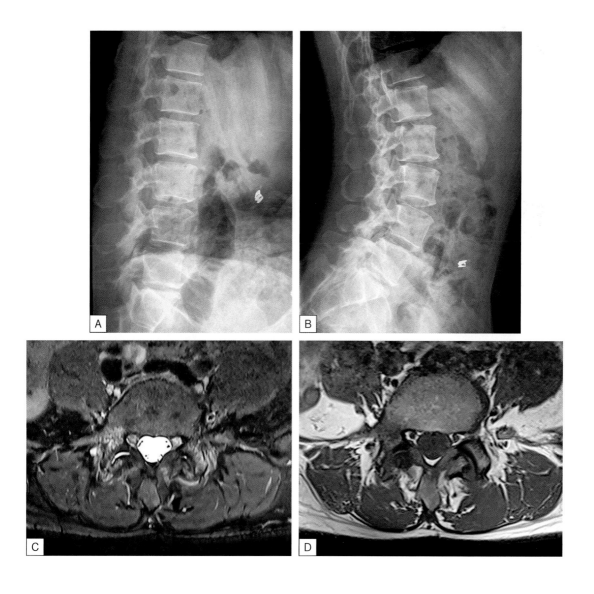

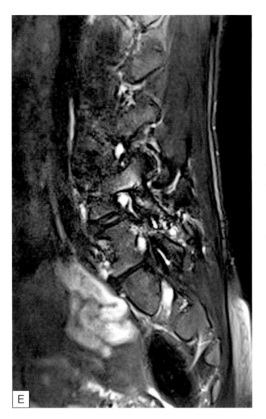

图14-1-9　腰椎骨突关节退行性骨关节病

女性,50岁,腰痛多年。A、B.腰椎过屈、过伸位X线平片示过屈位第四腰椎向前滑移,并且显示第四、第五腰椎小关节间隙增宽、关节面增生硬化;C~E.腰椎MRI横断面T₂WI FS、T₁WI及矢状面T₂WI FS示小关节面边缘增生,小关节面下及两侧椎弓根骨髓水肿,且右侧小关节间隙处可见积液

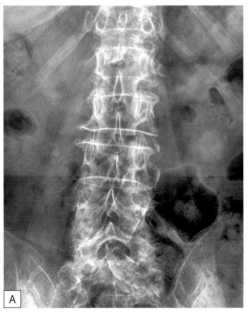

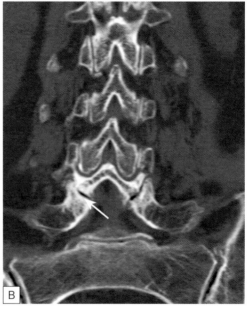

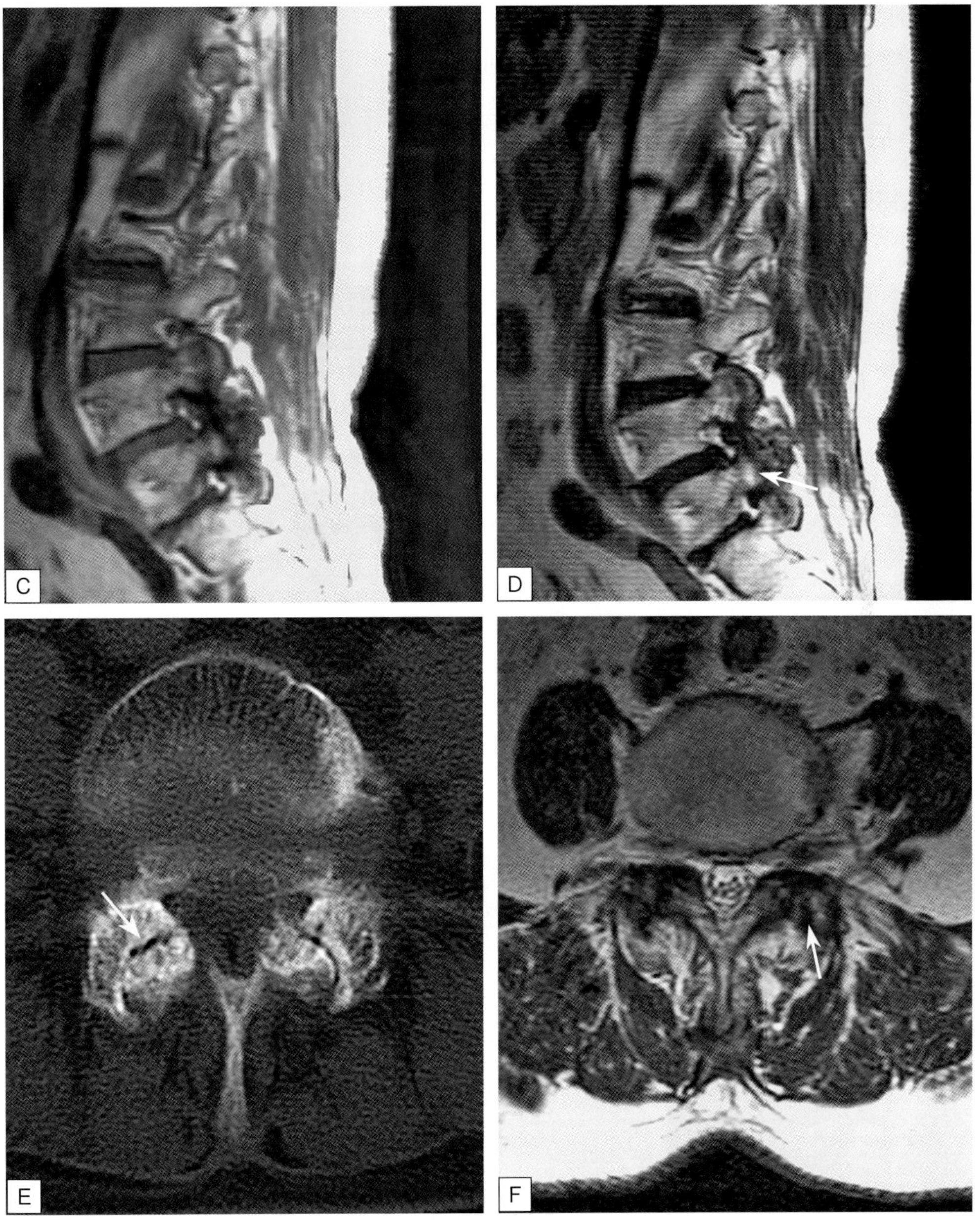

图 14-1-10 腰椎骨突关节退行性骨关节病

女性,64 岁,腰痛伴双下肢麻木 10 年,加重 9 个月。A~F. 腰椎正位(A)、CT 冠状面(B)及横断面(E)、MRI 矢状面 T_1WI(C)、T_2WI(D)及横断面 T_2WI(F)示骨突关节骨质增生、硬化,关节间隙狭窄(D、F,白箭),CT 见"真空"征(B、E,白箭)改变

【诊断要点】

①骨突关节退行性骨关节病好发于中老年人,发病部位以中下颈段、中上胸段及下腰段为著;②关节突是病变受累的主要部位,影像学表现为关节突骨质增生,关节突关节间隙狭窄,继发椎管、侧隐窝狭窄等;③CT、MRI 横断面显示骨质和软组织退行性改变较佳。

【鉴别诊断】

此病影像学表现较为特征,一般不需鉴别。

四、后纵韧带骨化

后纵韧带骨化见图 14-1-11、图 14-1-12。

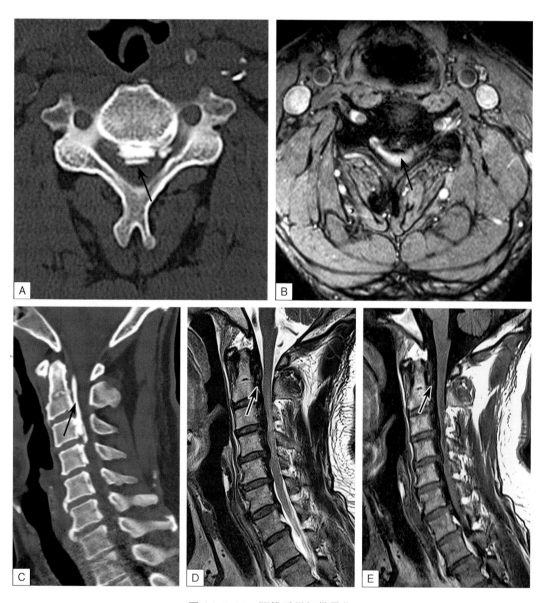

图 14-1-11　颈椎后纵韧带骨化

男性,54 岁,颈部疼痛伴左手麻木 1 年,加重 1 天。A~E. CT 横断面和矢状面(A、C)示第二、第三颈椎椎体后缘条状高密度影(黑箭),提示后纵韧带骨化致椎管狭窄;MRI 横断面、矢状面 T_2WI(B、D)及 T_1WI(E)示第二、第三颈椎椎体后缘条状低信号(黑箭)。另见颈椎生理曲度变直,第五、第六颈椎椎体前缘骨质明显增生,继发椎管狭窄

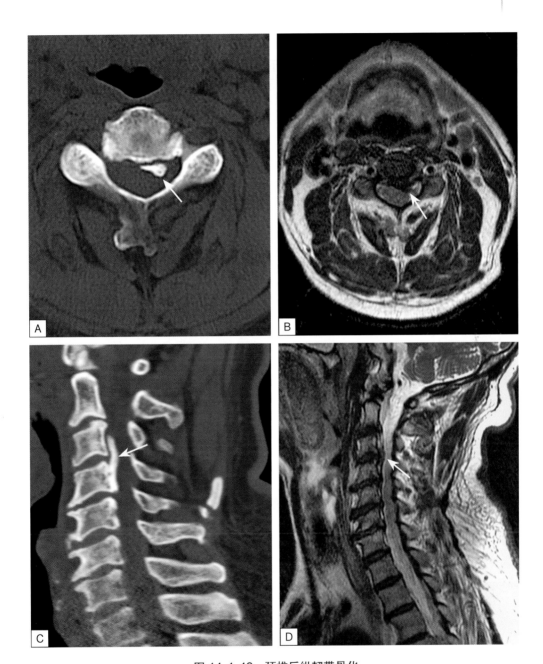

图 14-1-12　颈椎后纵韧带骨化

男性,56 岁,颈部疼痛多年。A~D. CT 横断面和矢状面(A、C)示第三、第四颈椎椎体后缘条状高密度影(白箭),椎管狭窄;MRI 横断面及矢状面 T$_2$WI(B、D)示第三、第四颈椎椎体后缘条状低信号(白箭)。多发椎体骨质增生,椎间隙狭窄,多个椎间盘变性伴突出

【诊断要点】

后纵韧带骨化(ossification of the posterior longitudinal ligament)的诊断特点为:①病变好发于颈段;②影像学表现为椎体后缘中央可见条状高密度影,常与椎体间存在间隙;③CT 矢状面重组诊断该病效果最佳,MRI 矢状面观察该病的效果也较好。

【鉴别诊断】

椎体后缘骨质增生:病变多位于椎体上、下缘,增生的骨质与椎体连续。

五、黄韧带钙化、增厚

黄韧带钙化、增厚见图 14-1-13~图 14-1-15。

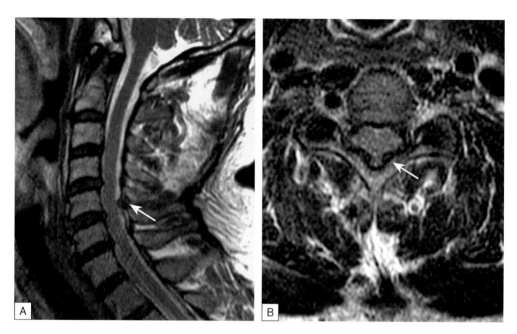

图 14-1-13 颈椎黄韧带增厚

男性,69 岁,颈部疼痛 5 天。A、B. MRI 矢状面、横断面 T_2WI 示椎管内黄韧带增厚(白箭),呈低信号,矢状面椎管蛛网膜下腔后缘受压

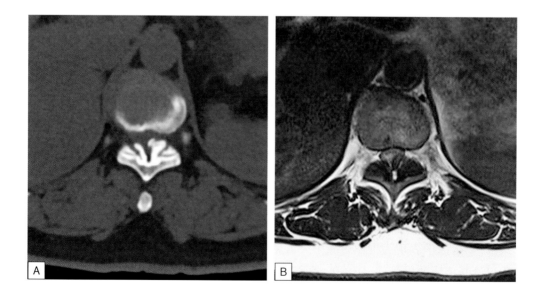

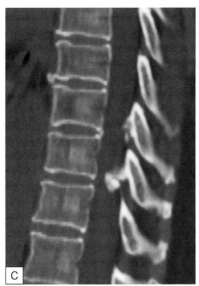 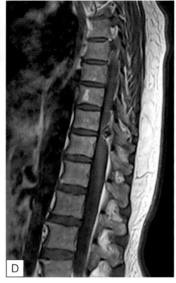 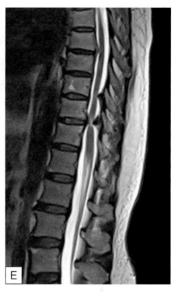

图 14-1-14 胸椎黄韧带增厚

女性,55 岁,腰背疼痛 2 年余,左下肢疼痛 10 个月余。A~E. CT 横断面及矢状面(A、C)示椎管内黄韧带增厚钙化,左侧更明显;MRI 横断面及矢状面 $T_1WI(B、D)$、矢状面 $T_2WI(E)$ 示椎管内黄韧带增厚钙化,呈低信号,椎管蛛网膜下腔后缘受压,并可见脊髓受压变性

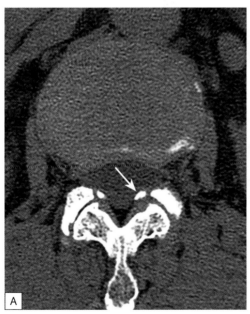 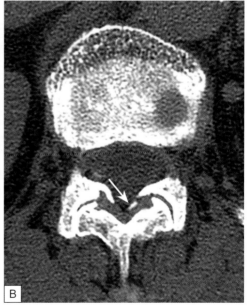

图 14-1-15 黄韧带钙化

男性,56 岁,外伤后腰背部疼痛。A、B. CT 横断面示椎管内黄韧带增厚,可见条状高密度影(白箭)

【诊断要点】

黄韧带钙化、增厚的诊断要点为:①在影像学上,黄韧带表现为形态为尖端向后的"V"形线条影,增厚时厚度一般超过 5mm;②病变如累及多个节段,矢状面 T_2WI 显示硬膜囊处多个水平狭窄,且后方呈"搓板样"改变。

【鉴别诊断】

黄韧带增厚、钙化影像表现较为特征,一般不需鉴别。

第二节 椎 管 狭 窄

椎管狭窄见图 14-2-1~图 14-2-6。

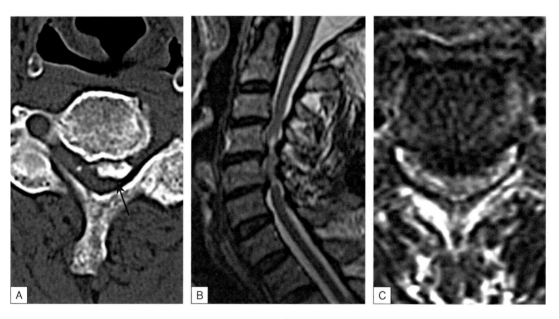

图 14-2-1 颈椎椎管狭窄

男性,50 岁,颈部疼痛 3 年伴双手麻木 2 年。A. CT 横断面示椎管内后纵韧带增厚骨化致椎管狭窄(黑箭);B、C. MRI 矢状面 T_2WI 示第三至第六颈椎椎间盘向后突出伴后纵韧带及黄韧带增厚致椎管狭窄,颈髓受压变细呈"藕节样"改变,横断面 T_2WI 示增厚、骨化的后纵韧带压迫颈段脊髓

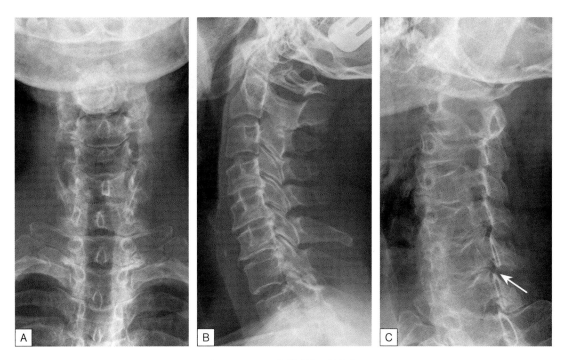

图 14-2-2　颈椎椎间孔狭窄

男性,67 岁,颈部不适伴双手麻木 2 年,进行性加重。A~C. 颈椎 X 线正侧位(A、B)示椎体边缘骨质增生;斜位(C)示第四至第六颈椎椎体后上缘及小关节骨质增生致相应左侧椎间孔明显狭窄(白箭)

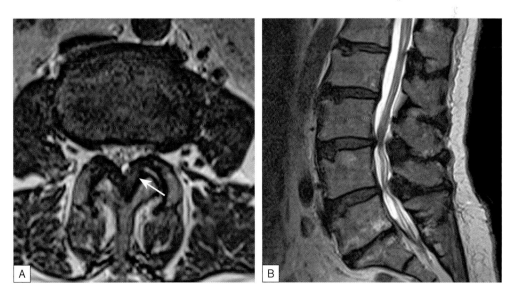

图 14-2-3　腰椎椎管狭窄

女性,60 岁,腰痛伴双下肢疼痛 2 个月。A、B. MRI 横断面 $T_2WI(A)$ 示第三、第四腰椎黄韧带明显增厚(白箭),关节突骨质增生,椎管狭窄,硬膜囊受压;矢状面 $T_2WI(B)$ 示第三和第四腰椎、第四和第五腰椎黄韧带增厚,硬膜囊受压

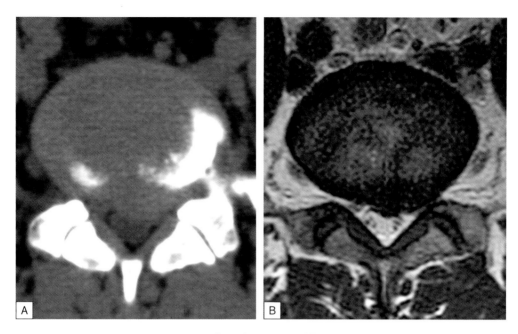

图 14-2-4   椎间盘向后突出致椎间孔狭窄

男性,48 岁,腰痛伴左下肢疼痛数月,近日加重。A、B. CT 横断面及 MRI 横断面示第五腰椎/第一骶椎椎间盘向左后突出致椎间孔狭窄,左侧神经根受压

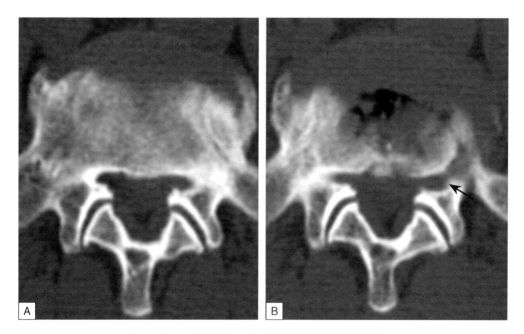

图 14-2-5   第五腰椎、第一骶椎两侧侧隐窝骨性狭窄

男性,72 岁,腰痛伴两侧下肢麻木、疼痛 1 年。A、B. CT 横断面示第五腰椎/第一骶椎两侧侧隐窝狭窄(黑箭)

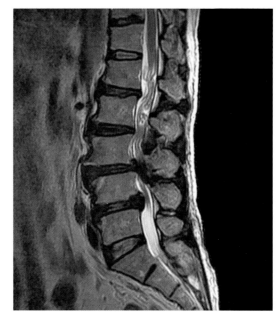

图 14-2-6 第三、第四腰椎椎管狭窄伴以上马尾神经冗余
男性,75 岁,腰痛伴两侧下肢麻木疼痛。MRI 矢状面 T_2WI 示第三、第四腰椎椎管狭窄,并且以上马尾神经呈现迂曲缠绕表现

【诊断要点】

①椎管狭窄是由各种原因引起的综合征,包括椎管(vertebral canal)狭窄、侧隐窝(lateral recess)狭窄和椎间孔(intervertebral foramen)狭窄;②骨组织或软组织异常均可引起椎管狭窄,如先天发育异常、腰椎退行性改变、椎弓峡部不连及滑脱、手术后、外伤和骨病均是引起椎管狭窄的原因;③按照病变范围,椎管狭窄可分为局部性椎管狭窄、节段性椎管狭窄及广泛性椎管狭窄三种,临床主要表现为腰腿疼、跛行、肢体麻木等症状;④在 X 线、CT 或 MRI 影像上可直接观察椎管的前后径和横径大小;⑤病变部位以颈椎和腰椎多见,常用狭窄测量标准:腰椎管矢状径线 <15mm(相对狭窄)或 <12mm(绝对狭窄),椎弓根间距 <20mm,外侧隐窝矢状径 <2mm,椎间孔宽度 <2mm,颈椎管矢状径线 <10mm;⑥马尾神经冗余征,指马尾神经在椎管内表现为环状、迂曲以及缠绕等现象,其出现与椎管狭窄存在明确因果关系,对诊断有重要提示意义,也可作为预测椎管狭窄手术疗效的指标;⑦硬膜外脂肪增多,指椎管内硬膜外脂肪组织明显增多,压迫硬膜囊,引起椎管狭窄,常见病因是外源性皮质类固醇,其次是肥胖、内源性皮质类固醇增多等,椎体滑移也可引起硬膜外脂肪增多;⑧马尾神经沉降征,为椎管狭窄伴随征象。正常情况下马尾神经漂浮在脑脊液中,仰卧位时由于重力作用分布在椎管背侧。如患者处于仰卧位时,其马尾神经仍漂浮在脑脊液中,可定义为马尾神经沉降征阳性。

【鉴别诊断】

椎管狭窄的影像学表现较为特征,其病因需进一步明确。

第三节 椎间盘突出、脱出

椎间盘突出、脱出见图 14-3-1~图 14-3-6。

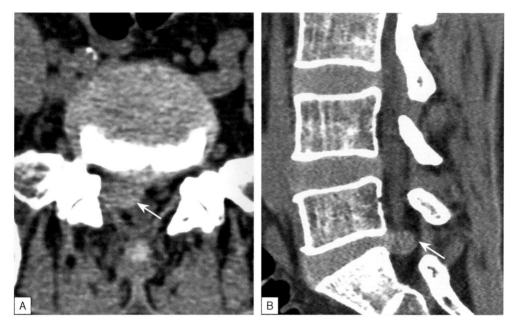

图 14-3-1 腰椎椎间盘突出

男性,59 岁,腰痛伴右下肢麻木。A、B. CT 横断面及矢状面示第五腰椎、第一骶椎椎间盘向右后方突出(白箭),椎间关节肥大,侧隐窝狭窄,硬膜囊及右侧神经根受压明显

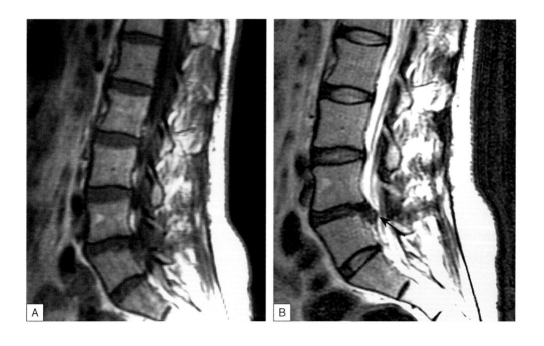

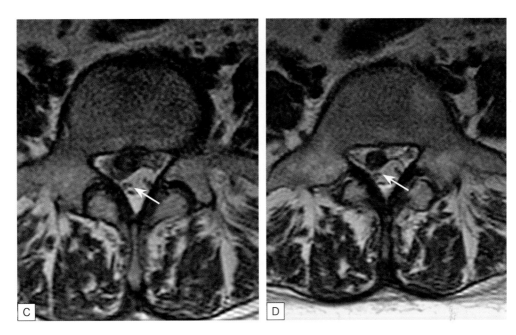

图 14-3-2　腰椎椎间盘脱出

男性,56 岁,腰痛伴右腿麻木、疼痛 1 年余。A~D. MRI 矢状面 T_1WI、T_2WI(A、B)、横断面 T_2WI (C、D)示第四、第五腰椎椎间盘向后偏右方脱出,向下方移位(B,黑箭;C、D,白箭),右侧神经根受压,椎管狭窄

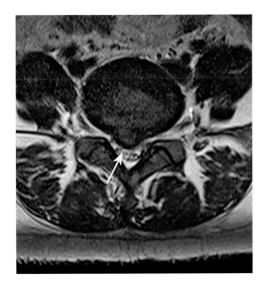

图 14-3-3　腰椎椎间盘突出(中央型)

女性,36 岁,腰痛 1 年,加重伴双下肢活动不利 2 周。MRI 横断面 T_2WI 示第四、第五腰椎椎间盘向后方突出(白箭),局部硬膜囊明显受压,椎管狭窄

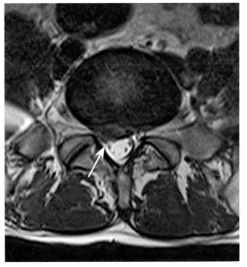

图 14-3-4　腰椎椎间盘突出(旁中央型)

男性,34 岁,腰痛伴右腿痛 2 个月。MRI 横断面 T_2WI 示第五腰椎、第一骶椎椎间盘向后偏右方突出(白箭),右侧神经根受压,椎管及右侧椎间孔狭窄

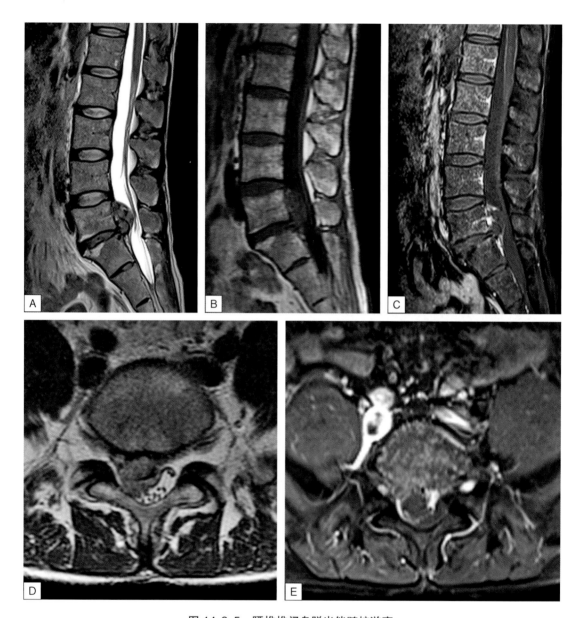

图 14-3-5 腰椎椎间盘脱出伴髓核游离

男性,41 岁,腰痛 1 年加重 2 天。A~E. MRI 矢状面 T_2WI、T_1WI(A、B)和横断面 T_2WI(D)示第五腰椎、第一骶椎椎间盘向右后方脱出伴椎管内游离,右侧神经根受压,椎管狭窄;增强后矢状面(C)和横断面(E)T_1WI 示游离的椎间盘边缘强化

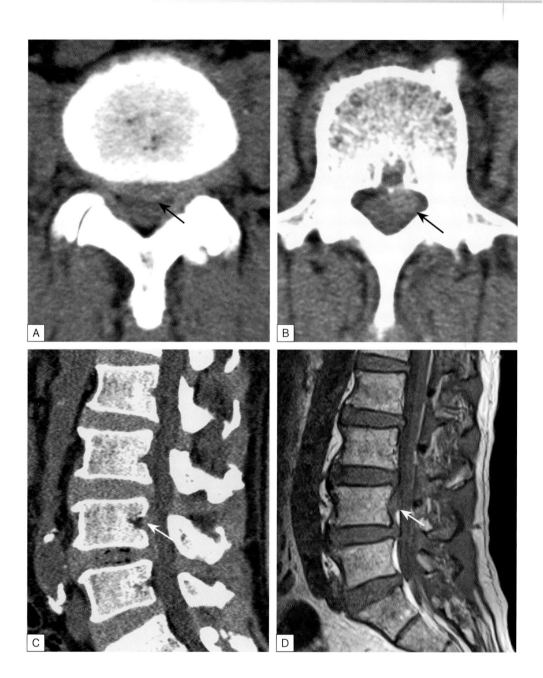

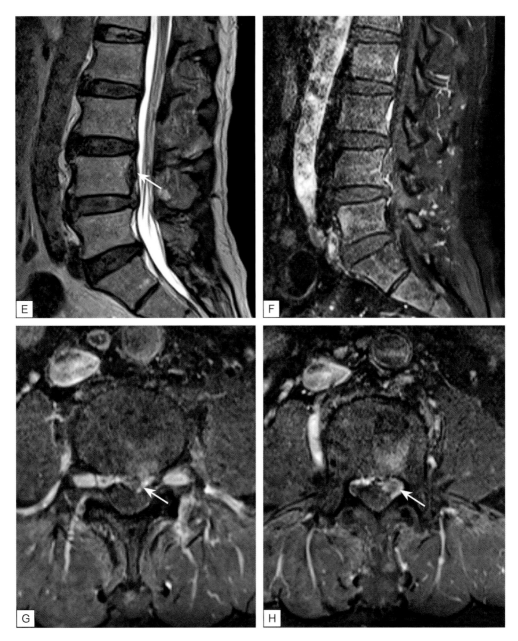

图 14-3-6　腰椎椎间盘脱出伴髓核游离

男性,74 岁,腰痛。A~C. CT 横断面(A、B)、矢状面(C)示椎间盘向左后方突出(A、B,黑箭;C,白箭),
突出椎间盘向上方移位,位于第四腰椎椎体后缘(B,黑箭;C,白箭),硬膜囊受压明显;D~H. MRI
矢状面 T_1WI(D)、T_2WI(E)、增强扫描矢状面(F)、横断面 T_1WI(G、H)示椎间盘脱出向上移位(D、E,
白箭),椎管狭窄;增强后示游离的椎间盘边缘强化(G、H,白箭)

【诊断要点】

①根据 CT、MRI 上呈结节状分布的软组织影,椎间盘局限性突出可分为突出、脱出和游离 3 种类型;②椎间盘突出,指髓核进入外纤维环,造成局部纤维环突出椎体边缘,但外纤维环和后纵韧带保持完整;③椎间盘脱出,指髓核突破外纤维环和后纵韧带进入硬膜外间隙;④椎间盘游离,指脱出的髓核部分与外纤维环分离,游离进入椎管;⑤继发性椎管狭窄,指压迫相应硬膜囊或神经根。

【鉴别诊断】

CT 和 MRI 均可清晰显示椎间盘突出的表现,MRI 显示效果更佳,可明确诊断。

第四节 椎体边缘软骨结节

椎体边缘软骨结节见图 14-4-1、图 14-4-2。

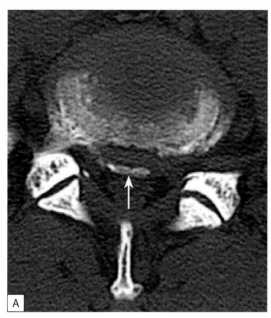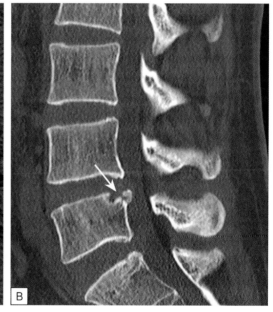

图 14-4-1 第五腰椎椎体边缘软骨结节

男性,30 岁,腰痛 2 年余。A. 腰椎 CT 横断面示第五腰椎椎体后上缘弧形骨块(白箭)突向椎管,其前方软组织密度与椎间盘密度一致;B. 矢状面示第五腰椎椎体后上缘边缘硬化的缺损区(白箭),其上方与椎间盘相连,后缘见小骨块突向椎管

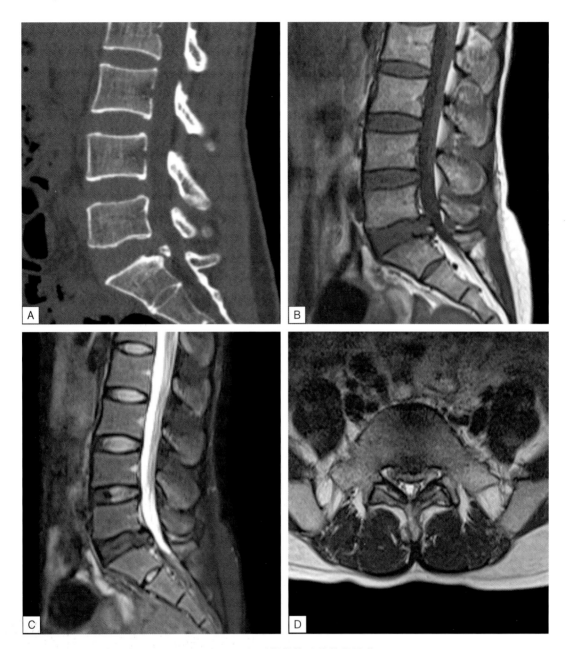

图 14-4-2　骶椎椎体边缘软骨结节

女性,33 岁,腰痛半年。A. CT 矢状面示第一骶椎椎体后上缘局部骨质缺损,边缘有硬化,后方可见一游离骨块影;B~D. MRI 矢状面 T_1WI、T_2WI FS 及横断面 T_2WI 示第五腰椎和第一骶椎椎间盘 T_2WI 信号减低,椎间盘向椎体后方突出,第一骶椎椎体后上缘局部凹陷,信号同椎间盘,其后方可见小结节状骨质信号影

【诊断要点】

椎体边缘软骨结节可由外伤、永存骨骺及椎间盘突出等原因引起,后者最常见。其影像学表现为:①X线显示椎体上或下缘呈弧状或切迹状骨质缺损区,边缘硬化或毛糙不整;②CT表现为病变椎体边缘骨质缺损区,多呈类圆形或分叶状,大小不一,与同层椎间盘密度相等,边缘清楚,常有厚薄不一的硬化带;③MRI矢状面能清楚显示软骨结节边缘,表现为局部终板呈浅弧形或楔形凹陷,凹陷内组织信号与椎间盘信号一致,四周有环状低信号骨质硬化。

【鉴别诊断】

此病影像学表现较为特征,一般不需鉴别。

第五节　脊椎滑脱

脊椎滑脱见图14-5-1、图14-5-2。

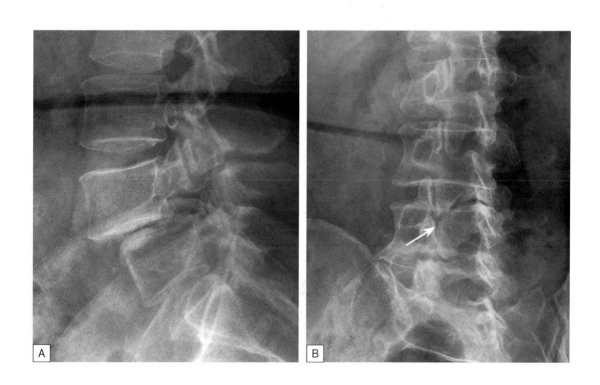

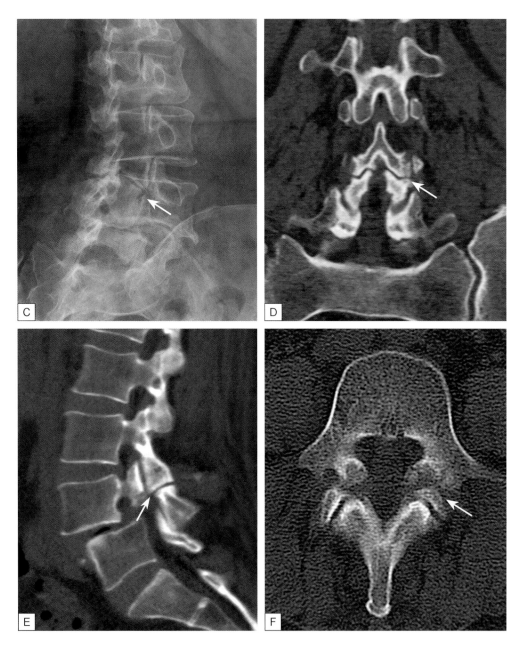

图 14-5-1 第四腰椎椎体向前Ⅱ°滑脱

女性,55岁,腰部疼痛数年。A~C.腰椎X线侧位(A)、左右斜位(B、C)示第四腰椎椎弓峡部不连,双斜位呈"狗戴项圈征"(白箭),椎体向前滑移;D、E.CT冠状面、矢状面示椎弓峡部不连(白箭)伴第五腰椎椎体向前滑移;F.CT横断面示两侧椎弓峡部不连,呈"双关节征"(白箭)

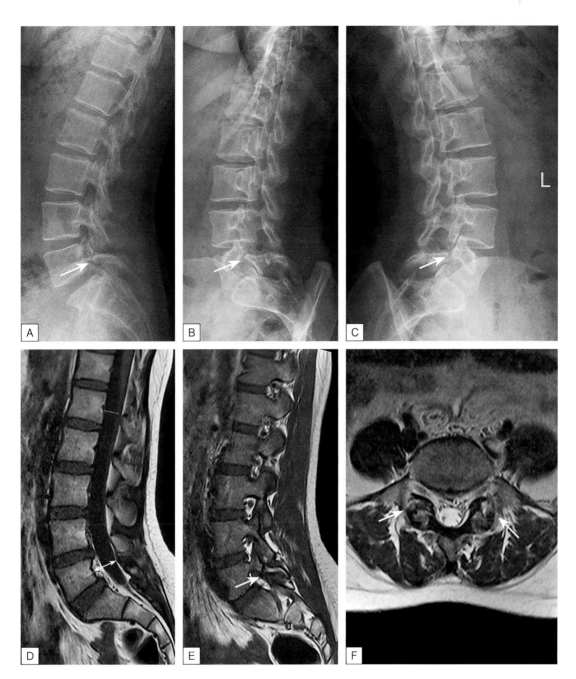

图 14-5-2　第五腰椎椎体 Iº 滑脱

男性,23 岁,腰部活动后疼痛 1 年余,加重 1 周。A. 腰椎侧位示第五腰椎椎弓峡部见透亮带(白箭),椎体轻度向前滑移;B、C. 腰椎双斜位示两侧椎弓峡部不连,呈"狗戴项圈征"(白箭);D. MRI 正中矢状面示第五腰椎椎体向前 Iº 滑移,第五腰椎椎体平面椎管前后径(双向白箭)比第一腰椎椎体平面增宽;E.MRI 椎弓根层面矢状面 T_1WI 示椎弓峡部信号中断(白箭);F.MRI 横断面 T_2WI 示双侧椎弓峡部信号(白箭)中断、不规则

【诊断要点】

脊椎滑脱的诊断要点:①按病因可分为先天发育异常、外伤性骨折、退行性病变及其他各种病变所致的椎弓峡部骨质断裂及骨质缺损等;②脊椎椎弓峡部不连是诊断本病的重要表现,一般以斜位显示为佳;③侧位片显示滑脱椎体向前移位,致脊柱椎体前、后缘连续性中断。根据前移椎体后下缘与下一椎体上缘的位置,将脊椎滑脱分为四度;④CT 横断面由于椎体前移,使上、下椎体相邻终板在同一层面前后错位,呈"双终板征"或"双边征",峡部不连显示"双关节征";CT 矢状面多平面重组(MPR)可直接显示椎弓峡部的裂隙,对诊断帮助较大;⑤MRI 正中矢状面可以发现椎弓峡部不连层面椎弓前后径增宽。

【鉴别诊断】

此病影像学表现较为特征,脊椎滑脱需要明确有无峡部断裂,并需进一步与退行性骨关节病引起的假性滑脱鉴别。假性滑脱是由于椎间关节和椎间盘的退变等原因导致的椎体连同椎弓的移位,而椎弓峡部保持完整。

(虞晓菁　张联合)

第十五章　软组织病变

第一节　软组织钙化及骨化性病变

一、局限性骨化性肌炎

局限性骨化性肌炎见图 15-1-1、图 15-1-2。

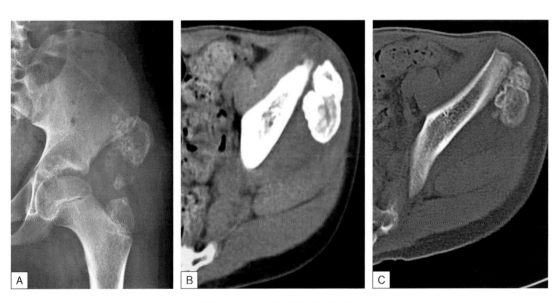

图 15-1-1　左臀部骨化性肌炎

男性,16 岁,左髋部疼痛伴肿块 3 个月余。A. 左髋部 X 线平片示左侧臀部大小不等结节状高密度影;B、C. CT 横断面示左侧臀小肌处不规则高密度影

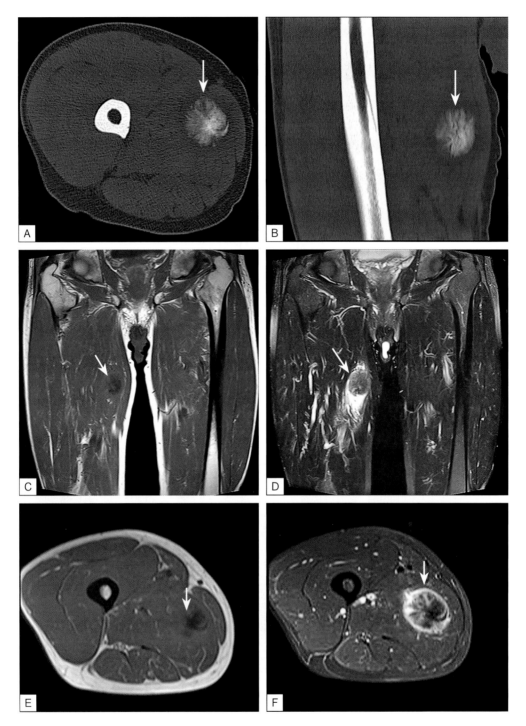

图 15-1-2 股内收肌骨化性肌炎

男性,42 岁,右大腿外伤后 2 个月余。A、B. CT 横断面和冠状面示右侧内收肌类圆形骨化,密度不均,边缘呈"羽毛状"(白箭);C~F. MRI 冠状面、横断面 T_1WI(C、E)示右侧内收肌椭圆形异常信号,中心信号减低(白箭);MRI 冠状面、横断面 T_2WI FS(D、F)示病变中心信号减低,周边信号增高(白箭)

【诊断要点】

骨化性肌炎(myositis ossificans)的诊断要点：①患者多有外伤史，一般病程较长，症状少；②病变可发生于任何易受外伤的部位，由于严重的关节扭伤、脱位和邻近骨折而引起骨膜剥离、骨膜下出血和软组织内出血，血肿形成后逐渐机化、钙化以致骨化；③常表现为钙化或骨化形态呈片状及长条状高密度影，沿肌束和骨皮质走行，且与骨皮质有一透亮间隙；④病变早期仅MRI显示受累肌肉边界模糊，有较大范围的水肿；中后期X线及CT出现不同密度及形态的钙化，典型表现为外周部分发生不同程度的环状钙化或骨化，中央区相对周围肌肉呈等密度或低密度；MRI表现可分为典型的3层，外层为骨化层、中间为萎缩肌纤维层、内层为出血层；⑤成熟的骨化灶常可清晰显示骨小梁结构及"蛋壳样"边缘等骨化性肌炎的典型表现。

【鉴别诊断】

（1）骨旁型骨肉瘤：病变好发于腘窝区，常环绕骨干生长，瘤骨密度较高，无正常骨结构。与骨化性肌炎相比，病变与附着骨间虽有一透亮间隙，但不完全分开。

（2）骨外软骨肉瘤：本病较为罕见，患者一般无外伤史，肿瘤缓慢增大，有明显的临床症状；影像学表现为肿瘤软组织肿块较大，钙化多位于肿瘤中心区，并以环状钙化为特征，外围钙化淡且分散。

二、进行性骨化性肌炎

进行性骨化性肌炎见图15-1-3。

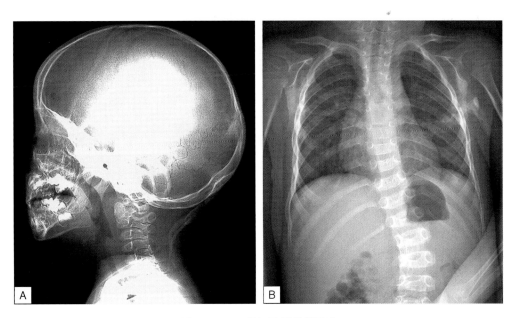

图 15-1-3　进行性骨化性肌炎

男性，3岁，颈部及后背肿胀、疼痛并触及质硬肿物半年，呈间断性加重。A、B. X线平片示项韧带纵行骨化（A），双侧肩胛骨周围可见条状骨化（B）

【诊断要点】

①进行性骨化性肌炎是一种少见的慢性、进行性、致死性先天遗传病,病因不明;②该病多见于 10 岁以下儿童,10% 的患儿有家族史,病变为进行性,缓解与进展交替出现,主要表现为自幼儿期出现自上而下的肌肉、肌腱、腱鞘和筋膜等部位的进行性骨化;③影像学表现为急性期多无阳性征象或仅表现为软组织肿胀,症状消退后出现斑点、条状或不规则钙盐沉积,随着病情的发展,密度逐渐增高,范围扩大,形成条带状或大片致密影,沿肌束、肌腱或韧带走行分布;断面上钙化由中央部开始逐渐向外扩展,最终导致全部肌肉或肌群呈板层样骨结构,与局限性骨化性肌炎的钙化方式不同;④MRI 急性期病变呈弥漫性长 T_1、长 T_2 信号,钙化和骨化后 MRI 呈长 T_1、短 T_2 信号。

【鉴别诊断】

此病需与局限性骨化性肌炎进行鉴别,后者常有外伤史,发病较局限,预后良好,无进行性发展。

三、肿瘤样钙质沉积症

肿瘤样钙质沉积症见图 15-1-4。

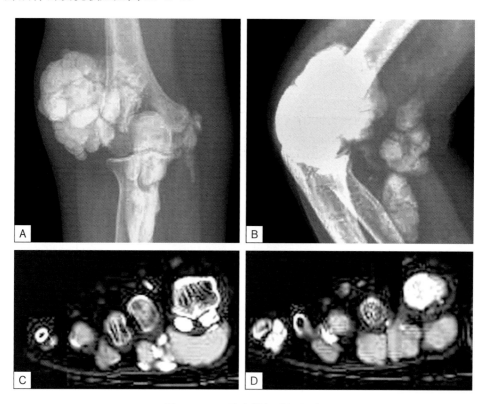

图 15-1-4　肿瘤样钙质沉积症

女性,28 岁,右足底、右肘关节周围软组织发现质硬肿块 2 年。A、B. X 线平片示右肘关节周围软组织内多发团状钙化,其内可见透明带分隔,边缘清晰;C、D. CT 横断面示右足底软组织内多发大小不等、边缘清楚的结节状、团状高密度影,边缘可见斑点样钙化,邻近骨质未见明显异常

【诊断要点】

①肿瘤样钙质沉积症多发生于青壮年,女性多于男性;②病变常见于髋部、肩部、肘部等大关节附近;③X 线表现为大关节旁的软组织中可见致密均质的不规则分叶状钙化肿块影,呈"卵石样""桑葚状",其间可有低密度间隔即结缔组织,亦可呈"流注状"改变;④CT 典型表现为多囊状肿块、囊壁可见薄层钙化或呈高密度线样结构,其间有低密度间隔,囊腔中心呈低密度、下部可见分层状钙化,可见液-液平面,邻近骨多无改变、不侵犯关节;⑤MRI 典型表现为 T_1WI 呈不均匀低信号结节、T_2WI 呈混杂信号。

【鉴别诊断】

(1) 慢性肾病、尿毒症及甲状旁腺功能亢进症:由此类疾病引起的软组织钙化,一般患者的发病年龄较大,且多伴有内脏的多发钙化灶,同时伴肾性骨营养不良表现,如佝偻病、骨软化、纤维囊性骨炎等。

(2) 维生素 D 中毒:患者一般有长期服用维生素 D 的病史,关节周围钙化常合并肾脏、四肢动脉壁的广泛性钙化。

四、寄生虫钙化

寄生虫钙化见图 15-1-5。

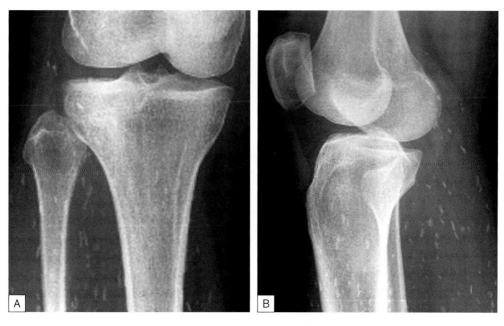

图 15-1-5　寄生虫钙化

A、B. X 线平片示膝关节周围软组织内多发条状钙化,钙化沿着肌纤维方向分布,为囊虫病钙化

【诊断要点】

①寄生虫钙化多见于囊虫病和包虫病,其中包虫病钙化多见于肝脏,发生在四肢软组织少见,囊虫病钙化可发生于人体各组织;②囊虫病在肌肉内引起的钙化常为卵圆形,一端尖细,另一端粗大圆钝,其长径与肌纤维方向一致,边缘较粗糙。

【鉴别诊断】

此病影像学表现较为特征,且有寄生虫接触史,一般不需鉴别。

五、血管及淋巴管钙化

血管及淋巴管钙化见图 15-1-6、图 15-1-7。

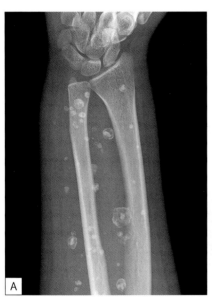
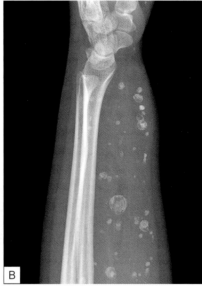

图 15-1-6　血管瘤的钙化

女性,17 岁,右前臂发现肿物 10 年余,逐渐增大。A、B. X 线平片示尺桡骨掌侧软组织增厚,其内多发斑点样钙化,局部呈"纽扣样"改变

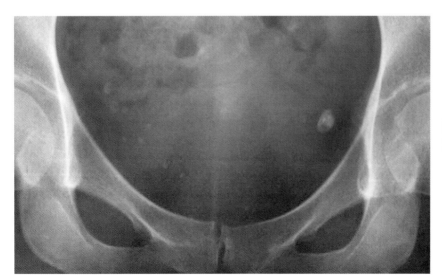

图 15-1-7　静脉石

X 线平片示骨盆内不同部位的静脉石

【诊断要点】

①发生于脉管系统的钙化多为病理性钙化,有的可根据钙化的特殊表现推测病理性质;②动脉壁钙化多见于动脉粥样硬化,表现为沿动脉壁分布的条形钙化;③软组织血管瘤钙化可呈散在的圆点状分布,或呈"纽扣状";④发生于静脉曲张和盆腔小静脉血栓中的钙化称为静脉石;⑤淋巴结钙化多为结核所致,呈圆形或卵圆形,密度不均匀,常为多发。

【鉴别诊断】

此病影像学表现较为特征,盆腔内的单发静脉石需与输尿管结石进行鉴别。

六、转移性钙化

转移性钙化见图 15-1-8。

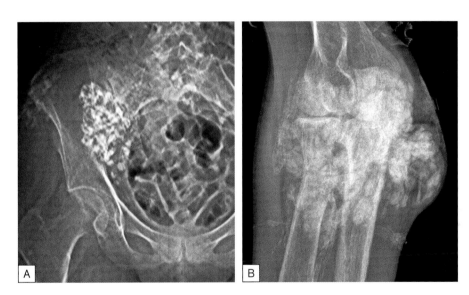

图 15-1-8　转移性钙化

女性,45 岁,患肾病综合征血液透析后 8 年。A. 骨盆正位示右侧髂窝部团状钙化。
女性,29 岁,肾性骨病,肘部肿大数月。B. 右肘关节正位示周围软组织处团状钙化,局部可见钙化的血管壁

【诊断要点】

①由于全身性钙、磷代谢障碍,引起机体血钙或血磷升高,导致钙盐在正常组织内异常沉积,称为转移性钙化。②该病较少见,多见于甲状旁腺功能亢进症、维生素 D 过多症或骨肿瘤造成骨组织严重破坏时,大量骨钙入血,引起血钙增高,使钙盐沉积在全身多处未受损伤的组织中,导致转移性钙化;③常见钙盐沉积部位有肾小管、肺泡、胃黏膜等处。

【鉴别诊断】

此病根据影像学表现,结合临床病史可做出诊断。

第二节　软组织炎症

软组织炎症见图 15-2-1、图 15-2-2。

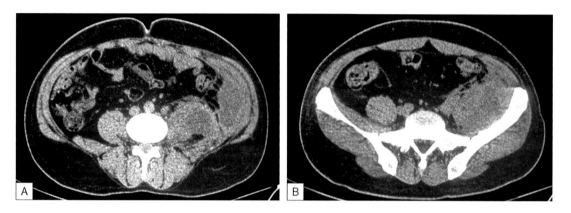

图 15-2-1　髂腰肌脓肿

男性,41 岁,寒战发热 3 周。A、B. CT 横断面示左侧腰大肌及髂肌明显较对侧增粗,中部密度减低,脓肿形成

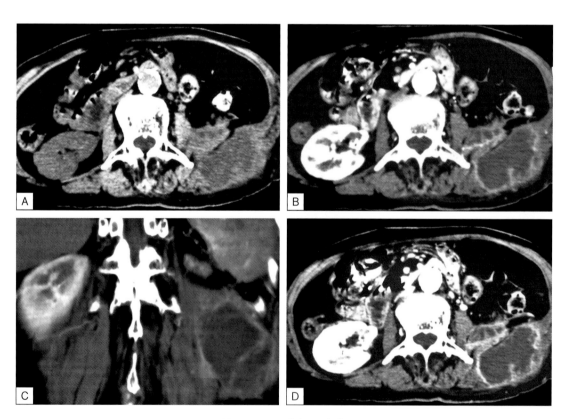

图 15-2-2　背阔肌脓肿

女性,39 岁,发热腰痛 1 个月。A~D. CT 横断面(A)示左侧背阔肌明显增厚,密度不均,中部密度减低,增强扫描动脉期横断面(B)、冠状面(C)及静脉期横断面(D)示明显增厚的左侧背阔肌边缘呈环形强化,中部未见强化,有脓肿形成

【诊断要点】

①软组织脓肿的典型 CT 表现为中心为低密度的脓腔,可见气体或气-液平面,周围可见环状软组织影,脓肿壁由炎性肉芽组织及纤维组织构成,增强扫描脓肿壁因肉芽组织形成而呈环状强化;②其中,软组织内含气影是诊断脓肿的重要 CT 征象;③窦道在 CT 上表现为细小的含气管道,增强扫描窦道壁强化;④MRI 可明确诊断软组织肿胀的范围及有无脓肿的形成,脓肿在 T_1WI 呈低信号、T_2WI 呈高信号,DWI 扩散受限,增强扫描脓肿壁呈明显环状强化,边缘光滑或不规则。

【鉴别诊断】

(1) 血肿:患者一般有外伤史,急性期 CT 扫描可呈高密度,增强扫描不强化,无液化坏死征象,边界清楚。

(2) 血管瘤:临床表现为慢性无痛性肿块,肿块形态不规则或呈椭圆形,增强扫描呈明显强化,X 线及 CT 检查发现钙化及静脉石是本病的重要诊断依据。

第三节　软组织肿瘤

一、血管瘤

血管瘤见图 15-3-1~图 15-3-5。

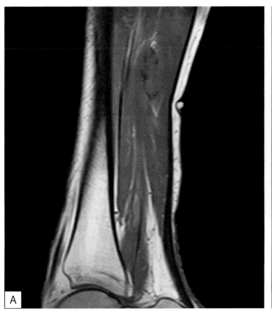
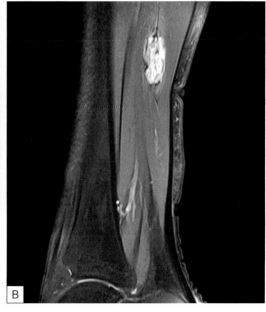

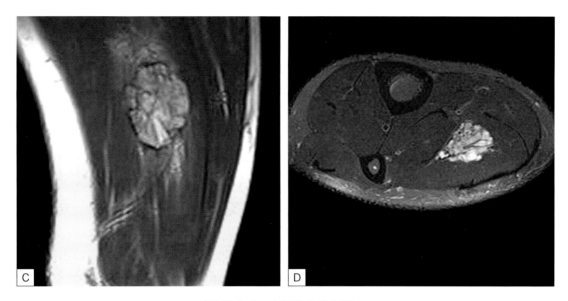

图 15-3-1　小腿海绵状血管瘤

男性,21岁,发现右小腿后方肿物。A~D. MRI 矢状面 $T_1WI(A)$ 示腓肠肌内病灶呈等信号,矢状面 T_2WI FS(B)、冠状面 $T_2WI(C)$、横断面 T_2WI FS(D)示腓肠肌内病变呈高信号,边界尚清晰,其内可见低信号分隔

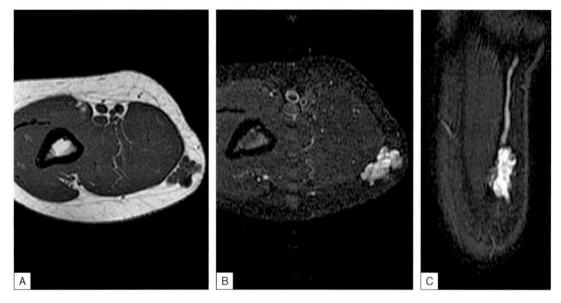

图 15-3-2　左上臂海绵状血管瘤

女性,34岁,发现左上臂皮下肿块伴疼痛1年。A. MRI 横断面 T_1WI 示病灶呈不规则低信号;B、C. 横断面、冠状面 STIR 示病灶区呈明显扭曲状高信号,并显示引流静脉

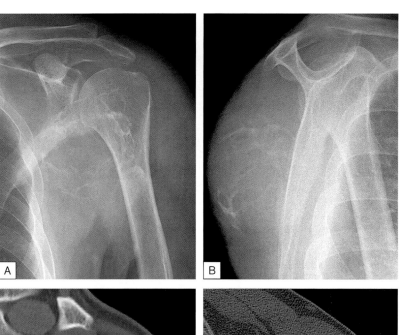

图 15-3-3 左肩部海绵状血管瘤

男性,15 岁,发现左肩部无痛性肿块 8 年。A、B. X 线平片示左肩胛骨后方软组织密度增高;C、D. CT 冠状面、横断面示左肩胛骨后下方类圆形团块影,边缘可见条片状钙化;E、F. MRI 冠状面 T_1WI、T_2WI 示病变 T_1WI 呈稍高信号,边缘可见低信号,T_2WI 呈明显高信号,边缘呈低信号

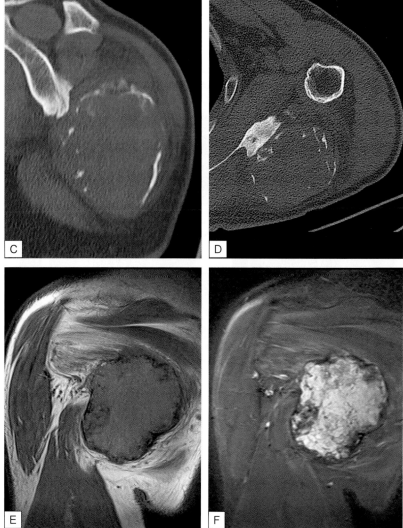

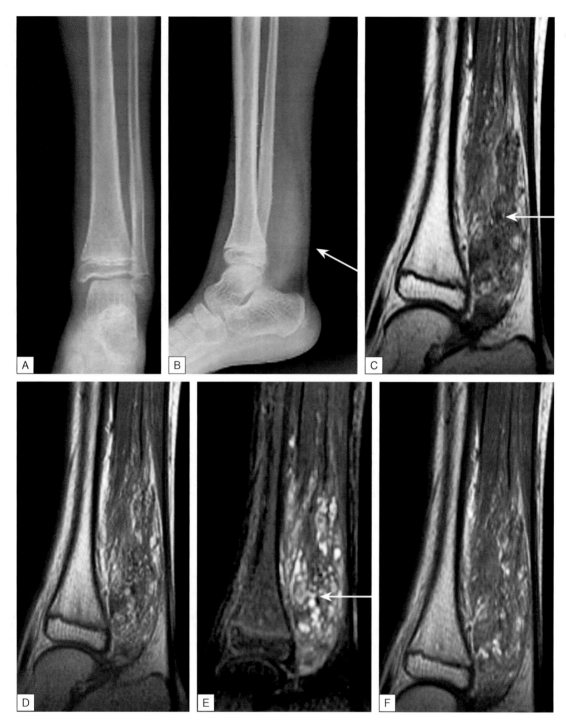

图 15-3-4　左小腿下部蔓状血管瘤

女性,15 岁,发现左小腿无痛性肿块数年,近期增大明显。A、B. X 线正侧位示左小腿远段后方软组织密度增高(白箭);C~F. MRI 矢状面 T_1WI、T_2WI、STIR、T_1WI+C 示病变区域呈大片状高低混杂信号(白箭),增强扫描呈明显不均匀强化

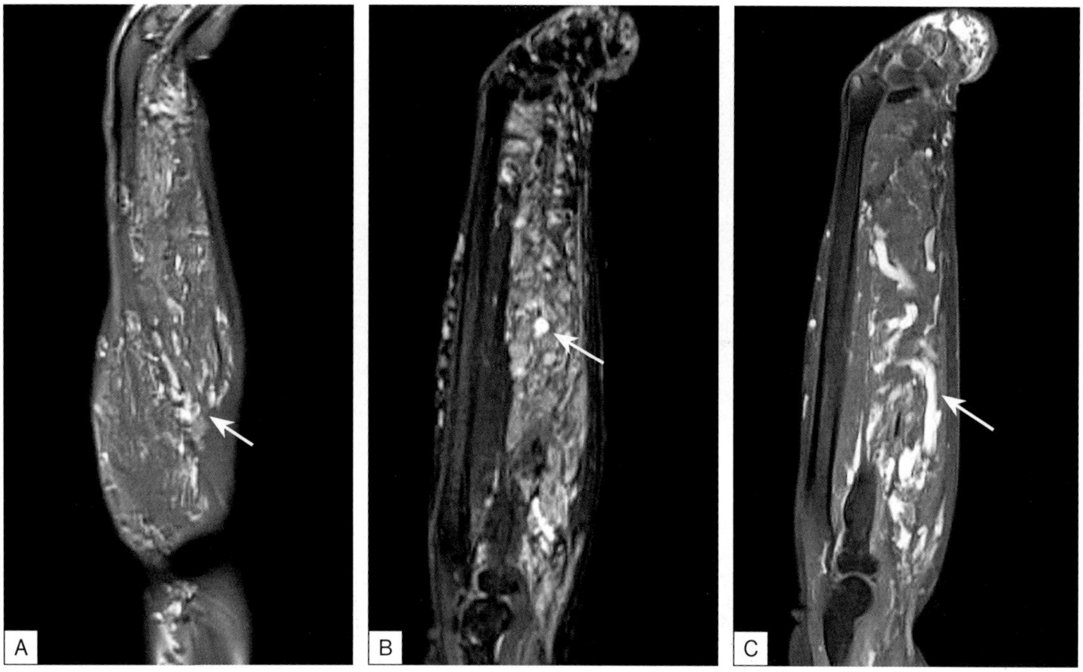

图 15-3-5 右前臂蔓状血管瘤

女性,63 岁,发现右前臂无痛性肿块数年。A~C. MRI 矢状面 T₁WI、STIR、T₁WI+C 示沿前臂软组织内大量扭曲扩张血管影(白箭),其内结构紊乱,增强扫描呈明显异常强化(白箭)

【诊断要点】

①血管瘤是软组织病变中最常见的良性肿瘤,通常根据影像学表现分为四型:毛细血管瘤、蔓状血管瘤、海绵状血管瘤和混合型血管瘤;②MRI 是检查软组织血管瘤的最好方法;③血管瘤体积或范围较小时,X 线平片难以显示,当伴有钙化及静脉石时,可见环状或圆形高密度钙化影;④CT 显示软组织肿块形态不规则、边界不清;海绵状血管瘤常伴有脂肪组织增生,发病多位于肌间或肌内,呈不均匀低密度区,钙化及静脉石常见,为本病的重要诊断依据,增强扫描有明显强化;⑤MRI 示病灶多呈不均匀长 T₁、长 T₂ 信号,如伴脂肪组织则呈散在点状分布的短 T₁、中长 T₂ 信号;静脉石及钙化均呈低信号;亚急性及慢性反复出血血管瘤分别表现为不规则斑点、片状短 T₁、长 T₂ 信号,含铁血黄素沉着呈短 T₂ 信号环。

【鉴别诊断】

(1) 脂肪瘤:通常表现为肿瘤形态规则、边界清晰、包膜完整,MRI 表现为病灶区 T₁WI、T₂WI 均呈高信号,无强化,脂肪抑制序列与皮下脂肪同步信号降低。

(2) 神经鞘瘤:肿瘤形态呈圆形或卵圆形、包膜完整、常有坏死及囊变,增强扫描后明显强化。其中,瘤体沿神经干生长为其特征性表现。

二、神经鞘瘤

神经鞘瘤见图 15-3-6~图 15-3-9。

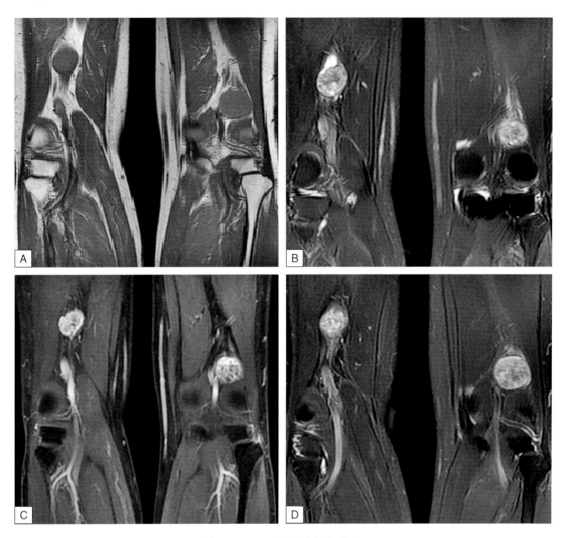

图 15-3-6 双侧腘窝神经鞘瘤

男性,50 岁,行走时双膝关节疼痛 4 年。A. MRI 冠状面 T₁WI 示双膝腘窝区沿神经干各分布一结节状略低信号影,并见神经尾征;B. T₂WI FS 呈高信号,中央呈混杂信号;C、D. 增强扫描病灶明显强化,边界清晰

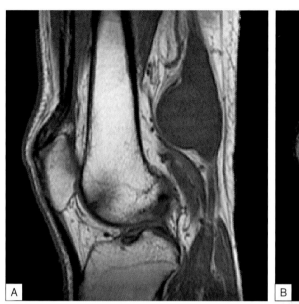
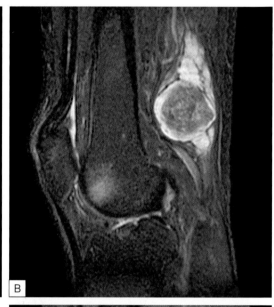
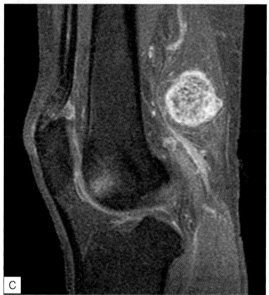

图 15-3-7 腘窝神经鞘瘤

男性,60 岁,发现左腿后肿块 2 年伴疼痛 5 个月。A. MRI 矢状面 T₁WI 示膝关节腘窝区一较大类圆形病灶,呈等低信号;B. 矢状面 STIR 示病变呈高伴中央局部低混杂信号;C. 增强扫描 T₁WI 示病灶呈明显不均匀强化,边界清楚

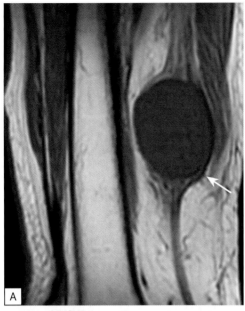

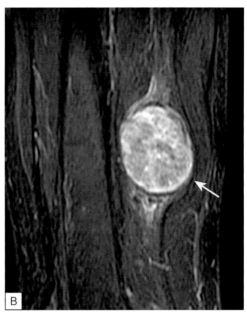

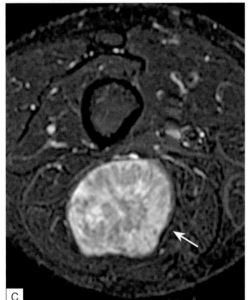

图 15-3-8 右大腿神经鞘瘤

女性,73 岁,发现右大腿后侧肿块 3 年伴足底麻痛 1 年。A. MRI 矢状面 T_1WI 示右大腿后侧较大类圆形病灶,呈等低信号(白箭);B. 矢状面 STIR 示病变呈不均匀高信号(白箭),可见神经尾征;C. 横断面 STIR 示病灶呈不均匀高信号(白箭),边界清楚

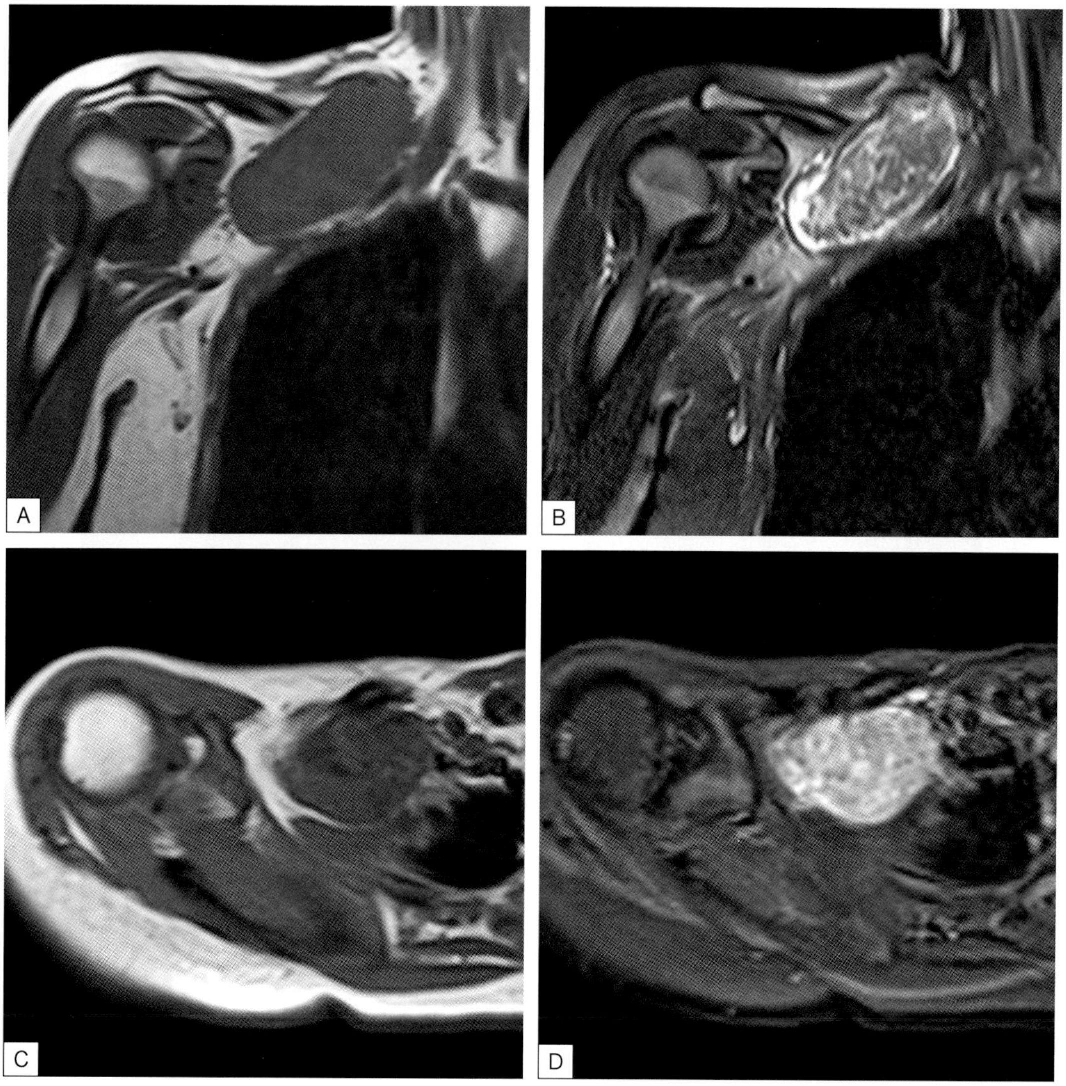

图 15-3-9　右肩部神经鞘瘤

女性,31 岁,右肩关节疼痛 4 年。A~D. MRI 冠状面 T$_1$WI、T$_2$WI、横断面 T$_1$WI、T$_2$WI FS 示右肩部锁骨下区见椭圆形肿物,T$_1$WI 呈等信号、T$_2$WI 呈高信号,其内信号欠均匀,边界清晰

【诊断要点】

①神经鞘瘤是四肢软组织中最常见的神经源性肿瘤,通常起源于神经鞘的施万细胞(Schwann cell),好发于 40~60 岁男性;②病变多见于神经干,又以四肢屈侧的大神经干较多;③肿瘤通常呈圆形或卵圆形、包膜完整、境界清晰;④MRI 上表现为 T$_1$WI 信号与肌肉信号相近,T$_2$WI 表现不一,通常呈高信号,如有坏死、囊变则可呈更高信号影,增强后强化明显;⑤肿瘤瘤体沿神经干生长,即"神经尾征"或"神经出入征"是主要诊断依据。

【鉴别诊断】

根据肿瘤和神经干的密切关系,诊断一般不难,但有时需与其他良性肿瘤如血管瘤、脂肪瘤等疾病相鉴别。

三、脂肪瘤

脂肪瘤见图 15-3-10、图 15-3-11。

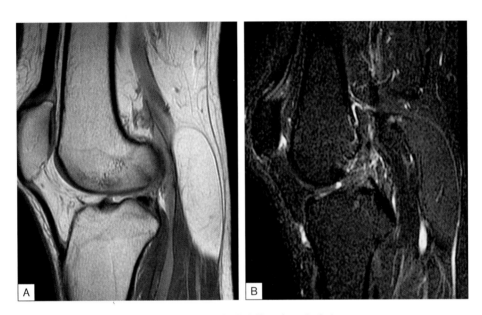

图 15-3-10   右膝关节腘窝区脂肪瘤

女性,30 岁,发现右膝关节腘窝区皮下无痛性肿块 5 年。A、B. MRI 矢状面 T_1WI、T_2WI FS 示右膝关节腘窝区椭圆形异常信号,T_1WI 呈高信号,边界清楚;T_2WI FS 示高信号影被抑制

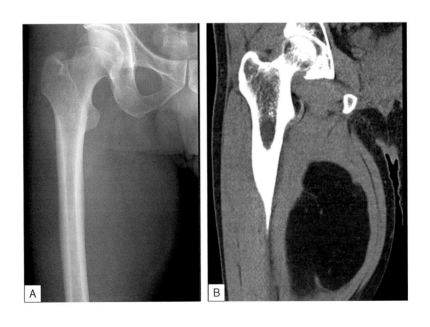

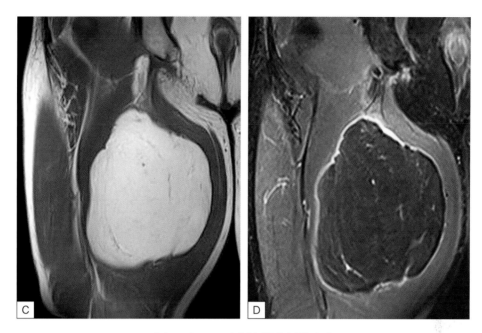

图 15-3-11 右侧大腿内侧脂肪瘤

男性,43 岁,发现右侧大腿内侧无痛性肿块 5 年。A. X 线平片示右侧大腿内侧可见一椭圆形稍低密度影;B. CT 冠状面示左大腿内侧肌肉内可见一椭圆形脂肪密度影,CT 值为-104Hu;C、D.MRI 示右侧大腿内侧类圆形肿物,T$_1$WI(C)呈高信号,边界清楚;T$_2$WI FS(D)高信号影被抑制

【诊断要点】

①脂肪瘤是最常见的间叶来源软组织肿瘤,好发于 50~60 岁,按不同的病变部位分为浅表型脂肪瘤和深部型脂肪瘤;②CT 平扫肿瘤呈单发或多发、圆形或分叶状低密度影,CT 值为-120~-80Hu,密度均匀,有包膜,内部可有分隔,增强扫描无强化,周围组织受压;③典型脂肪瘤 MRI 表现为边界清楚的肿块,在 MRI 所有序列上病灶与皮下脂肪信号一致,脂肪抑制序列信号被抑制,增强扫描不强化。如瘤内伴有条索状低信号影,则为脂肪内残存的横纹肌组织,故肌内脂肪瘤又称侵袭性脂肪瘤。

【鉴别诊断】

典型脂肪瘤的影像学表现有其特殊性,一般无须与其他病变鉴别。但有时需与高分化脂肪肉瘤鉴别,后者通常可见间隔增厚强化或结节样强化。

四、腱鞘巨细胞瘤

腱鞘巨细胞瘤见图 15-3-12。

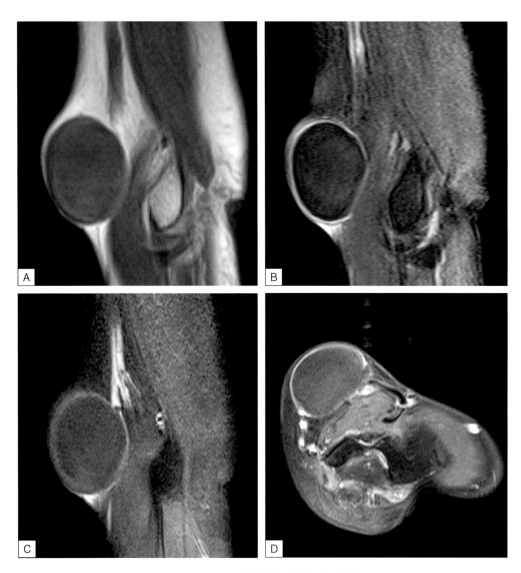

图 15-3-12　左侧肘部腱鞘巨细胞瘤

男性,35 岁,左肘部肿块进行性增大 1 年,无明显疼痛。A~D. MRI 矢状面 $T_1WI(A)$、$FS-T_2WI(B)$、T_1WI 增强(C、D)示病灶区 T_1WI 呈等低信号,脂肪抑制 T_2WI 呈低信号,增强后未见强化,病灶边缘光滑

【诊断要点】

①腱鞘巨细胞瘤的肿瘤来源于滑膜组织,多呈多结节、分叶状肿块;②该病好发年龄为20~40岁;病变常见于指(趾)端及指(趾)间关节处,膝关节、足踝、手腕及髋关节也可发生;肿瘤多数表现为无痛性、生长缓慢的结节;③局限型腱鞘巨细胞瘤:起自指(趾)部腱鞘或指(趾)间关节滑膜的良性肿瘤;④弥漫型腱鞘巨细胞瘤:起自关节、腱鞘或滑囊的滑膜组织呈局部浸润性生长的纤维组织细胞性肿瘤;⑤MRI 显示 T_1WI 呈等低信号,在 T_2WI 上信号偏低为特征性改变(为病灶内含铁血黄素沉积),即滑膜增生征象,在梯度回波序列可见低信号区扩大呈"开花"征象,增强轻至中度强化;⑥可对邻近骨质产生压迫性骨吸收或囊状骨质破坏。

【鉴别诊断】

(1) 色素沉着绒毛结节性滑膜炎:两者在 MRI 上均有特征性的低信号表现,但腱鞘巨细胞瘤一般位于关节外,表现为沿肌腱生长的、边界清楚的肿块,骨质受累较少见;而色素沉着绒毛结节性滑膜炎一般表现为广泛的关节内滑膜受累,形成分叶状的绒毛结节,同时伴有大量的关节积液和边缘骨质的受侵。当腱鞘巨细胞瘤有关节内受侵时,二者的鉴别有一定困难。

(2) 滑膜肉瘤:一般软组织肿块较大且多伴有钙化,邻近骨质破坏更明显。

五、纤维肉瘤

纤维肉瘤见图 15-3-13~图 15-3-15。

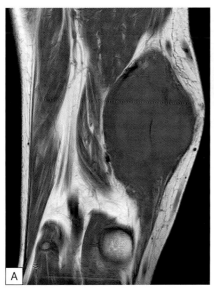
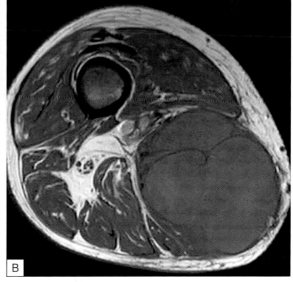

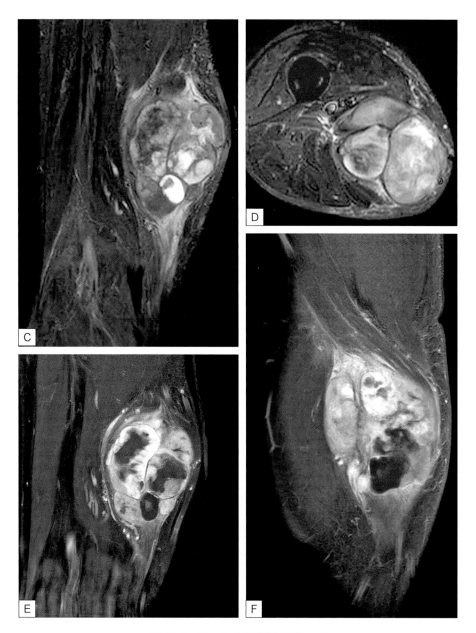

图 15-3-13   右大腿黏液纤维肉瘤

男性,75 岁,发现右大腿下段肿块 7 个月余。A、B. MRI 冠状面、横断面示病灶内 T₁WI 呈等信号,局部信号略高,分隔呈低信号;C、D. 冠状面、横断面示病灶内 T₂WI 呈以高信号为主的混杂信号,局部呈等低信号,分隔呈低信号;E、F. T₁WI 增强示肿瘤明显强化,病灶内可见斑片状不强化区

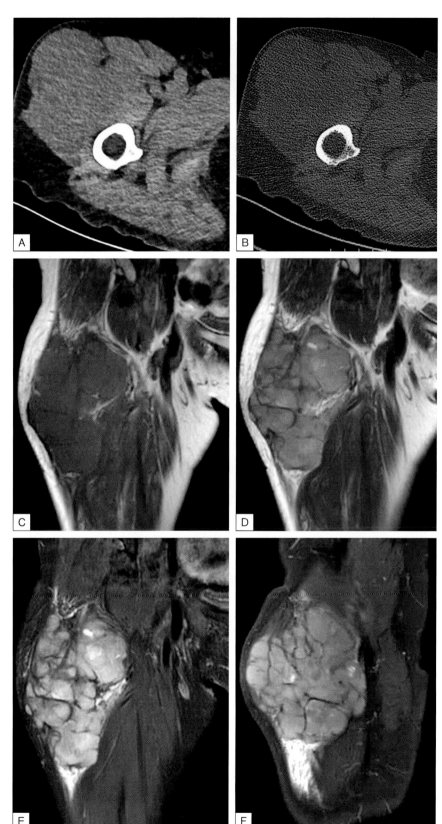

图 15-3-14　右大腿纤维肉瘤

女,69岁,1年前发现右大腿肿物,无明显疼痛,生长缓慢。A、B. CT横断面示右侧大腿外侧不规则软组织肿块,密度尚均匀,边界不清;C~F. MRI冠状面 T_1WI、T_2WI、T_2WI FS、矢状面 T_2WI FS示大腿前外侧肌间隙不规则软组织肿块,T_1WI呈等信号,分隔呈低信号,T_2WI呈高信号,分隔呈低信号

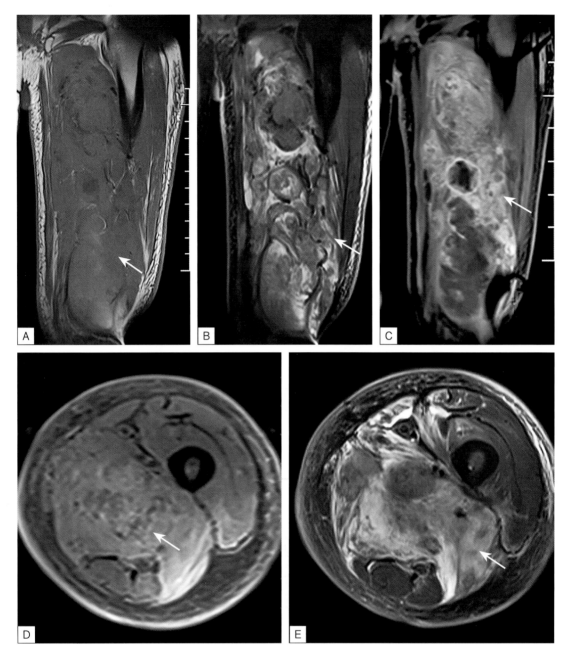

图 15-3-15　左大腿纤维肉瘤

男性,74 岁,发现左大腿巨大肿块数月,近来呈进行性迅速增大。A~E. MRI 平扫冠状面、横断面 T_1WI(A、D)示大范围团块状肿块(白箭),结构紊乱,病灶呈不均匀等信号;STIR(B)呈不均匀高信号(白箭),其内伴有纤维分隔状改变;冠状面(C)、横断面(E)T_1WI 增强扫描肿瘤呈明显不均匀强化(白箭),病灶边缘不规则

【诊断要点】

①纤维肉瘤是一种较常见的恶性软组织肿瘤,容易侵犯周围骨骼组织;②该病好发年龄为 30~50 岁,中年男性多见;③发生部位广泛,以四肢的大腿及膝部最为常见;④病变生长迅速,术后易复发及转移;⑤CT 和 MRI 表现:肿瘤呈分界不清的分叶状肿块,直径 5~10cm,肿瘤因出血、坏死及囊变而密度、信号不均,增强后呈不同程度强化。

【鉴别诊断】

(1) 平滑肌肉瘤:好发于中老年,好发部位为腹膜后、四肢深部等;MRI 表现:T_1WI 信号与肌肉相近,T_2WI 呈不均匀高信号,增强扫描有强化,有时与纤维肉瘤鉴别困难。

(2) 恶性神经鞘瘤:临床上患者可出现剧痛;MRI 表现为无明显特征性征象可供鉴别,如肿瘤与神经干关系密切、肿瘤浸润引起神经干信号增高、增粗则需考虑本病;X 线或 CT 检查显示部分肿瘤可有钙化。

六、平滑肌肉瘤

平滑肌肉瘤见图 15-3-16~图 15-3-18。

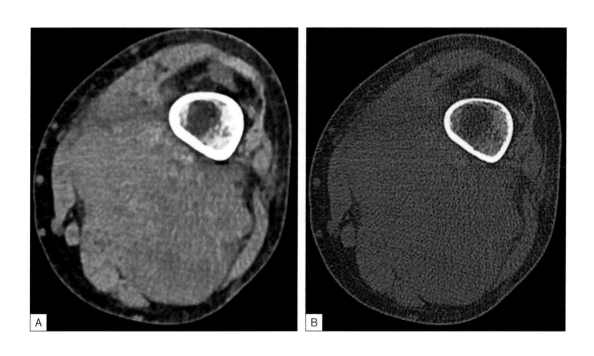

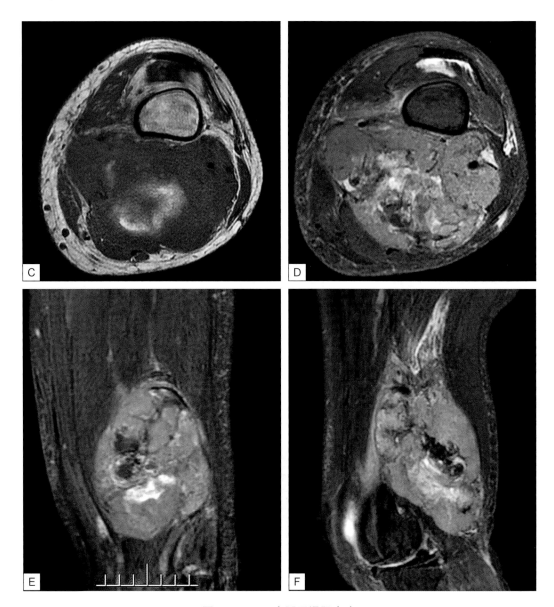

图 15-3-16　大腿平滑肌肉瘤

女性,60 岁,发现左大腿下段后侧肿物半年,明显增大 1 个月。A、B. CT 横断面示大腿后方类圆形软组织肿块,密度尚均匀,边界不清;C~F. MRI 横断面 T_1WI、T_2WI FS、冠状面、矢状面 T_2WI FS 示大腿后方肌间隙类圆形软组织肿块,T_1WI 呈等信号,中间可见斑片状高信号,T_2WI 呈稍高信号,局部可见斑片状低信号区,可见低信号分隔

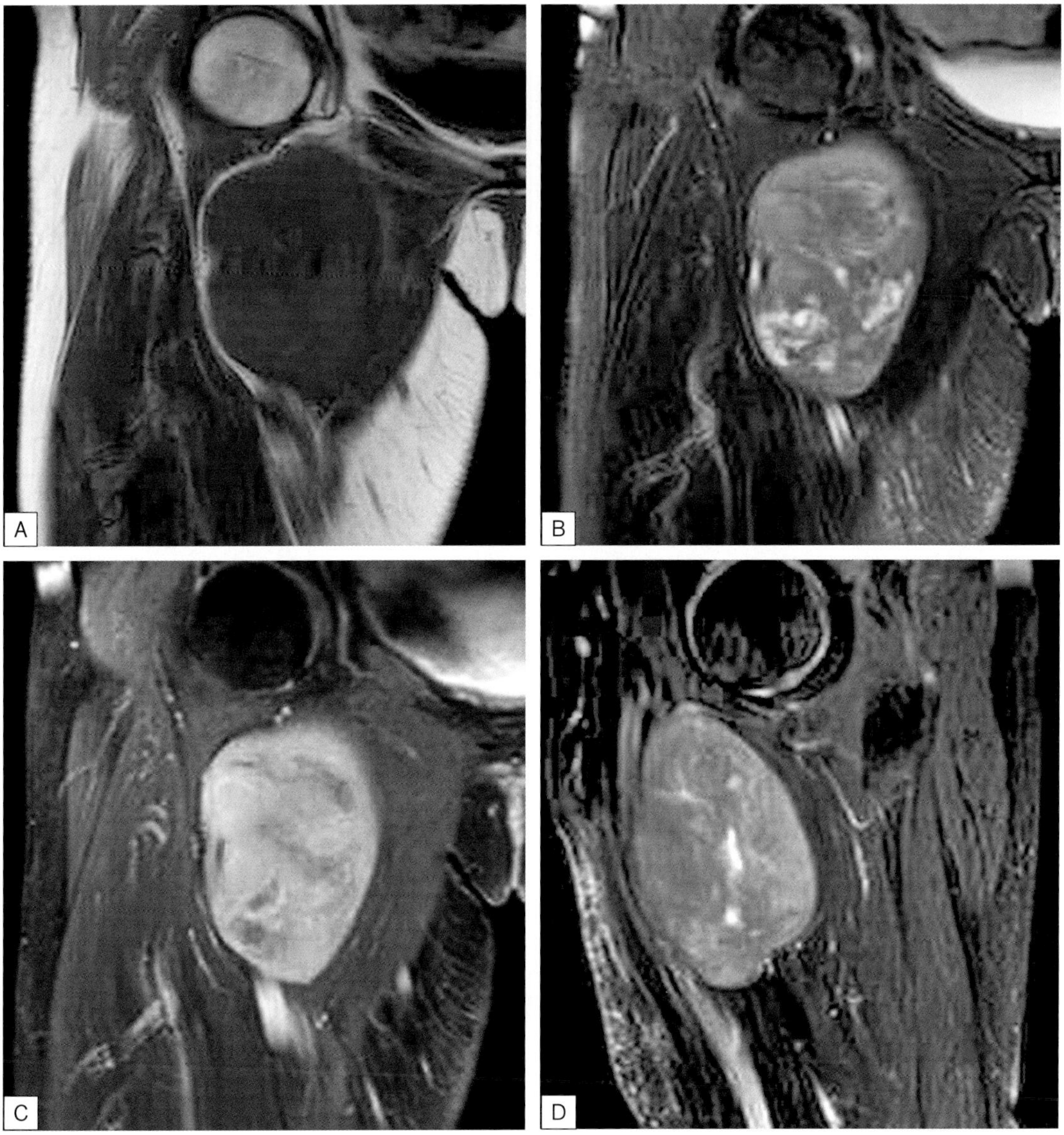

图 15-3-17　大腿平滑肌肉瘤

女性,64 岁,发现右大腿肿块 2 年。A、B. MRI 冠状面 T_1WI、T_2WI FS 示髋关节前下方类圆形软组织肿块, T_1WI 呈等信号,T_2WI 呈稍高信号,局部呈明显高信号;C、D. T_1WI 冠状面、矢状面增强扫描示肿瘤呈明显不均匀强化,病灶边缘尚规则

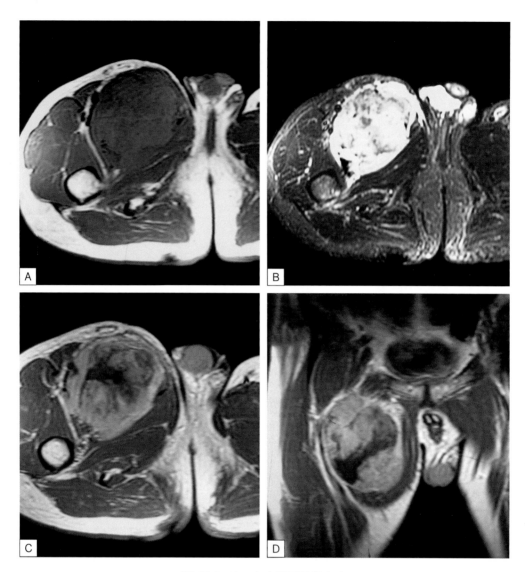

图 15-3-18　右大腿平滑肌肉瘤

男性,52 岁,右大腿肿块进行性增大伴疼痛 3 个月。A~D. MRI 示右侧大腿根部一类圆形肿块,
$T_1WI(A)$ 呈等信号,伴少量稍低信号;$T_2WI(B)$ 呈高信号,伴少量等信号;增强横断面及冠状面
$T_1WI(C、D)$ 示病灶呈明显不均匀强化

【诊断要点】

①平滑肌肉瘤较少见,好发于中老年,容易发生转移;②该病多发生于子宫和胃肠道平滑肌组织,但发生于软组织的平滑肌肉瘤并非少见,并以后腹膜、四肢深部为著;③肿瘤可伴有出血、坏死、囊变,很少有钙化;④MRI 上,T_1WI 信号与肌肉相近,T_2WI 信号明显增高,但不均匀,增强扫描可见明显不均匀强化。

【鉴别诊断】

脂肪肉瘤:高分化脂肪肉瘤在 CT 扫描时为负值,在 MRI 扫描时能显示典型脂肪信号,其内密度、信号不均,边界欠清。其他型脂肪肉瘤在影像学上较难与其他软组织肉瘤鉴别。

七、脂肪肉瘤

脂肪肉瘤见图 15-3-19~图 15-3-21。

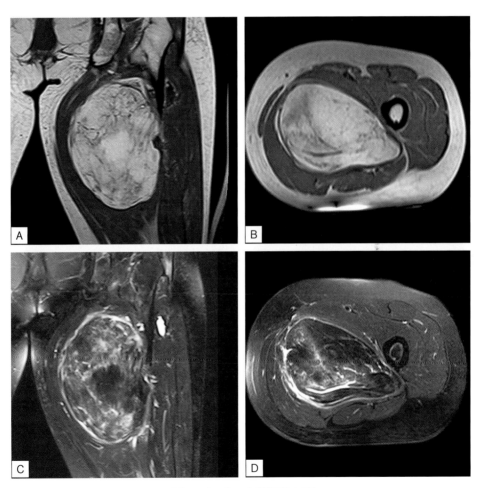

图 15-3-19 大腿脂肪肉瘤

女性,48 岁,左大腿肿块增大伴疼痛 4 个月。A、B. MRI 冠状面、横断面 T_1WI 示大腿后内侧肌间隙肿块呈明显高信号,其内可见低信号分隔;C、D. 冠状面、横断面 T_2WI FS 示病变以低信号为主,其内可见条状、斑片状高信号

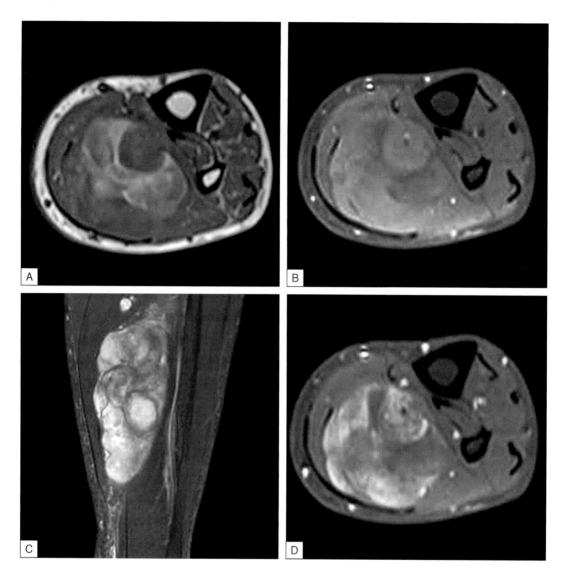

图 15-3-20 小腿脂肪肉瘤

男性,64 岁,发现左小腿后方肿物 4 年,近来肿块较前增大。A. MRI 横断面 T_1WI 示小腿后方软组织肿块呈等高信号;B. T_1WI FS 示原有 T_1WI 高信号区呈低信号;C. 冠状面 T_2WI FS 呈不均匀高信号,可见分隔;D. 增强扫描横断面 T_1WI 呈不均匀强化

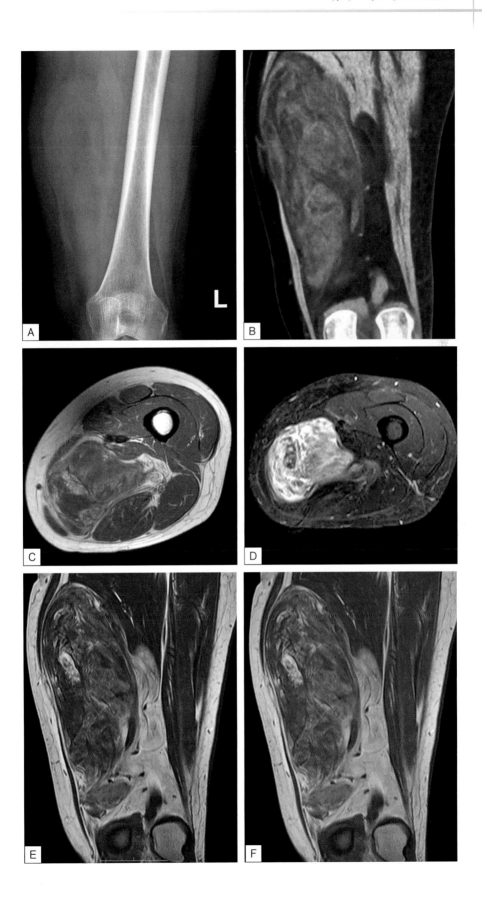

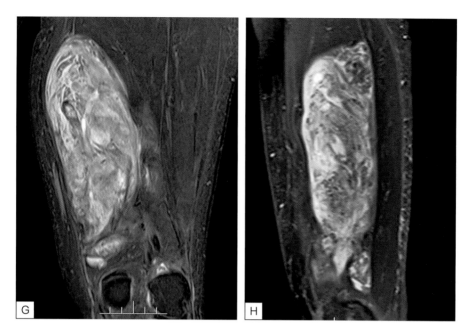

图 15-3-21　大腿脂肪肉瘤

女性,62 岁,4 年前发现左股部软组织肿物。A. X 线平片示大腿内侧软组织内纵行软组织肿块,边界不清;B. CT 冠状面示大腿内后侧软组织肿块,密度不均,其内可见多发条形低密度区;C~H. MRI 平扫横断面 T_1WI、冠状面 T_1WI(C、E)显示肿块呈高低混杂信号,边界欠清晰;横断面 T_2WI FS、冠状面 T_2WI、冠状面 T_2WI FS、矢状面 T_2WI FS(D、F~H)显示病变呈高低混杂信号,病变局部呈短 T_1、长 T_2 信号,T_2 抑脂呈低信号

【诊断要点】

①脂肪肉瘤居成人软组织肉瘤第二位,中老年男性多见,较多分布于躯干、下肢;②肿瘤一般来自胚胎的间叶组织,不是由脂肪组织衍变产生;③组织学分类:高分化脂肪肉瘤、黏液性脂肪肉瘤、去分化脂肪肉瘤、多形性脂肪肉瘤、混合性脂肪肉瘤;④特点:肿瘤体积较大、瘤组织变异复杂;⑤在 MRI 表现上,信号取决于肿瘤内部的成分和结构,分化良好者 T_1WI、T_2WI 信号同良性脂肪瘤,但呈分叶状,内可见不规则粗大纤维分隔,分隔及实性部分可见强化;分化差者 T_1WI 内信号不均匀,T_1WI 信号明显增高。

【鉴别诊断】

需与其他软组织肉瘤鉴别,详见上述。

八、滑膜肉瘤

滑膜肉瘤见图 15-3-22~图 15-3-24。

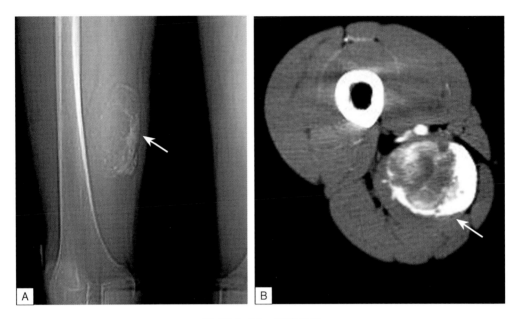

图 15-3-22 滑膜肉瘤

男性,45 岁,发现右侧大腿内侧肿块数月,质硬伴轻度疼痛。A. CT 定位相示右大腿内侧不均匀环状钙化灶(白箭);B. CT 增强横断面示软组织肿块伴瘤体边缘环状不均匀钙化(白箭),边界清楚,前方股动、静脉血管明显受压推移

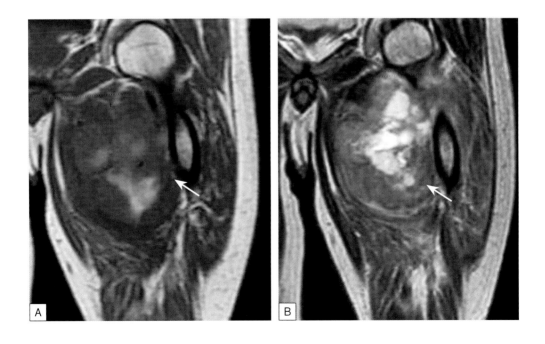

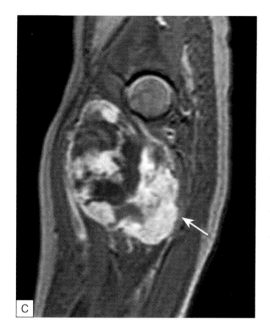

图 15-3-23 滑膜肉瘤

男性,36 岁,发现左侧大腿内侧根部(髋关节旁)肿块数月,质硬。A~C. MRI 冠状面 $T_1WI(A)$ 示肿块呈稍低信号,伴少量高混杂信号(白箭),冠状面 $T_2WI(B)$ 示肿块呈高信号,伴少量等混杂信号(白箭),矢状面 T_1WI 增强(C)示肿块呈明显不均匀强化(白箭),边界较清楚。肿块内 T_1WI、T_2WI 局部呈片状高信号,增强扫描不强化,提示肿瘤内伴有出血

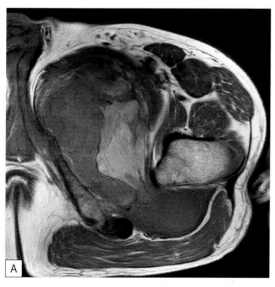

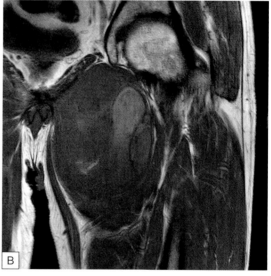

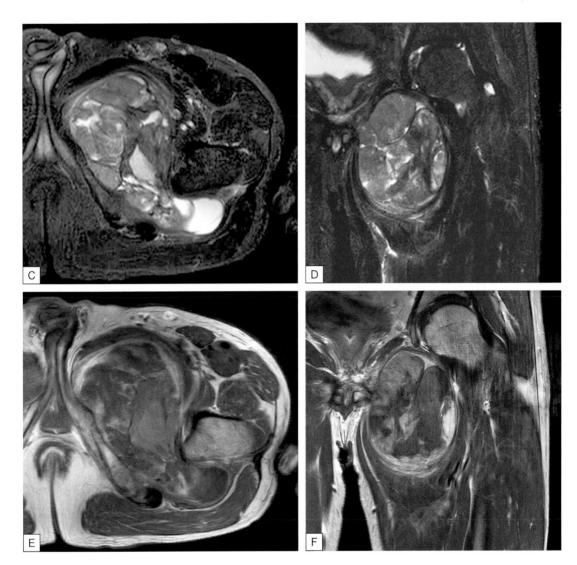

图 15-3-24　滑膜肉瘤

男性,65 岁,发现左大腿根部内侧肿块 20 天。A~F. MRI 横断面、冠状面 T₁WI(A、B)示左髋部前内侧不规则软组织肿块,呈等信号,中间可见高信号,横断面、冠状面 T₂WI FS(C、D)示肿块呈等、高、低混杂信号,呈 T_1 高信号、T_2 低信号,提示出血,病变背缘可见明确液体信号;横断面、冠状面 T₁WI 增强(E、F)示肿块内呈明显不均匀强化,肿瘤内出血及液化区域未见强化

【诊断要点】

①滑膜肉瘤起源于具有滑膜组织分化潜能的间叶组织梭形细胞,是一种少见的恶性软组织肿瘤;②病变好发于邻近关节深部软组织,以膝关节、髋关节常见;③好发于任何年龄,以 30~50 岁多见,男性略多于女性;④X 线表现:软组织肿块、肿瘤钙化伴局部骨质破坏,15%~20% 的肿块伴有钙化或骨化,骨膜反应常呈层状、针状或絮状改变;⑤CT 显示软组织肿块更明显,多呈圆形或分叶状,密度多低于肌肉,其内密度多不均(伴坏死、囊变、出血时),观察是否伴有骨质破坏、钙化及骨化时具有优势;⑥MRI 显示肿瘤信号不均,T_2WI 呈高、稍高、等低混杂信号,即"三重信号",伴有间隔,瘤周有浸润,瘤内呈"卵石样"结节,增强扫描呈不同程度强化。

【鉴别诊断】

(1) 纤维肉瘤:病变常见于大腿和膝部,表现为缓慢生长的软组织肿块,影像学表现不具有特征性,也可侵蚀、破坏邻近骨质,可伴有钙化、坏死、出血,有时单纯凭借影像学检查鉴别困难。

(2) 弥漫型腱鞘巨细胞瘤:病变多位于大关节,与腱鞘、滑膜及关节囊关系密切,由于病变内含铁血黄素沉积和纤维组织增厚,MRI 信号有特征性改变。

九、孤立性纤维瘤

孤立性纤维瘤见图 15-3-25、图 15-3-26。

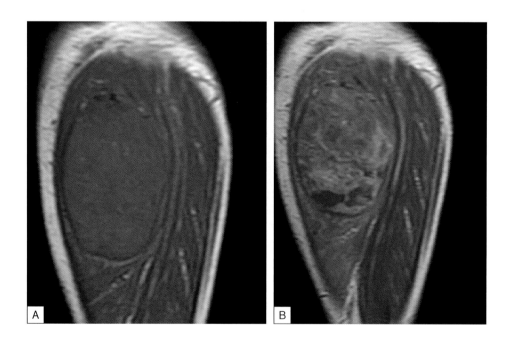

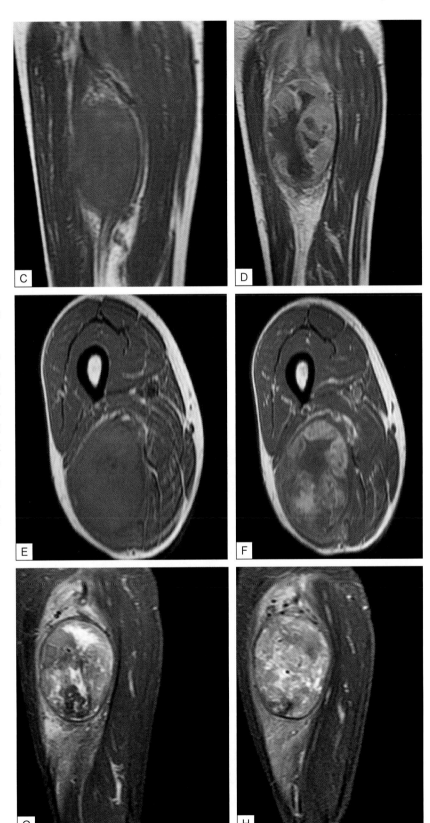

图 15-3-25 孤立性纤维瘤

男性,63 岁,发现右大腿后侧肿块伴胀痛、麻木 8 个月余。A~H. MRI 冠状面、横断面 T₁WI(A、C、E)、冠状面 T₂WI(G~H)示右股骨后方软组织肿块影,T₁WI 呈等低信号,T₂WI 呈不均匀高信号;增强后(B、D、F)实质部分呈不均匀强化

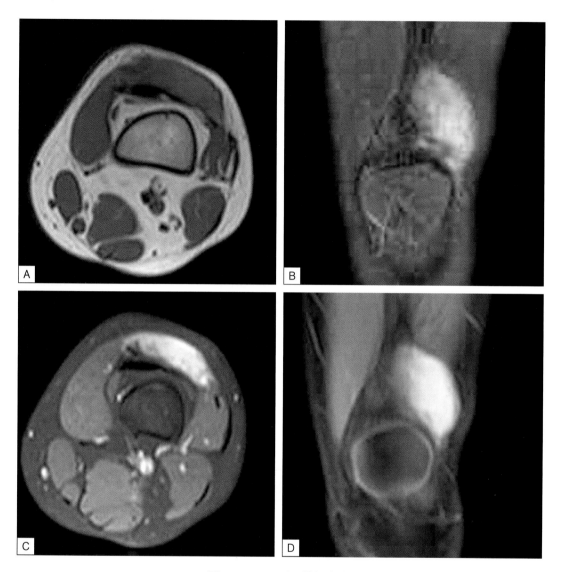

图 15-3-26 孤立性纤维瘤

男性,12 岁,发现左膝部肿块 2 个月余。A、B. MRI 横断面 T₁WI(A)示股直肌前方条片状肿物呈等信号,冠状面 T₂WI FS(B)示髌骨上方椭圆形高信号;C、D. 增强扫描横断面、冠状面示病变呈明显强化

【诊断要点】

①孤立性纤维瘤是一种罕见的间叶来源肿瘤,可发生在全身各系统及部位,以胸、腹膜腔及头颈部较多见,但发生在下肢处较少见;②位于下肢的肿瘤多位于皮下并深达肌肉,边界清楚,邻近骨质未受侵犯;③若肿块形态不规则,与周围结构界限不清,内部囊变明显或肿块增大迅速均提示肿瘤呈恶性或有恶变可能;④肿瘤 MRI 信号多不均匀,多呈 T₁WI 等低信号,T₂WI 信号混杂,可含有高信号、稍高信号和低信号,且动态增强时动脉期强化程度与血供、间质纤维含量及肿瘤细胞密度相关,静脉期及延迟期呈持续性强化,"地图样强化"为其主要特征。

【鉴别诊断】

（1）滑膜肉瘤：病理组织学与孤立性纤维瘤类似，均为发生在肢体部位的病变，部分影像学表现重叠，明确诊断依赖于病理学及免疫组织化学检查。

（2）纤维肉瘤：病变常见于大腿和膝部，表现为缓慢生长的软组织肿块，影像学表现不具有特征性，也可侵蚀破坏邻近骨质，可伴有钙化、坏死、出血，有时单纯凭借影像学表现鉴别困难。

（3）弥漫型腱鞘巨细胞瘤：病变多位于大关节，与腱鞘、滑膜及关节囊关系密切，由于病变内含铁血黄素沉积和纤维组织增厚，MRI 信号有特征性改变。

（张欲翔　刘莹　叶勇军　赵建　张泽坤）

参考文献

［1］Adam Greenspan. Orthopedic Imaging: A Practical Approach. Philadelphia, PA: Lippincott Williams and Wilkins, 2010.

［2］Aydingoz U. Imaging Osteomyelitis: An Update. Rofo, 2023, 195(4): 297-308.

［3］Balasubramanian M, Parker MJ, Dalton A, et al. Genotype-phenotype study in type V osteogenesis imperfecta. Clin Dysmorphol, 2013, 22(3): 93-101.

［4］Blankenbaker DG, Davis KW, Sonin A, 等. 创伤性骨肌影像诊断学: 第2版. 侯志勇, 译. 江苏: 凤凰科学技术出版社, 2022.

［5］Calder AD. Radiology of Osteogenesis Imperfecta, Rickets and Other Bony Fragility States. Endocr Dev, 2015, 28: 56-71.

［6］Kelley LL, Petersen CM. 断层影像解剖学. 高艳, 译.3版. 北京: 科学技术出版社, 2019.

［7］Manaster BJ, Roberts CC, Petersilge CA, 等. 非创伤性骨肌诊断影像学［M］. 赵斌, 王光彬, 译. 济南: 山东科学技术出版社, 2018.

［8］Varlamov EV, Wood MD, Netto JP, et al. Cystic appearance on magnetic resonance imaging in bihormonal growth hormone and prolactin tumors in acromegaly. Pituitary, 2020, 23(6): 672-680.

［9］丁建平, 李石玲, 刘斯润. 骨与软组织肿瘤影像诊断学. 北京: 人民卫生出版社, 2009.

［10］贾宁阳, 陈雄生. 脊柱外科影像诊断学. 北京: 人民卫生出版社, 2013.

［11］梁碧玲. 骨与关节疾病影像诊断学.2版. 北京: 人民卫生出版社, 2016.

［12］刘坚, 赵艳红, 姜德训, 等. 原发性肥大性骨关节病三例并文献复习. 中华临床医师杂志(电子版), 2011, 5(9): 3738-3741.

［13］刘树伟. 断层解剖学.3版. 北京: 高等教育出版社, 2017.

［14］罗昭阳, 朱文珍, 夏黎明. 黏多糖贮积症的颅脑CT及MRI表现. 放射学实践, 2008, (1): 13-16.

［15］吴文娟, 张英泽. 骨与软组织肿瘤. 北京: 人民卫生出版社, 2009.

［16］徐克, 龚启勇, 韩萍. 医学影像学.8版. 北京: 人民卫生出版社, 2019.

［17］徐文坚, 袁慧书. 中华影像医学·骨肌系统卷.3版. 北京: 人民卫生出版社, 2019.

［18］于春水, 郑传胜, 王振常. 医学影像诊断学.5版. 北京: 人民卫生出版社, 2022.

［19］中国罕见病联盟Ⅰ型神经纤维瘤病多学科诊疗协作组.Ⅰ型神经纤维瘤病多学科诊治指南(2023版). 罕

见病研究,2023,2(2):210-230.

[20] 中国医师协会医学遗传医师分会,中华医学会儿科学分会内分泌遗传代谢学组,中华医学会儿科学分会罕见病学组,等.软骨发育不全诊断及治疗专家共识.中华儿科杂志,2021,59(7):6.

[21] 中华医学会骨质疏松和骨矿盐疾病分会.原发性骨质疏松症诊疗指南(2022).中国全科医学,2023,26(14):1671-1691.

登录中华临床影像库步骤

▌公众号登录 >>

扫描二维码
关注"临床影像库"公众号

点击"影像库"菜单
进入中华临床影像库首页

 临床影像库

中华临床影像库内容涵盖国内近百家大型三甲医院临床影像诊断中所能见… ∨

7位朋友关注

关注公众号

影像库

▌网站登录 >>

输入网址 medbooks.ipmph.com/yx
进入中华临床影像库首页

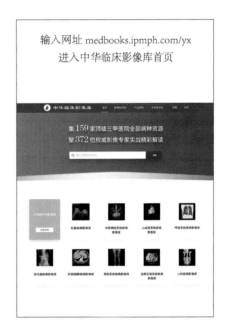

进入中华临床影像库首页

注册或登录

PC 端点击首页"兑换"按钮 移动端在首页菜单中选择"兑换"按钮	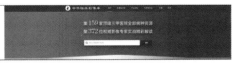
输入兑换码,点击"激活"按钮 开通中华临床影像库的使用权限	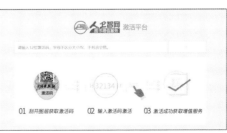